ĪŚĀVĀSYA UPANIṢAD

COMENTADO POR

Prabhuji

Īśāvāsya Upaniṣad
comentado por Prabhuji

Primera edición

Impreso en Round Top, Nueva York, Estados Unidos

Publicado por Prabhuji Mission
Sitio: prabhuji.net
Avadhutashram
PO Box 900
Cairo, NY, 12413
USA

Pintura en la tapa por Prabhuji:
«Aquella manaña siguiente»
Acrílico en lienzo, Nueva York
Tamaño del lienzo: 48" x 48"

Library of Congress Control Number: 2022903625
ISBN-13: 978-1-945894-40-4

Índice

Prefacio 9
Introducción 13
Invocación 17
Mantra 1 47
Mantra 2 61
Mantra 3 107
Mantra 4 129
Mantra 5 141
Mantra 6 159
Mantra 7 175
Mantra 8 185
Mantra 9 205
Mantra 10 217
Mantra 11 227
Mantra 12 239
Mantra 13 255
Mantra 14 267
Mantra 15 285
Mantra 16 305
Mantra 17 331
Mantra 18 357

ॐ अज्ञानतिमिरान्धस्य ज्ञानाञ्जनशलाकया ।
चक्षुरुन्मीलितं येन तस्मै श्रीगुरवे नमः ॥

oṁ ajñāna-timirāndhasya
jñānāñjana-śalākayā
cakṣur unmīlitaṁ yena
tasmai śrī-gurave namaḥ

Reverencias a ese santo Gurú que, aplicando el ungüento [medicina] del conocimiento [espiritual], elimina la oscuridad de la ignorancia de los cegados [no iluminados] y les abre los ojos.

Este libro está dedicado, con profundo agradecimiento y eterno respeto, a los santos pies de loto de mis amados maestros Su Divina Gracia Avadhūta Śrī Brahmānanda Bābājī Mahārāja (Guru Mahārāja) y Su Divina Gracia Bhakti-kavi Atulānanda Ācārya Mahārāja (Gurudeva).

Prefacio

La historia de mi vida no es más que un largo viaje, desde lo que creía ser, hasta lo que realmente soy... un auténtico peregrinaje, tanto interior como exterior. Es un relato de trascendencia de lo personal y lo universal, de lo parcial y lo total, de lo ilusorio y lo real, de lo aparente y lo verdadero. Mi vida es un vuelo más allá de lo temporal y lo eterno, de la oscuridad y la luz, de lo humano y lo divino. Esta historia no es pública, sino profundamente privada e íntima.

Solo lo que empieza, termina; solo lo que principia, finaliza. Pero quien vive en el presente no nace ni muere, porque lo que carece de comienzo no perece jamás.

Soy discípulo de un veedor, de un ser iluminado y de alguien que es nadie. Fui iniciado en mi infancia espiritual por la luz de la luna. Me inspiré en una gaviota que más que ninguna otra cosa en la vida amaba volar.

Enamorado de lo imposible, atravesé el universo obsesionado por una estrella. Anduve infinitos senderos, siguiendo las huellas de quienes pudieron ver... Cual océano que anhela el agua, busqué mi hogar dentro de mi propia casa.

Soy un simple intermediario que comparte su experiencia con los demás. No soy guía, *coach*, profesor, instructor, educador, psicólogo, iluminador, pedagogo, evangelista, rabino, *posek halajá*, sanador, terapeuta, satsanguista, psíquico, líder, médium, salvador ni gurú. Soy solo un caminante a quien puedes preguntarle sobre la dirección que buscas. Con gusto te señalo un lugar donde todo se calma al llegar... más allá del sol y las estrellas, de tus deseos y anhelos, del tiempo y el espacio, de los conceptos y conclusiones y más allá de todo lo que crees ser o imaginas que serás.

Soy solo un capricho o quizás un chiste del cielo y el único error de mis amados maestros espirituales.

Conscientes del abismo que separa la revelación y nuestras obras, vivimos en un intento frustrado de expresar con fidelidad el misterio del espíritu.

Pinto suspiros, esperanzas, silencios, aspiraciones y melancolías... paisajes interiores y atardeceres del alma. Soy pintor de lo indescriptible, lo inexpresable, lo indefinible e inconfesable de nuestras profundidades... O quizás solo escribo colores y pinto palabras.

Desde la infancia, ventanitas de papel cautivaron mi atención; a través de ellas recorrí lugares, conocí personas e hice amistades. Aquellas *maṇḍalas* diminutas han sido mi verdadera escuela primaria, mi escuela secundaria y mi universidad. Cual avezados maestros, esas *yantras* me han guiado a través de la contemplación, la atención, la concentración, la observación y la meditación.

Al igual que un médico estudia el organismo humano, o un abogado estudia leyes, he dedicado mi vida al estudio de mí mismo. Puedo decir con certeza que sé lo que reside y vive en este corazón.

No es mi intención convencer a nadie de nada. No ofrezco ninguna teología o filosofía, ni predico o enseño, sino que solo pienso en voz alta. El eco de estas palabras puede conducir a ese infinito espacio donde todo es paz, silencio, amor, existencia, consciencia y dicha absoluta.

No me busques a mí. Búscate a ti. No me necesitas a mí ni a nadie, porque lo único que realmente importa eres tú. Lo que anhelas yace en ti, aquí y ahora, como lo que eres.

No soy un mercader de información repetida, ni pretendo hacer negocio con mi espiritualidad. No enseño creencias ni filosofías. Solo hablo de lo que veo y únicamente comparto lo que sé.

Escapa de la fama, porque la verdadera gloria no se basa en la opinión pública, sino en lo que eres en realidad. Lo importante no es lo que otros piensen de ti, sino tu propia apreciación acerca de quién eres.

Elige la dicha en vez del éxito, la vida en lugar de la reputación, la sabiduría por encima de la información. Si tienes éxito, no conocerás solo la admiración, sino también los verdaderos celos. Sin embargo, la envidia es el tributo de la mediocridad al talento y una aceptación abierta de la propia inferioridad.

Te aconsejo volar libremente y jamás temer equivocarte. Aprende el arte de transformar tus errores en lecciones.

Jamás culpes a otros de tus faltas: recuerda que asumir la completa responsabilidad de tu vida es un signo de madurez. Volando aprendes que lo importante no es tocar el cielo, sino poseer el valor para desplegar tus alas. Cuanto más alto te eleves, el mundo te parecerá más graciosamente pequeño e insignificante. Caminando, tarde o temprano comprenderás que toda búsqueda comienza y finaliza en ti.

Tu bienqueriente incondicional,
Prabhuji

Introducción

Los *upaniṣads* son documentos literarios que recogen el testimonio directo de los antiguos veedores védicos, o *ṛṣis,* acerca de la realidad última. Son revelaciones íntimas de quienes han realizado el Ser. Dicha literatura contiene mapas de valor incalculable para los buscadores de la Verdad. Estas obras son el legado de los sabios iluminados de antaño para las generaciones venideras de buscadores sinceros. La literatura upanishádica nos invita a seguir las huellas sagradas dejadas por los grandes sabios en su sendero hacia la luz. Las enseñanzas que ofrecen los *upaniṣads* se denominan *vedānta,* o 'culminación de los Vedas', porque para muchos esta colección de textos constituye la conclusión de los Vedas. Para otros, sin embargo, representa una verdadera emancipación de estos. Desde una perspectiva religiosa, pueden ser considerados una conclusión, mientras que desde una perspectiva mística son el principio.

El verbo *ṣad* significa 'sentarse', mientras que el prefijo *ni* quiere decir 'debajo' y la partícula *upa* significa 'cercano' o 'íntimo'. De esa manera, *upaniṣad* puede traducirse como 'enseñanzas recibidas a los pies del maestro'. Se trata de instrucciones específicas acogidas en la cercanía de alguien que es capaz de transmitir la Verdad. Esto subraya la naturaleza esotérica de la sabiduría transmitida por el maestro —quien toma asiento en un lugar superior— a un selecto grupo de discípulos sentados a sus pies. Según la opinión upanishádica, para acceder a la sabiduría atesorada por estas escrituras, debemos aproximarnos a un genuino maestro, puesto que solo podremos asimilar dichos textos a los pies de alguien que haya realizado directamente las verdades contenidas en ellos.

Ṣad también se traduce como 'destrucción'. La sabiduría tiene un carácter destructivo porque es el ácido destinado a eliminar la ilusión. El estudio de la literatura upanishádica nos aproxima a nuestra auténtica naturaleza, es decir, a nuestra realidad más íntima.

Los *upaniṣads* son la parte final de un conjunto de obras que comienza con las cuatro colecciones de *saṁhitās*, conocidas como *ṛg*, *yajur*, *sāma* y *atharva veda*, las cuales se recogieron por escrito en la India, a partir del año 800 a.n.e. Estas cuatro colecciones literarias comprenden la revelación védica denominada *śruti* o 'lo oído'. Hasta los *upaniṣads*, la literatura sagrada de India es revelación pura, mientras que a los textos posteriores se denominan *smṛti* o 'lo recordado' y se consideran parte de la tradición. Los *upaniṣads*, el *Vedānta Sūtra* y el *Bhagavad-gītā* son los textos canónicos del *vedānta*. Dicha trilogía literaria recibe el nombre de *prasthāna-trayī*.

La tradición menciona 108 *upaniṣads*, aunque podrían haber existido 150 obras de diversa longitud, escritos en prosa, en verso o ambos. Todos abordan los mismos temas, pero cada uno de ellos los enfoca desde una perspectiva diferente. El primer capítulo del *Muktikā Upaniṣad* (versos 30 a 39) enumera los 108 *upaniṣads* principales. El *Īśāvāsya Upaniṣad* es el primero en la lista, indicando su elevada posición dentro de la literatura *vedānta*. Aunque el *Īśāvāsya Upaniṣad* es el más breve, cuenta con el mayor número de comentarios en sánscrito. La comprensión adecuada de este aporta la clave para acceder al resto de los *upaniṣads*. Aunque solo cuenta con 18 versos, escritos en un exquisito sánscrito antiguo, es considerado una de las enseñanzas más autorizadas de las escrituras védicas, o *śruti*, por algunos de los linajes tradicionales y ortodoxos más importantes dentro del hinduismo.

Encontramos el *Īśāvāsya Upaniṣad* en el último capítulo, *adhyāya*, del *Śukla Yajur Veda Saṁhitā*, perteneciente a la escuela *Vajasaneyi* del *Yajur Veda*. Este *upaniṣad* conforma el último capítulo del *Vājasaneyi Upaniṣad*. Otro nombre que recibe este libro es *Saṁhitopaniṣad*, debido a que forma parte del *Saṁhitā*, que es la colección de mantras de la sección ritual (*karma-kāṇḍa*) del Veda. Este texto, también llamado *Vājasaneyi Upaniṣad*, es esencial en el estudio del hinduismo en general y del *vedānta* en particular, ya que su propósito es enseñar la unidad esencial entre Dios y el universo. Muchas de las grandes verdades que constituyen los pilares del *vedānta* provienen de este corto y valioso texto.

El nombre de la *Īśāvāsya Upaniṣad* se deriva de su primer mantra, *Īśāvāsyam idam sarvaṁ*, el cual contiene una de sus enseñanzas fundamentales: creemos que, al morir, abandonamos nuestras pertenencias, posesiones, logros y seres queridos, pero en realidad, no dejamos nada. En un universo impregnado de divinidad, todo le pertenece a Dios, incluso lo que somos… Excepto Dios, no hay nada. El mensaje de esta milenaria obra es que el Ser es indivisible, el Uno absoluto y sin segundo. Todo emana de esta realidad, que es la razón por la que todo permanece y a la que todo retorna. Es esa realidad la que conoce toda experiencia. No solo es la sustancia esencial de toda experiencia, sino también el espacio donde tiene lugar dicha experiencia.

Aunque estamos comentando las palabras del *Īśāvāsya Upaniṣad*, no estoy enseñando hinduismo. Aunque estamos analizando un texto sagrado del *vedānta*, no estoy predicando una religión, una creencia, un dogma o una filosofía. Mis enseñanzas son solo una invitación, unas cuantas palabras de aliento que pueden inspirar a investigar y explorar en las profundidades de vuestro interior. Con la palabra *interior* no me refiero a una dirección física, sino a un distanciamiento de la realidad objetual. Para seguir estas enseñanzas, no es necesaria una determinada creencia, sino solo aceptar nuestra ignorancia. Si somos capaces de observarnos libres de interpretaciones, siempre encontraremos la puerta abierta.

INVOCACIÓN

ॐ पूर्णमदः पूर्णमिदं पूर्णात् पूर्णमुदच्यते ।
पूर्णस्य पूर्णमादाय पूर्णमेवावशिष्यते ॥
ॐ शान्तिः शान्तिः शान्तिः ॥

oṁ pūrṇam adaḥ pūrṇam idaṁ
pūrṇāt pūrṇam udacyate
pūrṇasya pūrṇam ādāya
pūrṇam evāvaśiṣyate
oṁ śāntiḥ śāntiḥ śāntiḥ

Eso es el Todo, esto es el Todo; desde ese Todo, este Todo se manifiesta. Cuando este Todo es extraído, ese Todo permanece siendo el Todo. *Oṁ śāntiḥ, śāntiḥ, śāntiḥ*.

Comentario:

Refiriéndose a este mantra, Mahatma Gandhi (1869-1948) afirmó: «Si todos los *upaniṣads* y el resto de las escrituras fuesen reducidas repentinamente a cenizas y solo quedara en la memoria de los hindúes la invocación del *Īśāvāsya Upaniṣad*, el hinduismo viviría para siempre».

Según la tradición vedántica, la mayoría de los rituales, ceremonias, discursos o *upaniṣads* empiezan y concluyen con un *śānti-mantra*, o 'un mantra para la paz'. Se considera que estos mantras propician la calma y tranquilidad en todos los niveles. Dicha paz resulta indispensable para asimilar su mensaje. También se les atribuyen otras propiedades beneficiosas en diferentes contextos.

Al final de este mantra, la palabra *śāntiḥ*, o 'paz', se repite tres veces, con la intención de eliminar las tres clases de obstáculos, o *tāpa-traya*: cósmicos (*ādhibhautika*), divinos (*ādhidaivika*) y humanos (*ādhyātmika*). La idea es que estos pueden constituir serios impedimentos en el proceso de aprendizaje.

1. *Ādhibhautika* (cósmico): Se refiere a las aflicciones que provienen de los *pañca-bhūta*, o 'los cinco elementos básicos de la naturaleza', nacidas de la interacción de las tres *guṇas*, o 'las modalidades de la naturaleza material'. También se incluyen dentro de esta categoría molestias y aflicciones causadas por otras entidades como personas envidiosas, microorganismos, reptiles o fieras.

2. *Ādhidaivika* (divino): Se aplica a los sufrimientos causados por la ira de los dioses (*devās*) o poderosas entidades superiores por ignorar los principios de la religión o por razones de carácter sobrenatural, aunque al fin y al cabo todo es natural.
3. *Ādhyātmika* (humano): Tiene que ver con los obstáculos y enfermedades corporales en el plano físico y a diversos trastornos mentales y psicológicos causados por pereza, celos, envidia, codicia, ira, rabia, odio y demás.

La sílaba sagrada *oṁ* es quizás el mantra más importante del hinduismo. El *Kaṭha Upaniṣad* explica que el *Oṁ* es tan deseado que los seres humanos están dispuestos a realizar sacrificios para lograrlo:

सर्वे वेदा यत्पदमामनन्ति तपाꣳसि सर्वाणि च यद्वदन्ति ।
यदिच्छन्तो ब्रह्मचर्यं चरन्ति तत्ते पदꣳ सङ्ग्रहेण ब्रवीम्योमित्येतत् ॥

sarve vedā yat padam āmananti
tapāṁsi sarvāṇi ca yad vadanti
yad icchanto brahma-caryaṁ caranti
tat te padaṁ saṅgraheṇa bravīmy om ity etat

Todos los Vedas hablan de esta meta y para conocerla bien, las personas adoptan una vida de estudio y disciplina. Voy a hablarles brevemente de ello. Esto es *Oṁ*.

(*Kaṭha Upaniṣad*, 1.2.15)

Oṁ simboliza el absoluto, el Brahman omnipotente y omnipresente y la fuente de todo lo manifestado. La sílaba *Oṁ* también se denomina *Oṁ-kāra*, *udgīta* (lo que se canta en voz alta) y *praṇava* (oración vibrante). El *Padma Purāṇa* afirma que la sílaba *Oṁ* es la guía de toda oración y, en consecuencia, debe ser pronunciada al comienzo de cada servicio religioso védico. Todo estudio, ritual y ceremonia de adoración comienza con esta sílaba sagrada. El *Vāyu Purāṇa* dedica un capítulo completo a *Oṁ*.

No es solo el mantra sagrado más importante en el contexto del *sanātana-dharma,* sino también en las tradiciones budista y jainista. Por otro lado, el mantra *Oṁ* ocupa un lugar muy importante dentro de la Cábala. Según la sabiduría mística judía, *Oṁ* es uno de los 72 nombres de Dios. De acuerdo con el *Taittirīya Upaniṣad,* el creador Brahmā meditó en las tres letras del mantra *Oṁ* y de esa manera surgieron los tres Vedas *Ṛg*, *Sāma* y *Atharva* y las tres palabras *bhūr* (tierra), *bhuvaḥ* (atmósfera) y *svaḥ* (cielo). A su vez, la sílaba sagrada *Oṁ* representa la triada (*tri-mūrti*) de Brahmā, Viṣṇu y Śiva. La sílaba *Oṁ* no solo es considerada un símbolo, sino el Brahman mismo. El *Praśna Upaniṣad* afirma que *Oṁkāra* es tanto *parā* como *aparā,* es decir, que representa tanto lo inmanente como lo trascendente, tanto lo manifestado como lo inmanifestado. Acceder a lo absoluto requiere enfocar nuestra atención o *ekāgratā,* lo cual es posible por medio de *upāsanās,* o 'adoraciones'. En general, se prescriben diferentes *upāsanās* para distintos fines. Se considera que la *upāsanā* suprema es el *Oṁkāra upāsanā.*

El *Oṁkāra upāsanā* es recomendado por todos los *upaniṣads*. El *Chāndogya Upaniṣad* declara que la sílaba *Oṁ* debe ser adorada como *udgīta*, la cual es la esencia última de todas las esencias.

स एष रसानाꣳरसतमः परमः परार्ध्योऽष्टमो यदुद्गीतः ॥

sa eṣa rasānāṁ rasatamaḥ paramaḥ parārdhyo 'ṣṭamo yad udgīthaḥ.

Este *udgīta* (*Oṁ*) es la mejor de las esencias. Es lo mejor de todo lo que existe. Es el octavo y tiene el estatus más elevado.

(*Chāndogya Upaniṣad*, 1.1.3)

El mismo *upaniṣad* (1.2.1-7) señala que los dioses mismos se sirven del *Oṁkāra upāsanā* para derrotar a los demonios. Por último, afirma:

स य एतदेवं विद्वानक्षरं प्रणौत्येतदेवाक्षरꣳ स्वरममृतमभयं प्रविशति तत्प्रविश्य यदमृता देवास्तदमृतो भवति ॥

sa ya etad evam vidvān akṣaraṁ praṇauty etad evākṣaraṁ svaram amṛtam abhayam praviśati tat praviśya yad amṛtā devās tad āmṛto bhavati.

Incluso ahora, cualquiera que conozca este *Oṁ* y lo adore puede alcanzar la valentía y la inmortalidad de *Oṁ*, que es imperecedero (*akṣara*). Al convertirse en uno con *Oṁ*, la persona alcanza la inmortalidad, tal como lo hicieron los dioses y las diosas.

(*Chāndogya Upaniṣad*, 1.4.5)

En su primera *mantra*, el *Māṇḍūkya Upaniṣad* revela una gran sabiduría acerca de la sílaba *Oṁ* y la *Oṁkāra-upāsanā*.

ॐ इत्येतदक्षरमिदꣳ सर्वं । तस्योपव्याख्यानं भूतं भवद्भविष्यदिति
सर्वमोङ्कार एव । यच्चान्यत्त्रिकालातीतं तदप्योङ्कार एव ॥

oṁ ity etad akṣaram idaṁ sarvaṁ. tasyopavyakhyanaṁ bhūtam bhavad bhaviṣyad iti sarvam oṁkāra eva. yac cānyat tri-kālātītaṁ tad apy oṁkāra eva.

Todo este mundo es la sílaba *Oṁ*. Su explicación es esta: pasado, presente y futuro no son más que *Oṁ*. Además, todo aquello que trasciende las tres divisiones del tiempo, también es únicamente *Oṁ*.

(*Māṇḍūkya Upaniṣad*, 1)

El *Taittirīya Upaniṣad* señala:

ओमिति ब्रह्म ।
ओमितीदꣳ सर्वम् ।

om iti brahma. om itīdaṁ sarvam.

El sonido sagrado *Oṁ* es Brahman. Todo esto es la sílaba *Oṁ*.

(*Taittirīya Upaniṣad*, 1.8.1)

En el *Bhagavad-gītā*, Kṛṣṇa declara:

महर्षीणां भृगुरहं गिरामस्म्येकमक्षरम् ।
यज्ञानां जपयज्ञोऽस्मि स्थावराणां हिमालयः ॥

maharṣīṇāṁ bhṛgur ahaṁ
girām asmy ekam akṣaram
yajñānāṁ japa-yajño 'smi
sthāvarāṇāṁ himālayaḥ

Entre los grandes veedores, soy Bhṛgu y soy el trascendental *Oṁ* entre los sonidos. Entre los sacrificios, Yo soy el sacrificio de la repetición silenciosa; entre las cosas inamovibles, soy el Himalaya.

(*Bhagavad-gītā*, 10.25)

Oṁ consta de tres letras sánscritas: *'a'*, *'u'* y *'m'*, las cuales al ser combinadas crean el sonido *Aum*. La 'a' y la 'u' son vocales, y la 'm' es consonante. Juntas suenan como *Oṁ*. 'A' más 'u' suenan como 'o', y con la 'm' al final se transforma en *Oṁ*. La vocal 'a' corresponde a la dimensión física. La vocal 'u' se refiere al mundo mental, el cual experimentamos en forma de pensamientos, ideas y conclusiones. 'M' se refiere a nuestro estado no manifiesto. *Oṁ* representa estos tres estados. La letra 'A' simboliza el estado despierto. La letra 'U' simboliza el estado de sueño con sueños. La letra 'M', por último, se refiere al estado de sueño profundo sin sueños. Tal como declara el *Māṇḍūkya Upaniṣad*:

जागरितस्थानो वैश्वानरोऽकारः प्रथमा मात्रा ।

jāgarita-sthāno vaiśvānaro 'kāraḥ prathamā mātrā.

Vaiśvānara (el sujeto que experimenta la consciencia asociada a los objetos externos burdos), que actúa en estado de vigilia, se simboliza con la letra 'A'.

(*Māṇḍūkya Upaniṣad*, 9a)

स्वप्नस्थानस्तैजस उकारो द्वितीया मात्रा ।

svapna-sthānas taijasa u-kāro dvitīyā mātrā.

Taijasa (el sujeto que experimenta la consciencia asociada a los objetos internos sutiles), que actúa en estado onírico, se simboliza por la letra 'U'.

(*Māṇḍūkya Upaniṣad*, 10a)

सुषुप्तस्थानः प्राज्ञो मकारस्तृतीया मात्रा ।

suṣupta-sthānaḥ prājño ma-kāras tṛtīyā mātrā.

Prajñā (la consciencia indivisa, libre de toda experiencia de multiplicidad), que actúa en estado de sueño profundo, se halla simbolizada por la letra 'M'.

(*Māṇḍūkya Upaniṣad*, 11a)

अमात्रश्चतुर्थोऽव्यवहार्यः प्रपञ्चोपशमः शिवोऽद्वैत एवमोङ्कार आत्मैव संविशत्यात्मनाऽऽत्मानं य एवं वेद ॥

amātras caturtho 'vyavahāryaḥ prapañcopaśamaḥ śivo 'dvaita evam oṁkāra ātmaiva saṁviśaty ātmanā ''tmānaṁ ya evaṁ veda.

La sílaba *Oṁ*, más allá de partes y sonidos, es el cuarto estado, trascendental, vacío de existencia fenoménica, suprema bienaventuranza y no-dual. Así, la sílaba *Oṁ* es realmente el Ser (*ātman*). Quien conozca esto, funde su ser en el Ser.

(*Māṇḍūkya Upaniṣad*, 12)

La sílaba *Oṁ* se compone de las iniciales de las tres personificaciones de la triada de elementos. La 'A' representa a Agni (el fuego), la 'U' a Varuṇa (el agua), y la 'M' a Marut (el viento y el aire).

Es posible acceder a los significados más profundos del mantra *Oṁ*, más allá de sus aspectos lingüísticos. Para tal efecto, resulta indispensable enfocarse en este, no solo como una palabra, sino como un sonido. Porque los nombres son palabras, las palabras están compuestas de letras y las letras son sonidos. Al trascender las letras cualquier nombre se nos revelará como un grupo de sonidos. Los distintos idiomas son solo diferentes emisiones de sonidos. Cualquiera que sea el idioma que hablemos, si abrimos la boca para producir un sonido, emitiremos el sonido de una 'A'. Si cerramos la boca y emitimos un sonido, este será con toda seguridad 'M'. Cualquier otro sonido se encuentra entre la 'A' y la 'M'. Si tratamos de encontrar un sonido entre la 'A' y la 'M' que comprenda a los otros sonidos, redondeamos nuestros labios para emitir el sonido 'U'. Combinando los tres sonidos, tenemos la palabra *Oṁ*. Al pronunciar *Oṁ,* en realidad, hemos dicho todo lo que es posible decir. Por esta razón, *Oṁ* se considera un nombre de Dios.

El término *pūrṇam* significa literalmente 'completo', 'todo' o 'totalidad'. Solo el infinito puede denominarse completo; por consiguiente, *pūrṇa* quiere decir 'infinito'. El infinito es tanto *ananta,* o 'sin fin', como *akhaṇḍa,* o 'indivisible'. Para el *upaniṣad,* el Todo o la Totalidad es lo absoluto, Brahman, la única realidad sin segundo, la realidad última que subyace a la multiplicidad del mundo cambiante. Con el término *pūrṇam,* el *Īśāvāsya Upaniṣad* se refiere a lo que otros *upaniṣads* denominan Brahman. Tal como lo afirma el *Taittirīya Upaniṣad*:

सत्यं ज्ञानमनन्तं ब्रह्म ।

satyaṁ jñānam anantaṁ brahma.

Brahman es la realidad absoluta, el conocimiento y la infinitud.

(*Taittirīya Upaniṣad,* 2.1.1)

Según el testimonio de quienes han accedido a esta realidad, es la esencia única que yace detrás de todas las cosas y todos los seres. Estos sabios han realizado la realidad absoluta como su propia y auténtica naturaleza.

En general, utilizamos la palabra *eso* para referirnos a lo que está distante, lejano o fuera de nuestro alcance inmediato. Mientras que para lo cercano y contiguo utilizamos el término *esto*. *Adaḥ* puede designarse como el Dios trascendente, mientras que *idaṁ* es su aspecto inmanente.

En el *Bhagavad-gītā*, el Señor Kṛṣṇa se refiere al cuerpo físico como campo utilizando el término *idaṁ*:

इदं शरीरं कौन्तेय क्षेत्रमित्यभिधीयते ।
एतद्यो वेत्ति तं प्राहुः क्षेत्रज्ञ इति तद्विदः ॥

idaṁ śarīraṁ kaunteya
kṣetram ity abhidhīyate
etad yo vetti taṁ prāhuḥ
kṣetra-jña iti tad-vidaḥ

¡Oh! hijo de Kuntī, este cuerpo se denomina el campo, y quien lo conoce es denominado el conocedor del campo.

(*Bhagavad-gītā*, 13.2)

Idaṁ designa lo que por lo general consideramos físico, material, lo objetual o lo que puede ser observado y percibido. Esto lo confirma el mantra 1 del *Īśāvāsya Upaniṣad*, que se refiere al fundamento objetual como *idaṁ*: *oṁ īśāvāsyam idaṁ sarvaṁ*. Por lo tanto, si *idaṁ* indica la objetualidad o lo manifestado, *adaḥ* se refiere a la subjetualidad inmanifestada. Tal como sostiene el *Bṛhad-āraṇyaka Upaniṣad*:

> द्वे वाव ब्रह्मणो रूपे मूर्तं चैवामूर्तं च मर्त्यं चामृतं च स्थितं च यच्च सच्च त्यच्च ॥
>
> *dve vāva brahmaṇo rūpe mūrtaṁ caivāmūrtaṁ ca martyaṁ cāmṛtaṁ ca sthitaṁ ca yac ca sac ca tyac ca.*
>
> Existen dos formas diferentes de Brahman, burda y sutil, mortal e inmortal, limitada e ilimitada, definida e indefinida.
>
> (*Bṛhad-āraṇyaka Upaniṣad*, 2.3.1)

Adaḥ se refiere a lo incognoscible o inmanifestado, mientras que *idaṁ* designa lo inmediatamente perceptible, nuestra realidad empírica o manifestada. *Adaḥ* significa «eso», refiriéndose a lo que es distante, remoto o inaccesible a nuestra percepción inmediata. Pero no se trata de una extensión en metros, kilómetros o millas, sino de una distancia cognitiva. Cuando eliminamos la noción de longitud, «eso» se convierte en «esto». Al eliminar la distancia que nos separa de lo remoto, transformamos *adaḥ* en *idaṁ*.

En gran medida, la información que los seres humanos poseen acerca de sí mismos es superficial. En general, conocen su nombre, nacionalidad, profesión y estado civil. Si alguien tiene un conocimiento de sí mismo un poco más profundo, será a lo sumo de carácter psicológico. El ser humano vive sumido en la ignorancia acerca de su realidad. Es a dicha ignorancia a lo que nos referimos cuando hablamos de la distancia cognitiva entre lo que creemos ser y lo que realmente somos. Eliminar dicha distancia constituye, en suma, despertar a nuestra auténtica identidad como Brahman ilimitado.

Este verso afirma que la totalidad es «eso» y «esto», proponiendo dos afirmaciones que parecen excluirse mutuamente. La afirmación de la totalidad de «eso» parece excluir lo objetual, dejándolo fuera de la totalidad. Asimismo, aseverar que la totalidad es «esto» descarta la subjetualidad como parte integral de la plenitud de la totalidad. Ambos enunciados parecen insostenibles al presentar una totalidad excluyente. Cuando se lee desde la perspectiva del *adaḥ* o del *idaṁ*, el texto es confuso. La apreciación correcta del texto se revela solo al leerlo desde la perspectiva de la totalidad, o *pūrṇam*.

La existencia parece ofrecer dos situaciones: la subjetual y la objetual. Fuera de sujeto y objeto, no hay una tercera posibilidad en la vida. En consecuencia, al afirmar que *adaḥ* e *idaṁ* son *pūrṇam*, el *upaniṣad* está aseverando rotundamente que solo *pūrṇam* realmente es. El *upaniṣad* podría haber simplificado su declaración limitándose a decir que la totalidad lo incluye todo. No había una necesidad aparente de dividir la realidad en «eso» y «esto». Sin embargo, el sabio prefirió no omitir o ignorar nuestra experiencia diferenciada, dual y relativa. Nuestra experiencia ordinaria se caracteriza por la diferencia entre el observador, o sujeto, y lo observado, u objeto. En tal experiencia dual, no nos percibimos como parte de lo observado o *idaṁ*. Sin embargo, según el mensaje del *upaniṣad*, la esencia tanto del observador como de lo observado es una y la misma: *pūrṇam* o totalidad ilimitada. Este es el mismo mensaje que nos transmite el budismo zen en el *Sūtra del Corazón*:

> इह शारिपुत्र रूपंशून्यता शून्यतैव रूपंरूपान्न पृथक्शून्यता शून्यतया न पृथग्रूपं यद्रूपंसा शून्यता य शून्यता तद्रूपम् । एवमेव वेदना संज्ञा संस्कार विज्ञानम् ।
>
> *iha śāriputra rūpaṁ śūnyatā śūnyataiva rūpaṁ rūpān na pṛthak śūnyatā śūnyatayā na pṛthag rūpaṁ yad rūpaṁ sā śūnyatā ya śūnyatā tad rūpam. evam eva vedanā-saṁjñā saṁskāra-vijñānam.*
>
> Escucha, Śāriputra, forma es vacuidad, y vacuidad es forma. La forma no es otra cosa que la vacuidad, la vacuidad no es otra cosa que la forma. Lo mismo ocurre con los sentimientos, las percepciones, las formaciones mentales y la consciencia.

Mientras que para el *upaniṣad* la naturaleza de la realidad es inclusiva, nuestra experiencia dual es exclusiva. Según el mensaje vedántico, la relación sujeto-objeto es inclusiva, mientras que nuestra experiencia dual relativa es de completa diferenciación entre ambos. Al excluir lo observado, el ser humano se percibe a sí mismo como incompleto en su experiencia ordinaria. Es a partir de esa percepción parcial e ilusoria que se origina un profundo sentimiento de insatisfacción.

La plenitud, o *pūrṇam*, lo incluye todo.

Es imposible limitar la totalidad dentro de una forma. Cualquier contorno, ya sea físico, material, astral, fantasmal o espiritual, implica una frontera o límite. Una silueta que no demarca una dimensión interior y otra exterior carece de sentido como forma. Desde nuestra perspectiva relativa y parcial, nos percibimos acotados dentro de un mundo limitado y diferente a nosotros. Percibimos la limitación de un mundo objetual distinto del perceptor. La experiencia de la diferencia entre sujeto y objeto entra en conflicto con la afirmación de los *upaniṣads* de que la esencia tanto del observador como de lo observado es *pūrṇam*. La diversidad implica necesariamente una limitación. Mientras nos sintamos limitados e incompletos, seguiremos esforzándonos por escapar de esa sensación e intentaremos completarnos a través de diferentes medios que supuestamente ofrecen una satisfacción temporal. La insatisfacción que acompaña al ser humano proviene de la autopercepción limitada.

La búsqueda de placer, disfrute y felicidad está íntimamente ligada a esta sensación de limitación. De acuerdo con el *vedānta*, dicha búsqueda es fútil porque somos eternamente ilimitados. Aunque nuestra naturaleza es la totalidad ilimitada, el *upaniṣad* acepta nuestra experiencia dual de diferenciación utilizando términos como «eso» y «esto». *Adaḥ* se refiere a la subjetualidad que parece ser distinta de lo observado. *Idaṁ* se refiere a la objetualidad, que aparenta ser diferente del observador y presenta diferencias entre los objetos. Aunque aparenta subjetualidad y objetualidad, *pūrṇam* lo incluye todo. El *vedānta* niega la realidad de la experiencia dual, pero no descalifica la experiencia misma. Los sabios de antaño no negaban la experiencia sujeto-objeto, sino su realidad absoluta, aceptándola como experiencia relativa.

Si la experiencia objetual dual no hubiera sido aceptada como *pūrṇam*, entonces *pūrṇam* sería relegada solo al ámbito de una experiencia subjetual indiferenciada. Si así fuera, dicha experiencia sería perseguida como un escape de la experiencia dual, que supuestamente está exenta de *pūrṇam*. Pero *mokṣa*, o 'liberación', no puede provenir de una huida porque dicha liberación solo sería una reacción a la ilusión y, por ese mismo motivo, parte de esta. La iluminación no es como un whiskey o un cigarro de marihuana. Es imposible reducir la liberación a una experiencia, por más bella que sea, porque toda experiencia es limitada, relativa y temporal.

El *vedānta* no rechaza la experiencia dual sujeto-objeto, sino que niega la conclusión de que somos algo diferente de lo percibido. La dualidad es experiencia, pero no es la realidad. La ilusión en el ser humano no consiste en experimentar la dualidad, sino en concluir que esa experiencia es verdadera.

Si soñamos que estudiamos medicina, no recibiremos un diploma cuando nos despertemos. Si soñamos que ganamos la lotería, el saldo de nuestra cuenta bancaria no habrá cambiado cuando abramos los ojos por la mañana. Durante el sueño, la experiencia era indiscutiblemente real, pero al despertar percibimos que solo ha sido un sueño.

La negación vedántica de nuestra visión dualista de la realidad no se basa en la fe, sino en el *śruti* como *pramāṇa*. Las escrituras reveladas no solo tienen un valor teológico y mitológico, sino que son un medio válido para acceder al conocimiento. Cada medio de adquisición de conocimiento, o *pramāṇa*, permite acceder a un conocimiento válido específico, al igual que cada sentido es un medio para percibir una información específica del universo empírico. Así como el ojo nos da acceso al color y a la forma y el oído al sonido, las escrituras reveladas son el medio para alcanzar el conocimiento de la realidad última. Las declaraciones upanishádicas escuchadas directamente de los labios de un maestro verdaderamente realizado son un medio eficaz para alcanzar un conocimiento válido acerca de nuestra autenticidad.

Según Aristóteles, la causa material es el medio utilizado para la creación, mientras que la causa eficiente es el creador. Por ejemplo, en una pintura, diremos que la tela y las pinturas son la causa material y el pintor es la causa eficiente. El universo nos suscita dos interrogantes: cuál es su causa material, o *upādāna-karana*, y cuál es la causa eficiente, o *nimitta-kāraṇa*. Los *upaniṣads* establecen a Brahman como causa material del universo.

यतो वा इमानि भूतानि जायन्ते । येन जातानि जीवन्ति ।
यत्प्रयन्त्यभिसंविशन्ति । तद्विजिज्ञासस्व । तद्ब्रह्मेति ।

yato vā imāni bhūtāni jāyante. yena jātāni jīvanti. yat prayanty abhisaṁviśanti. tad vijijñāsasva. tad brahmeti.

Busca conocer aquello de lo que nacen todos los seres; habiendo nacido, por lo que siguen vivos; y aquello en lo que entran cuando parten. Eso es Brahman.

(*Taittirīya Upaniṣad*, 3.1.1)

El *vedānta* erige automáticamente a Brahman como causa eficiente. Sin embargo, las escrituras no mencionan directamente que sea la causa eficiente. Puesto que la existencia de más de una totalidad ilimitada es imposible, una causa material ilimitada excluye necesariamente la existencia de una segunda causa eficiente ilimitada. El *upaniṣad* afirma que tanto la subjetualidad como la objetualidad son *pūrṇam* o Brahman; por consiguiente, ambos comparten la misma causa eficiente y material. Como efectos de una misma causa, sujeto y objeto son esencialmente idénticos. Si se necesitara una causa eficiente, el Dios creador del universo sería parte integral de la totalidad o *pūrṇam*. El fenómeno del sueño con ensueños es un buen ejemplo de una experiencia en la cual diversos efectos comparten una misma causa, tanto material como eficiente. El soñador es tanto la causa material como eficiente del sueño, ya que tanto la sustancia del sueño como su creador provienen del soñador.

El sueño es una experiencia dual en la que se establece una relación sujeto-objeto. Sin embargo, la diversidad en el sueño es falsa, ya que la materia de todos los objetos y los personajes son idénticos con el propio soñador. Dentro del sueño, somos tanto el observador como lo observado, tanto el sujeto como el objeto. Con cierta semejanza a la primera parte del mantra, diremos que tanto la causa eficiente como la causa material son *pūrṇam* o Brahman. Al igual que en el soñador, el *pūrṇam* diluye cualquier diferencia aparente entre subjetualidad y objetualidad. La afirmación del *upaniṣad* de que la totalidad es «esto» y «eso» elimina la aparente diferencia sujeto-objeto que experimentamos.

Pūrṇāt pūrṇam udacyate **o «desde ese Todo, este Todo se manifiesta».**

La primera línea del mantra dice *oṁ pūrṇam adaḥ pūrṇam idaṁ*: «Eso (*adaḥ*) es el Todo, esto (*idaṁ*) es el Todo». La segunda línea indica: *pūrṇāt* (de la totalidad) *pūrṇam* (la totalidad) *udacyate* (se origina). Desde el punto de vista del orden gramatical, queda claro que el *upaniṣad* se refiere a una relación de aparente causa y efecto entre el *pūrṇam* amorfo (*adaḥ*, mencionado primero en la oración anterior) y el *pūrṇam* poseedor de forma (*idaṁ*, mencionado en segundo lugar). Por eso, la traducción de *pūrṇāt pūrṇam udacyate* sería «desde ese Todo, este Todo se manifiesta».

Esta parte del mantra se refiere a la creación, cuya realidad según el *vedānta* es *mithyā*, o 'ilusoria', como un espejismo en el desierto, donde la realidad no es absoluta sino solo empírica y fenoménica. Del mismo modo, la serpiente inexistente «esto» se manifiesta a partir de la cuerda, o «eso», que sí existe.

Según nuestra experiencia ordinaria, el efecto produce una mutación en su respectiva causa. La fabricación de cada mueble de madera afecta a un árbol. Si adquirimos una casa nueva o un coche la consecuencia es que nuestro saldo bancario se verá afectado. Sin embargo, la afirmación de este mantra parece desafiar la matemática ordinaria. De acuerdo con el mantra *pūrṇasya pūrṇam ādāya pūrṇam evāvaśiṣyate*, «Cuando este Todo es extraído, ese Todo permanece siendo el Todo». El mundo fenoménico, inmediatamente accesible a nuestros sentidos (esto), consiste en una proyección sobre la consciencia (eso). La realidad última, al igual que la cuerda, no se reduce por la aparición de la serpiente ni aumenta con su eliminación. Lo absoluto no se ve afectado por la aparición y desaparición de lo relativo. El drama que se desarrolla en la película no afecta a la pantalla del cine.

En general, en cualquier relación causa-efecto, suponemos que la causa sufre un cambio para producir el efecto. Sin embargo, aunque es la causa de todo el universo, Brahman permanece inmutable. Su aparente mutabilidad puede compararse con el cambio que sufre el oro en la fabricación de una joya. El oro se extrae de una mina y se funde. El oro no se ve afectado cuando se utiliza para hacer una pulsera, un par de pendientes o un anillo. Asimismo, es posible crear un universo a partir de *pūrṇam* sin que este se vea afectado realmente.

Pūrṇāt pūrṇam udacyate, la omisión de *adaḥ* e *idaṁ* establece claramente que solo *pūrṇam* es en realidad. Al igual que la arcilla no sufre cambios cuando se utiliza para jarrones o floreros, el *pūrṇam* permanece inmutable, aunque la diversidad objetual (*idaṁ*) emerja a partir de él.

No es fácil diferenciar la causa del efecto. Por ejemplo, sería un error afirmar que el jarrón de arcilla es un efecto de la arcilla. El jarrón de arcilla no es completamente diferente de la arcilla, pero es arcilla. La fabricación de ese jarrón no da lugar a dos productos distintos: el jarrón y la arcilla. Aunque veamos un jarrón de arcilla ante nosotros, la arcilla no ha sido eliminada. El jarrón y la arcilla no constituyen dos realidades esencialmente distintas. Este ejemplo nos ayuda a comprender que, en el plano empírico, el efecto no es completamente diferente de su causa material. Si comprendemos que el efecto es una expresión de su causa, aceptaremos que ambos son uno y lo mismo. Asimismo, aunque percibimos una diversidad de nombres y formas a través de nuestros sentidos, en realidad, solo es *pūrṇam*.

El primer *śloka* del *Catuḥ-ślokī-bhāgavatam* declara:

अहमेवासमेवाग्रे नान्यद्यत्सदसत्परम् ।
पश्चादहं यदेतच्च योऽवशिष्येत सोऽस्म्यहम् ॥

aham evāsam evāgre
nānyad yat sad-asat param
paścād ahaṁ yad etac ca
yo 'vaśiṣyeta so 'smy aham

Antes de la creación, solo yo existía. No había nada superior o diferente a mí en forma de objetos reales (*sat*) o irreales (*asat*), que son ilusiones. Asimismo, después de que comenzara [la creación], yo era todo lo que existía. Una vez que esta [creación] termine, yo seré todo lo que permanezca. (*Catuḥ-ślokī-bhāgavatam*, *Śrīmad-bhāgavatam*, 2.9.33)

***Pūrṇam evāvaśiṣyate* o «ese Todo permanece siendo el Todo».**

Es decir, si extraemos lo objetual de lo subjetual o nos adherimos a este, lo único que permanece es la totalidad. Si retiramos *idaṁ pūrṇam*, o la objetualidad, de *adaḥ pūrṇam*, o la subjetualidad, o adherimos *idaṁ pūrṇam a adaḥ pūrṇam*, todo lo que queda será *pūrṇam*. Aunque se le dé forma de anillo o pulsera, el oro no dejará de ser oro. Aunque fundamos el anillo, seguirá siendo oro.

Pūrṇam o Brahman es inmutable; no es necesario fundir la joya para percibir el oro. Muchos creen que, para realizar la consciencia, el mundo y su diversidad deben evaporarse. Pero no es necesario destruir la camisa para apreciar la seda de que está fabricada. La percepción de la arcilla no está condicionada por la destrucción de la vasija. Del mismo modo, no es imprescindible que se elimine el mundo fenoménico o que desaparezca la experiencia dual para experimentar el *pūrṇam*. Es posible percibir el oro incluso observando pulseras, cadenas, pendientes y anillos. Las joyas de oro nunca serán otra cosa que oro. Es posible disfrutar de la experiencia de observar el océano sin dejar de ver las olas, porque las olas son océano. Asimismo, el *upaniṣad* utiliza términos como añadir y restar para facilitar nuestra comprensión de que nada afecta a Brahman. Al otorgar nombre y forma al Brahman ilimitado no se le añade ni se le adjunta nada. Tampoco al sustraer la creación, el *pūrṇam* no se ve afectado en absoluto.

Lo que puede ser negado no es real. Obviamente, la realidad no permite negación. Sin embargo, todo objeto carece de realidad porque es negable tanto en el tiempo como en el espacio. Toda diferencia en la dimensión objetual es ilusoria. El mundo objetual carece de existencia real independiente. Dado que se trata de una superposición sobre Brahman, su existencia depende por completo de *pūrṇam*. Al examinar el objeto, veremos que es solo un nombre y una forma, reducible a otra substancia. A su vez, esta sustancia es un nombre y una forma reducible a otras microsustancias. En consecuencia, todo lo que puede ser objetualizado desafía una definición última, careciendo de realidad propia. La objetualidad consiste en nombres y formas, en un constante proceso de mutación, limitada por el espacio y el tiempo, cuya realidad se sustenta en Brahman. Al observar distintos objetos, es posible percibir su falta de diferencias. Solo consisten en nombres y formas limitados, reducibles y negables, y sus diferencias se disuelven en Brahman. Debido a su ausencia de verdadera sustancialidad, los objetos no son realmente diferentes unos de otros.

Refiriéndome a la causa eficiente, diría que la creación no puede ser comprendida de manera adecuada como un acto separado del creador. Los seres humanos ordinarios crean efectos a partir de sus actividades porque actúan creyendo que son sujetos distintos de sus actividades. Pero una acción de la totalidad no puede ser considerada actividad porque la totalidad lo incluye todo. Si no existe nada fuera de *pūrṇam*, este incluye tanto a sí mismo como a sus propias acciones.

Si extraemos una porción de algo, obviamente la fuente disminuirá proporcionalmente a lo que se extraiga. Siguiendo el mismo razonamiento, diríamos que, si Dios es el origen del universo, él debería haber disminuido con la creación del universo. Sin embargo, leemos en el *upaniṣad* que Dios no disminuyó después de haber creado. Es imposible sustraer nada de la totalidad ilimitada. Si lo incluye todo, necesitaríamos un espacio libre de la totalidad para colocar lo extraído.

Dentro de nuestra comprensión relativa, pensamos que el efecto reduce la sustancia de su causa. Sin embargo, tal opinión se basa en la ley de causa y efecto que prevalece en el contexto de nuestra realidad dual de sujeto y objeto. Según el *upaniṣad*, si sustraemos algo de la totalidad, la totalidad no mengua. Así pues, la emanación del universo no ha causado ninguna disminución en la totalidad. Por su parte, toda acción en la totalidad ilimitada carece de efecto separado de su causa, como si nunca hubiera ocurrido nada. En nuestra dimensión relativa y dual, lo que hacemos no es lo mismo que lo que somos; nuestras actividades consisten en modificaciones de nuestra personalidad. Pero en el nivel absoluto, no hay diferencia entre la existencia y las acciones de Dios.

La actividad y la acción, aunque son similares, no son lo mismo. La acción no posee una existencia separada del ser. Sin embargo, a diferencia de la acción, la actividad ata y esclaviza a través de sus reacciones o efectos. Solo podemos concebirnos como activos si nuestra actividad es diferente de lo que somos. Si nuestra acción es intrínseca a nuestro ser, podemos considerarnos inactivos. Dicho accionar no nos esclaviza ni nos limita porque no es algo que hacemos, sino que es lo que somos. No se trata de nuestra actividad, sino de nosotros mismos. La ley de causa y efecto solo tiene relevancia dentro del plano dual, junto con las nociones de sujeto y objeto. La profunda interdependencia que existe en el universo no acepta la existencia de una causa separada de un efecto. Si percibimos el universo holísticamente como un organismo, no podemos aceptar el funcionamiento independiente de una de sus partes. Como una ola en el mar, fluimos a través de nuestras acciones hasta que desaparecen, dejando lugar solo al océano de la consciencia. Del mismo modo, en lugar de la actividad, solo queda el Ser inmutable. Lo que se llama *yoga*, o 'unión', es precisamente la integración del ser con el hacer. En nuestra realidad dual y relativa, la experiencia es de conflicto y desintegración. Nos esforzamos por completar nuestro mundo interior mediante nuestro contacto con el mundo empírico a través de los sentidos. La existencia de esa realidad objetual depende de nuestra percepción sensorial. Sin embargo, la actividad de Dios no consiste en el resultado de lo que hace un actor o creador. En ese sentido, la actividad creadora de Dios no puede ser catalogada como actividad verdadera. El *Bhagavad-gītā*, Kṛṣṇa afirma claramente:

चातुर्वर्ण्यं मया सृष्टं गुणकर्मविभागशः ।
तस्य कर्तारमपि मां विद्ध्यकर्तारमव्ययम् ॥

cātur-varṇyaṁ mayā sṛṣṭaṁ
guṇa-karma-vibhāgaśaḥ
tasya kartāram api māṁ
viddhy akartāram avyayam

> El sistema de cuatro castas ha sido creado por mí de acuerdo con la diferenciación de cualidades y acciones. Aunque soy el autor, conóceme como no hacedor y como eterno.
>
> (*Bhagavad-gītā*, 4.13)

Dios y su acción son uno y lo mismo. Aunque lo haya creado todo, en realidad, Dios nunca ha hecho nada. La totalidad ilimitada se manifiesta como el universo sin disminuir el contenido de Dios. La teoría de una creación originada en un creador se basa en la idea de causa y efecto. Sin embargo, tal ley es totalmente irrelevante en ausencia de factores como el espacio o el tiempo. Estos factores que, siendo resultado de la creación, son obviamente posteriores a esta. En consecuencia, es imposible que afecten a Dios. Si entendemos que el principio de causa y efecto no puede aplicarse a Dios, es absurdo concebir la creación como efecto y a Dios como causa. Dios es *sarva-kāraṇa-kāraṇam*, o 'la causa primordial de todas las causas', sin ser realmente causa de nada. Aunque por lo general se considera a Dios como la fuente del universo, en realidad nunca ocurrió nada porque Dios nunca creó nada. Dios, o la totalidad inmutable, sigue siendo el mismo que antes de la creación que intentamos atribuirle.

Para muchos resulta difícil comprender que el universo, tal y como lo percibimos, nunca ha sido realmente creado. Sobre todo, porque observamos a nuestro alrededor y vemos una variedad de objetos tangibles, como sillas, mesas, árboles y personas. Es posible ver y tocar todos estos objetos sólidos. Sin embargo, si observamos un árbol con un potente microscopio, el árbol ya no será un objeto sólido, sino un conjunto de moléculas. Si utilizamos un microscopio aún más potente, las moléculas desaparecerán para dar lugar a otras partículas diferentes llamadas átomos. Si conseguimos un microscopio aún más potente, veremos micropartículas aún más diminutas y extremadamente diferentes de los átomos. El árbol desaparece para dar lugar a espacios cuánticos inconcebibles. Así entendemos que nunca ha habido un árbol, pero nuestra visión y condiciones físicas nos han mostrado algo sólido basado en micropartículas. Esos mares de partículas nunca han sido un árbol. El árbol no ha sido creado, sino que es el resultado de un determinado tipo de percepción. Es solo nuestra percepción la que puede variar y ser más sutil o más burda. Asimismo, el universo no ha sido creado tal como lo percibimos. Captamos la realidad según lo que nos muestran los sentidos. La forma del árbol no existe realmente como tal, sino que es lo que nuestros sentidos nos permiten percibir. Por eso, el *Ṛg Veda* afirma:

एकं सद्विप्रा बहुधा वदन्ति ।

ekaṁ sad viprā bahudhā vadanti

Poetas, sabios y maestros llaman al único Ser con diferentes nombres.

(*Ṛg Veda,* 1.164.46)

Y el *Śrīmad-bhāgavatam* señala:

वदन्ति तत्तत्त्वविदस्तत्त्वं यज्ज्ञानमद्वयम् ।
ब्रह्मेति परमात्मेति भगवानिति शब्द्यते ॥

vadanti tat tattva-vidas
tattvaṁ yaj jñānam advayam
brahmeti paramātmeti
bhagavān iti śabdyate

> Los trascendentalistas eruditos que conocen la Verdad absoluta, denominan Brahman, Paramātmā o Bhagavān a esa sustancia no-dual.
>
> (*Śrīmad-bhāgavatam*, 1.2.11)

Sin duda, después de comer o dormir bien, experimentamos una cierta satisfacción o sensación de plenitud. Sin embargo, no es una satisfacción absoluta, sino relativa y provisional. Al día siguiente volveremos a tener hambre y sueño. En consecuencia, es solo una experiencia pasajera de felicidad o satisfacción.

La realización de nuestra plenitud original solo es posible tras despertar a la consciencia de que sujeto y objeto, observador y observado, son uno y lo mismo. La diferencia que percibimos entre sujeto y objeto es solo aparente. Ilusoriamente nos aislamos de la vida, identificándonos con una idea llamada «yo». Observamos el mundo desde el interior de un saco de carne y huesos con paredes de piel, a través de las ventanas de los sentidos, y con el filtro de la mente que evalúa lo percibido. Creemos que lo percibido es completamente diferente de lo que percibe. Incluso creemos que el complejo mente-cuerpo es el perceptor. Todo lo que consideramos perceptible a través de nuestros sentidos es *idaṁ*, o lo que generalmente se denomina «manifestado» o «material». La realidad del observador no es mayor que la de lo observado, pues la realidad de ambos es una y la misma: Brahman. En el momento en que logramos captar el observador y lo observado, el sujeto y el objeto, ambos se transforman inmediatamente en lo observado. La dualidad sujeto-objeto solo desaparece apreciando la realidad simultáneamente. Las escrituras, en su función de *pramāṇa*, exponen que esa diferencia es solo aparente, revelando la unidad.

Podemos identificar toda la visión vedántica reflejada en este mantra. Ilusoriamente, atribuimos al sujeto una realidad superior a la de los objetos percibidos. Sin embargo, la realidad en la que se apoya el sujeto observador no es superior a la de los objetos observados. Como subjetualidad que percibe la realidad empírica, no somos más reales que lo percibido. Nuestra auténtica naturaleza es la consciencia ilimitada o *pūrṇam*. Tanto el sujeto como los objetos comparten la misma sustancia esencial: la consciencia. La aparente dualidad sujeto-objeto es solo una proyección sobre el *pūrṇam*, que no afecta en absoluto a este último. Ni las olas, ni la humedad, ni los tsunamis pueden afectar a la sustancia esencial o el agua. La diversidad característica de la realidad fenoménica carece de auténtica sustancialidad, sino que es solo una superposición de la realidad. Nuestra auténtica naturaleza es la realidad inmutable y sin forma donde se disuelve toda diferencia. La aparente actividad y multiplicidad del mar son solo olas, burbujas y corrientes que se manifiestan temporalmente en el océano infinito del *pūrṇam*, incapaces de perturbarlo o limitarlo. La única realidad permanente es la ilimitada e infinita consciencia pura, Brahman o *pūrṇam*.

Mantra 1

ॐ ईशा वास्यमिदꣳ सर्वं यत्किञ्च जगत्यां जगत् ।
तेन त्यक्तेन भुञ्जीथा मा गृधः कस्यस्विद्धनम् ॥

oṁ īśāvāsyam idaṁ sarvaṁ
yat kiñca jagatyāṁ jagat
tena tyaktena bhuñjīthā
mā gṛdhaḥ kasya svid dhanam

Todo esto, ya sean seres vivos o materia inerte, está envuelto por el Señor. Por lo tanto, disfruta renunciando a los placeres mundanos. No codicies, ya que toda la riqueza le pertenece a otro.

Comentario:

«Todo esto, ya sean seres vivos o materia inerte, está envuelto por el Señor».

Este *upaniṣad* deriva su nombre de la primera palabra del mantra: *Īśa*. *Īśa* significa 'poseedor' y procede de la raíz *īś* 'poseer' o 'controlar'. Su significado teológico es 'Ser o Señor supremo', o en sánscrito: Īśvara. Īśvara es el poder supremo que regula todo. En la terminología devocional del *bhakti*, Īśvara sería el equivalente al término 'Señor'. Aunque Brahman es el tema principal de los *upaniṣads*, también se menciona a Īśvara, que es Brahman conceptualizado a través de *māyā*. Al igual que el tiempo es la eternidad percibida mediante la mente, Īśvara es la consciencia absoluta concebida desde una perspectiva egoica. Īśvara es el concepto de un poder superior, aunque su significado varía en diferentes escuelas del hinduismo. Īśvara es sinónimo de la realidad absoluta, pero también puede referirse a un dios personal. Según el *vedānta*, la Verdad puede ser concebida de diferentes maneras:

1. El aspecto absoluto, o Brahman, como la realidad última o la consciencia.
2. El aspecto cósmico, o Īśvara, como regente de las diferentes funciones de creación, preservación y destrucción del cosmos.
3. El aspecto del enviado al mundo para cumplir con diferentes funciones, o *avatāra*.

4. El aspecto de la deidad familiar, o *kula-devatā*.
5. El aspecto de la deidad preferida por el devoto, o *iṣṭa-devatā*.

Estas diferentes concepciones de la divinidad se van centrando gradualmente en el individuo. Van descendiendo desde lo universal a lo individual, permitiendo al devoto elegir la adherencia a un determinado aspecto de la Verdad de acuerdo con sus capacidades.

El término *Īśa* aparece por vez primera en el *Manu-smṛti*. En el *Śvetāśvatara Upaniṣad, Īśa* se refiere a Rudra. El shivaísmo utiliza dicha palabra como parte integral del término Maheśvara, o 'gran Señor', para designar a Śiva. En el shaktismo, por su parte, el término femenino Īśvarī se refiere a la Madre Divina del Universo. En realidad, Īśvara es Brahman percibido desde la plataforma dual y relativa. El Señor envuelve este universo de nombres y formas. Todo ser viviente es espíritu o consciencia que parece estar envuelto en materia. Dios es la esencia misma de cada uno de nosotros, como lo afirma el sagrado *Bhagavad-gītā*:

सर्वस्य चाहं हृदि सन्निविष्टो मत्तः स्मृतिर्ज्ञानमपोहनञ्च ।
वेदैश्च सर्वैरहमेव वेद्यो वेदान्तकृद्वेदविदेव चाहम् ॥

sarvasya cāhaṁ hṛdi sanniviṣṭo
mattaḥ smṛtir jñānam apohanañ ca
vedaiś ca sarvair aham eva vedyo
vedānta-kṛd veda-vid eva cāham

> Estoy situado en el corazón de todos los seres, de mí proceden el recuerdo, la sabiduría y el olvido. Soy lo que se debe saber en todos los Vedas. En verdad, soy el compilador del *vedānta* y el conocedor de los Vedas.
>
> (*Bhagavad-gītā*, 15.15)

Tal como se explicó en el comentario a la invocación, Brahman es la totalidad ilimitada que se revela como el Dios creador (Īśvara) en el contexto de la realidad relativa (*māyā*). A través del velo de la ignorancia (*avidyā*), el mismo Brahman es percibido en forma de innumerables almas (*jīvas*), que experimentan el proceso de repetidos nacimientos y muertes porque ignoran su naturaleza divina. Al percibir a Brahman a través del velo del aspecto tamásico de *prakṛti*, las *jīvas* lo ven como el universo manifestado constituido por los cinco elementos sutiles (*sūkṣma-bhūtas*). Estos elementos forman la mente, el intelecto, el ego, los sentidos, la fuerza vital, los órganos de acción, el cuerpo, y los elementos burdos (*sthūla-bhūtas*) que conforman la diversidad del universo físico.

Es un error garrafal considerar que el *sanātana-dharma* es una religión politeísta solo porque cree en una pluralidad de dioses. No obstante, tampoco podemos categorizarlo como monoteísta, porque su teología no se centra en un solo Dios creador del universo. Según el *dharma* eterno, solo Dios es. La misma verdad se establece en la Torá hebrea:

אַתָּה הָרְאֵתָ לָדַעַת כִּי ה' הוּא הָאֱלֹהִים אֵין עוֹד מִלְּבַדּוֹ.
(דברים ד', ל"ה)

Te he mostrado y has sabido que *Ha'shem* es Dios; no existe nada más fuera de Él.

(Deuteronomio, 4:35)

El rabino judío Ha Gaon Jayim de Volozhin (1749-1821) cita la *Gemará* (*Julin*, 7b), donde se enseña que:

אֵין עוֹד מִלְּבַדּוֹ. אָמַר רַבִּי חֲנִינָא: וַאֲפִילּוּ כְּשָׁפִים.
(תלמוד בבלי, חולין, ז', ב')

«No hay nada más que Él», dice Rabí Hanina: «Y ni siquiera la brujería».

(*Talmud Bavli*, *Julin*, 7b)

Luego explica:

כְּשֶׁהָאָדָם קוֹבֵעַ בְּלִבּוֹ לֵאמֹר: הֲלֹא ה' הוּא הָאֱלֹקִים הָאֲמִתִּי וְאֵין עוֹד מִלְּבַדּוֹ יִתְבָּרֵךְ שׁוּם כֹּחַ בָּעוֹלָם וְכָל הָעוֹלָמוֹת כְּלָל וְהַכֹּל מָלֵא רַק אַחְדוּתוֹ הַפָּשׁוּט יִתְבָּרֵךְ שְׁמוֹ. וּמְבַטֵּל בְּלִבּוֹ בִּטּוּל גָּמוּר וְאֵינוֹ מַשְׁגִּיחַ כְּלָל עַל שׁוּם כֹּחַ וְרָצוֹן בָּעוֹלָם. וּמְשַׁעְבֵּד וּמְדַבֵּק טֹהַר מַחְשַׁבְתּוֹ רַק לָאָדוֹן יָחִיד בָּרוּךְ הוּא. כֵּן יַסְפִּיק הוּא יִתְבָּרֵךְ בְּיָדוֹ שֶׁמִּמֵּילָא יִתְבַּטְּלוּ מֵעָלָיו כָּל הַכֹּחוֹת וְהָרְצוֹנוֹת שֶׁבָּעוֹלָם שֶׁלֹּא יוּכְלוּ לִפְעֹל לוֹ שׁוּם דָּבָר כְּלָל.
(רבי חיים מוולוז'ין, נפש החיים, שער ג', פרק י"ב)

Cuando una persona fija en su corazón que

> *Ha'shem* es el verdadero Dios y no hay ningún otro poder en el universo ni en todos los mundos en absoluto que no sea Él (bendito sea), y todo se llena solo con Su (bendito sea Su nombre) unidad absoluta, y, en su corazón uno se anula completamente y no considera ningún poder o voluntad en el universo, y abriga y adhiere sus pensamientos puros solo al único Señor (bendito sea Él), entonces la divinidad (bendito sea Su nombre) le concederá a esa persona, que como resultado natural, todos los poderes y deseos que hay en el universo se anulen ante él, para que no puedan afectarlo de ninguna manera.
>
> (El rabino Jaim de Volozhin, *Nefesh Ha'jayim*, 3.12)

«Por lo tanto, disfruta renunciando a los placeres mundanos».

Muchas personas pueden pensar erróneamente que renunciar implica disminuir nuestra capacidad de felicidad o disfrute. Muy al contrario, son los apegos los que impiden nuestra dicha. Toda adicción obstaculiza el acceso a la verdadera felicidad. *Tena tyaktena bhuñjīthā* significa 'disfrutar renunciando', porque cada apego conlleva una impureza que coarta nuestra libertad. Solo quien ama descubrirá el placer que atesora la renuncia. Únicamente quien ama a los animales disfrutará renunciando al consumo de carne. Solo quien ama la vida disfrutará renunciando a las drogas. Solo quien ama a otros seres humanos experimentará placer al renunciar a una parte de su pan para compartirlo con los hambrientos. Solo quien nos ama estará feliz de sacrificarse por nuestro bienestar. Sin amor, reconocemos el placer solo cuando recibimos o consumimos algo. Solo los que caminan en el amor viven en este mundo como contribuidores. Solo el amor nos permite renunciar con gusto a nuestro disfrute personal por el beneficio ajeno. Solo quien ama disfruta del esfuerzo, el sacrificio y la renuncia. Solo quien ama a Dios conocerá el disfrute de renunciar a sí mismo y su egoísmo.

Si nos observarnos a través de una mente limitada y de unos sentidos imperfectos, nos sentiremos confinados por los límites del tiempo y el espacio. Creyéndonos sujetos separados y desconectados del mundo objetual, experimentamos carencia. Cuando percibimos nuestras propias limitaciones, emergen las sensaciones de carencia, restricción, incomodidad, desconexión e insuficiencia. Nuestra habilidad de autobservación nos induce a una profunda disconformidad e intranquilidad por sentirnos confinados en cuerpos físicos y dotados de conocimiento limitado. Intentamos completarnos con el mundo objetual, encontrando tan solo frustración a la postre. Esta decepción se debe a que nada ni nadie puede completarnos, porque ya somos completos. Renunciando a nuestros esfuerzos por alcanzar la felicidad y la seguridad por medio del mundo objetual, disfrutaremos sin sentirnos defraudados. Renunciar a la inclinación a tratar de completarnos constituye un signo de madurez espiritual.

El mantra llama a la renuncia a nuestros esfuerzos por completarnos a través de la realidad empírica. Junto con la madurez adviene la comprensión de que la satisfacción de nuestros deseos carece de durabilidad. En diferentes etapas de la vida, nuestros objetos de placer varían. Los niños se deleitan con objetos muy diferentes a los de los jóvenes o los adultos. Durante la infancia, disfrutamos de juguetes; durante la juventud, de música; en nuestra madurez, de la familia. Sin embargo, nuestra sensación de carencia se mantiene intacta a lo largo de toda la vida. Los placeres pueden cambiar, pero no así nuestra profunda sensación de privación. Los placeres mundanos están limitados por el tiempo y el espacio, mientras que nuestro verdadero anhelo es la dicha eterna y absoluta. Así pues, el fenómeno egoico consiste en una experiencia de falta o carencia. La idea del 'yo' semeja un hoyo muy profundo que cada uno lleva en su interior y que resulta imposible de colmar. Durante toda nuestra vida, nos esforzamos por arrojar dentro del hoyo pesadas piedras en forma de dinero, joyas, objetos, personas, fama, honor y demás, pero sigue estando vacío. Por el contrario, cuanto más nos esforzamos por tapar el agujero egoico este se hace cada vez más grande.

La infelicidad, la tristeza y el dolor giran en torno a la idea del «yo». El fenómeno egoico es la fuente y la base de toda insatisfacción. Por consiguiente, podemos afirmar que el deseo original no cualificado es el deseo de completarse y de librarse del sentido de limitación. Este es el deseo original del cual nacen y se originan todos los deseos. Tratando de liberarnos del profundo sentimiento de limitación, enfocamos nuestros esfuerzos en buscar objetos, con la esperanza de experimentar la plenitud y la totalidad. Experimentamos una amplia variedad de deseos e indefectiblemente todos se originan en nuestra sensación de ausencia. La sensación de vulnerabilidad motiva nuestra búsqueda de seguridad. El sufrimiento nos impulsa a buscar felicidad. Nuestra necesidad de amor nace de nuestra soledad. Esta experiencia de carencia es el origen de nuestros deseos. Motivados por ella, nos esforzamos por completarnos mediante la satisfacción de nuestras demandas mentales en el plano objetual.

Nuestra naturaleza original de dicha ilimitada nos impulsa a la búsqueda de la felicidad y a evitar el sufrimiento. Intentamos constantemente escapar de la incómoda situación de sentirnos limitados por una forma. Nada ni nadie en el mundo objetual puede liberarnos de la búsqueda de placer y disfrute. Dicha indigencia es inherente a nuestra esclavitud. En lugar de condenar los esfuerzos por satisfacer los sentidos, el *vedānta* se enfoca en la comprensión profunda de la naturaleza del deseo. No sugiere una represión ciega e ignorante de los deseos, sino la liberación de su constante persecución.

आपूर्यमाणमचलप्रतिष्ठं समुद्रमापः प्रविशन्ति यद्वत् ।
तद्वत्कामा यं प्रविशन्ति सर्वे स शान्तिमाप्नोति न कामकामी ॥

āpūryamāṇam acala-pratiṣṭhaṁ
samudram āpaḥ praviśanti yadvat
tadvat kāmā yaṁ praviśanti sarve
sa śāntim āpnoti na kāma-kāmī

Así como innumerables ríos fluyen en el océano, que está lleno y permanece calmado, la paz puede ser alcanzada solo por aquel que permanece imperturbable a pesar de los diversos deseos que fluyen en su mente; pero no por aquellos que siempre se esfuerzan por satisfacer sus deseos.

(*Bhagavad-gītā*, 2.70)

विहाय कामान्यः सर्वान्पुमांश्चरति निःस्पृहः ।
निर्ममो निरहङ्कारः स शान्तिमधिगच्छति ॥

vihāya kāmān yaḥ sarvān
pumāṁś carati niḥspṛhaḥ
nirmamo nirahaṅkāraḥ
sa śāntim adhigacchati

Logra la paz la persona que, abandonando todos los deseos, se mueve sin ansias, sin el sentido de lo mío y sin egoísmo.

(*Bhagavad-gītā*, 2.71)

एषा ब्राह्मी स्थितिः पार्थ नैनां प्राप्य विमुह्यति ।
स्थित्वास्यामन्तकालेऽपि ब्रह्मनिर्वाणमृच्छति ॥

eṣā brāhmī sthitiḥ pārtha
naināṁ prāpya vimuhyati
sthitvāsyām anta-kāle 'pi
brahma-nirvāṇam

Este es el estado brahmánico (estado eterno), ¡oh, hijo de Pṛthā! Después de alcanzar este estado, uno ya no caerá en la ilusión. Estando establecido en ese estado, incluso al final de la vida, uno alcanza la unidad con Brahman.

(*Bhagavad-gītā*, 2.72)

La dicha del sabio iluminado no depende del placer que le brinda el mundo fenoménico. Mientras que el deseo de la persona ordinaria nace de la carencia, el deseo del sabio surge de la plenitud. En consecuencia, aunque tengan deseos, estos no les vinculan y, por tanto, no les esclavizan, encadenan o atan.

Cuando un deseo vinculante no es satisfecho, causa incomodidad. Los seres humanos ordinarios disfrutan si logran satisfacer sus deseos y se sienten frustrados cuando no lo consiguen. Para el iluminado, todo es percepción o consciencia; por lo tanto, su deseo no se origina desde la ausencia o escasez. Son muchos los que por ignorancia condenan los deseos y se esfuerzan por reprimirlos. Pero el iluminado entiende que el problema no es el deseo mismo, sino su relación con objetos. Sus deseos carecen de metas ya que no están relacionados con objetos; de esta manera, experimenta el deseo puro, libre de toda motivación.

Nada ni nadie puede satisfacer nuestros deseos. Dotado de esta clara comprensión, el sabio deja de desear objetos o personas, y vive fluyendo en el deseo en todo momento. Viviendo en el deseo, su vida se colma de pasión. El iluminado reposa constantemente en su verdadera naturaleza gozosa, sin importar si obtiene o no disfrute sensorial. Si el placer se manifiesta, lo disfrutará, pero si no, la ausencia de placer no empañará su dicha trascendental. Reconociéndose como la consciencia misma, no busca ser completado a través de nada ni de nadie.

Disfruta intensamente el placer que encuentres en tu sendero, pero sin intentar repetirlo. Disfruta el presente, pero sin tratar de clonar el ayer. El placer que encuentras en tu camino hoy es un regalo de la existencia, ¡disfrútalo! Cuando tu mente interfiere y piensas en dicho placer, el deseo y el intento de repetirlo se despiertan. El recuerdo de dicho placer se transforma en una fuerza en tu vida. Sin darte cuenta, tratas de duplicar la misma situación y los mismos sabores. El recuerdo de los placeres pasados te induce a reproducirlos, creando cadenas que te esclavizan. De ahí nacen los apegos y las adicciones. Vive en el presente y disfruta del ahora.

«No codicies, ya que toda la riqueza le pertenece a otro».

El sabio nos aconseja no codiciar. La codicia nace en corazones motivados por posesividad. Concluimos erróneamente que nuestra situación mejorará solo si tenemos más. Sin embargo, no comprendemos que nuestra miseria, soledad y condicionamiento no cambiarán con más de lo mismo de lo que ya hemos obtenido hasta ahora. Nuestra miseria no cesará por acopiar más dinero, alcohol, fama, honor o posesiones. Si soy infeliz con mis posesiones, no parece muy inteligente codiciar más de lo mismo. El cambio requerido no es de carácter cuantitativo, sino cualitativo. Lo que se requiere es encender nuestra luz interior. Lo que necesitamos es una transformación cualitativa a nivel de consciencia.

La codicia es otra forma de aplazar el presente: posponer la vida para empezar a vivir en un hipotético futuro. Solo quienes están libres de codicia pueden ubicarse en el presente y experimentar la vida en toda su intensidad.

Resulta inapropiado llamar *posesión* a aquello que debe ser devuelto transcurrido un plazo determinado. Lo que debe ser restituido debería denominarse *préstamo*, no posesión. Podemos llamar *posesión* aquello que es nuestro y que nunca jamás tendremos que devolver a nadie. Si analizamos aquello que consideramos como «nuestras posesiones» veremos que tarde o temprano deberemos devolverlas. El ser humano clama ser dueño del cuerpo, el mar, el cielo y la tierra, lo cual obviamente es ridículo. El ser humano, que con dificultad vive 80 o 90 años, no puede ser propietario de una tierra que estaba allí mucho antes de que naciera y continuará allí mucho después que devuelva su cuerpo al Señor. Si viviéramos teniendo en cuenta esta verdad, comenzaríamos a amar a los demás por lo que son y no por lo que tienen. Tarde o temprano, todos deberemos separarnos de lo que consideramos nuestras posesiones. De esta manera, «toda la riqueza que le pertenece a otro» solo le pertenece al Señor. Si razonamos acerca de la temporalidad del cuerpo y nuestras así llamadas posesiones, seremos capaces de observar la vida con mayor madurez. Dicha visión nos ayudará a vivir una vida más auténtica.

Mantra 2

कुर्वन्नेवेह कर्माणि जिजीविषेच्छतं समाः ।
एवं त्वयि नान्यथेतोऽस्ति न कर्म लिप्यते नरे ॥

kurvann eveha karmāṇi
jijīviṣec chataṁ samāḥ
evaṁ tvayi nānyatheto 'sti
na karma lipyate nare

Actuando en el mundo de acuerdo con esta sabiduría, uno puede aspirar a vivir cien años, sin que la acción coarte la propia libertad.

Comentario:

Para entender este verso, primero tenemos que explorar los fundamentos del yoga de la acción, o karma yoga, y comprender qué es la acción y cómo restringe nuestra libertad.

La palabra sánscrita *karma* quiere decir 'acción'. Se deriva de la raíz sánscrita *kri*, cuyo significado es 'hacer' o 'actuar'. El término también se utiliza en el budismo, el jainismo y, posteriormente, en el espiritismo. Karma se refiere tanto a la 'acción' o 'actividad' como a su 'resultado' o 'efecto'. Prácticamente, todo el mundo ha escuchado hablar acerca de la ley del karma o la ley de causa y efecto. En física, el término equivale a la tercera ley del movimiento de Newton que afirma lo siguiente: «para cada acción existe una reacción de fuerza equivalente en la dirección opuesta». El principio de la ley del karma establece que las intenciones y las acciones de cada individuo influirán en su futuro.

Toda acción provoca una reacción, originando un mérito o un demérito con sus frutos correspondientes en la vida presente o las ulteriores. Tal como señala el *Devī-bhāgavatam*:

यादृशं कुरुते कर्म तादृशं फलमाप्नुयात् ।
अवश्यमेव भोक्तव्यं कृतं कर्म शुभाशुभम् ॥

yādṛśaṁ kurute karma
tādṛśaṁ phalam āpnuyāt

avaśyam eva bhoktavyaṁ
kṛtaṁ karma śubhāśubham

> Según el trabajo (karma) que se realice, así serán los frutos que se obtengan. Los efectos del karma deben ser cosechados tanto si son auspiciosos como si son lo contrario.
>
> (*Devī-bhāgavatam*, 6.9.67)

Causa y efecto son inseparables. El efecto subyace en forma potencial dentro de la causa, que, a su vez, se manifiesta como efecto. En el interior de la semilla se encuentra el árbol potencial; el árbol es la manifestación de la semilla.

La sabiduría vedántica sostiene que todo el universo está bajo el control de esta ley infalible y absoluta de la que es imposible escapar. La ley del karma rige todo movimiento, desde los átomos y las células hasta las galaxias y los universos, y abarca todo lo que contienen, visible e invisible. En el *Śrīmad-devī-bhāgavatam*, Vyāsadeva dijo al rey Janamejaya:

उत्पत्तिः सर्वजन्तूनां विना कर्म न विद्यते ।
कर्मणा भ्रमते सूर्यः शशाङ्कः क्षयरोगवान् ॥
कपाली च तथा रुद्रः कर्मणैव न संशयः ।
अनादिनिधनं चैतत्कारणं कर्म विद्यते ॥

utpattiḥ sarva-jantūnāṁ
vinā karma na vidyate

karmaṇā bhramate sūryaḥ
śaśāṅkaḥ kṣaya-rogavān

kapālī ca tathā rudraḥ
karmaṇaiva na saṁśayaḥ
anādi-nidhanaṁ caitat
kāraṇaṁ karma vidyate

¡Oh, rey! Ninguna criatura puede emerger sin karma. Es por el karma que el sol recorre el cielo; es por el karma que la luna fue atacada con tuberculosis, y sin duda es por el karma que Rudra tiene el disco de hueso de cráneo. Este karma, por lo tanto, no tiene ni principio ni fin [hasta la liberación], ya que es la única causa en la producción de este universo.

(*Śrīmad-devī-bhāgavatam,* 4.2.12-13)

Cualquier actividad, ya sea física, verbal, emocional o mental, producirá un determinado resultado, que puede ser positivo o negativo. Dondequiera que haya una acción, es inevitable una reacción. Nuestra vida presente está condicionada por las actividades realizadas en vidas pasadas, y nuestras actividades actuales influirán en las vidas futuras.

Estudiando la ley del karma, comprendemos la enorme responsabilidad que tenemos sobre nuestro destino. Poseemos plena libertad de elegir cómo actuar y, posteriormente, sufriremos o disfrutaremos las consecuencias de nuestras elecciones. Estas reacciones nos mantienen esclavizados a este mundo relativo y son la causa de nuestra reencarnación, una vida tras otra.

En general, nos esforzamos por obtener resultados concretos en la vida. Si los resultados de nuestro trabajo son placenteros, los aceptamos y nos atribuimos el mérito correspondiente. En cambio, cuando las consecuencias naturales de nuestras acciones son dolorosas, negamos nuestra participación en las causas. Entonces, simplemente atribuimos la responsabilidad a factores y circunstancias externas. Por medio de la ley del karma, comprendemos que somos los arquitectos de nuestro propio destino. El karma yoga es el camino que nos lleva a trascender las consecuencias, tanto agradables como dolorosas, de nuestras acciones.

Este concepto nos hace asumir la responsabilidad de las consecuencias de nuestros actos. Exige que seamos más conscientes de lo que hacemos y de las motivaciones de nuestro comportamiento. Por ejemplo, las enseñanzas bahá'ís se refieren a las consecuencias de las acciones negativas, así como a la importancia de ser conscientes de ellas:

> ¡Oh, compañero de mi trono! No escuches la maldad, ni mires la maldad, no te rebajes ni suspires ni te lamentes. No digas nada malo para que eso mismo no llegue a tus oídos, no agrandes las faltas de los demás para que tus propias faltas no sean agrandadas, no desees la humillación

de nadie, para que no sea expuesta tu propia humillación. Vive entonces los días de tu vida, que son más que un momento efímero, con mente limpia, corazón sin mancha, pensamientos puros y carácter santificado, para que libre y contento te desprendas de este cuerpo mortal, te encamines hacia el Paraíso Místico y habites para siempre en el Reino Inmortal.

(Bahá'u'lláh, *Las Palabras Ocultas*, 44)

La *mishná* judía narra la historia de Hillel, el anciano que presenta un concepto similar:

אַף הוּא רָאָה גֻּלְגֹּלֶת אַחַת שֶׁצָּפָה עַל פְּנֵי הַמָּיִם. אָמַר לָהּ: עַל דַּאֲטֵפְתְּ, אַטְפוּךְ; וְסוֹף מְטַיְּפַיִךְ יְטוּפוּן.

(פרקי אבות ב', ו')

Además, vio una calavera flotando en la superficie del agua. Le dijo: «porque ahogaste a otros, te ahogaron a ti. Y al final, los que te ahogaron serán ahogados».

(*Pirkei Avot*, 2.6)

A lo largo de la vida, nos enfrentamos a diversas circunstancias que nos ponen a prueba. Los resultados problemáticos son creados por nuestras debilidades y son nuestros éxitos los que nos proporcionan un cierto bienestar. Nuestras actividades nos influyen tanto o más que nosotros a ellas. Tanto al perjudicar como al beneficiar a otros seres, nos perjudicamos y nos beneficiamos a nosotros mismos. Tal como señala el *Bṛhad-āraṇyaka Upaniṣad*:

> तद्यदेतदिदंमयोऽदोमय इति; यथाकारी यथाचारी तथा भवति— साधुकारी साधुर्भवति, पापकारी पापो भवति; पुण्यः पुण्येन कर्मणा भवति, पापः पापेन ।
>
> *tad yad etad idaṁ mayo 'do maya iti; yathā kārī yathā cārī tathā bhavati— sādhu-kārī sādhur bhavati, pāpa-kārī pāpo bhavati; puṇyaḥ puṇyena karmaṇā bhavati, pāpaḥ pāpena.*
>
> El alma encarnada se convierte en lo que hace y en cómo actúa; al hacer el bien se convierte en buena, y al hacer el mal se convierte en mala: se vuelve virtuosa a través de los actos buenos y corrompida a través de los actos malos.
>
> (*Bṛhad-āraṇyaka Upaniṣad*, 4.4.5)

El *vedānta* considera que la vida es una gran escuela para el alma, en la que nos desarrollamos y evolucionamos a través de diferentes situaciones. En este contexto, la ley del karma, aplicada de manera consciente, cumple una función muy importante cuya finalidad no es castigar sino educar.

El sendero del karma yoga conduce a la liberación del karma y de la rueda del *saṁsāra*. En su etapa más elevada, nos guía a la realización directa de que no existe

—y nunca existió — una causa que produzca un efecto. La aparente separación entre causa y efecto es solo una creación mental. La mente percibe los frutos como la consumación del trabajo. El fenómeno egoico trata de ver la culminación de la acción en los resultados. Se esfuerza en el presente con el objetivo de perpetuarse a través del efecto en el futuro. En realidad, causa y efecto son uno. La división entre actos y resultados no es más que el producto de la mente.

Las *guṇas*

A lo largo de su vida, los seres humanos experimentan de modo inevitable periodos oscuros de confusión en los que se sienten perdidos. Tienen momentos de pereza, debilidad y adicción en los que carecen de energía para resistir los miedos y no saben qué hacer o qué dirección emprender. Asimismo, casi nadie está exento de momentos de rabia, ira, agresividad y violencia. También hay días plenos de ganas de sacrificarse por algo que merezca nuestro esfuerzo. También son muchos los que disfrutan de dichosos momentos de introspección, en los que experimentan claridad, calma inexplicable y paz. La filosofía *sāṅkhya* nos enseña que la razón de estos diferentes estados se encuentra en el *tri-guṇa*, o 'las tres modalidades de la naturaleza'.

El conocimiento sobre las *guṇas* es fundamental para todo aquel que desee comprender la vía del karma yoga. En el *Bhagavad-gītā* El Señor Kṛṣṇa se refiere a esto de la siguiente manera:

सत्त्वं रजस्तम इति गुणाः प्रकृतिसम्भवाः ।
निबध्नन्ति महाबाहो देहे देहिनमव्ययम् ॥

sattvaṁ rajas tama iti
guṇāḥ prakṛti-sambhavāḥ
nibadhnanti mahā-bāho
dehe dehinam avyayam

¡Oh, Arjuna! El de poderosos brazos, la naturaleza primordial consta de tres *guṇas*: armonía (*sattva*), pasión (*rajas*) e inercia (*tamas*), las cuales esclavizan al ser encarnado inmutable.

(*Bhagavad-gītā,* 14.5)

La *prakṛti-śakti,* o 'poder creativo', de Brahman comprende tres cualidades (*guṇas*) que actúan de manera interdependiente: *tamas* (pereza o inercia), *rajas* (pasión) y *sattva* (bondad o armonía). Estas modalidades constituyen la sustancia de la cual emana el universo. Todo lo que existe, tanto mental como físico, no es más que el resultado de diferentes combinaciones de las tres *guṇas.* Toda distinción que percibimos entre objetos, lugares o seres humanos se debe a estas modalidades, las cuales se combinan e interactúan como parte del proceso evolutivo de la *prakṛti.*

Tamas es la modalidad de la ignorancia, la pereza y la somnolencia. *Tamas* retrasa y obstruye la acción, induce a la negligencia y mantiene cubierta la consciencia. Por lo general, las motivaciones de las actividades tamásicas son el disfrute sensorial burdo y el escapar de la incomodidad inmediata. El *Bhagavad-gītā* se refiere a la modalidad de la ignorancia de la siguiente manera:

तमस्त्वज्ञानजं विद्धि मोहनं सर्वदेहिनाम् ।
प्रमादालस्यनिद्राभिस्तन्निबध्नाति भारत ॥

tamas tvajñāna-jaṁ viddhi
mohanaṁ sarva-dehinām
pramādālasya-nidrābhis
tan nibadhnāti bhārata

¡Oh, hijo de Bharata!, has de saber que la inercia de *tamas*, nacida de la ignorancia, conduce a la confusión y ata a los seres encarnados a través de la negligencia, la pereza y el sueño.

(*Bhagavad-gītā*, 14.8)

Rajas es la modalidad de la pasión que crea conflictos y turbulencia. Las acciones rajásicas tienden a perturbar el equilibrio y la armonía, conduciendo finalmente a la desintegración. Las acciones rajásicas se exteriorizan, persiguen siempre un resultado y tratan de demostrar, promover o aparentar. *Rajas* nos induce a apegarnos al resultado de nuestras acciones. Por lo general, las motivaciones de las actividades rajásicas son el apego, el poder, la fama y la riqueza. El *Bhagavad-gītā* se refiere a la modalidad de la pasión de la siguiente manera:

रजो रागात्मकं विद्धि तृष्णासङ्गसमुद्भवम् ।
तन्निबध्नाति कौन्तेय कर्मसङ्गेन देहिनम् ॥

rajo rāgātmakaṁ viddhi
tṛṣṇā-saṅga-samudbhavam
tan nibadhnāti kaunteya
karma-saṅgena dehinam

Sabe, ¡oh, hijo de Kuntī!, que *rajas*, la modalidad de la pasión, nace del deseo y el apego. Y ata el ser encarnado mediante el apego a la acción.
(*Bhagavad-gītā,* 14.7)

Por último, *sattva* es el modo de la bondad, la virtud, la claridad y la inteligencia. Las acciones sátvicas nos armonizan, equilibran e interiorizan. Aunque todas las modalidades de la naturaleza mantienen al alma esclavizada, *sattva* es la que brinda la mejor oportunidad de trascender. Cuando esta modalidad prevalece en nuestras vidas, las posibilidades de realizar la consciencia trascendental se incrementan. El *Bhagavad-gītā* se refiere a la modalidad de la bondad de la siguiente manera:

तत्र सत्त्वं निर्मलत्वात्प्रकाशकमनामयम् ।
सुखसङ्गेन बध्नाति ज्ञानसङ्गेन चानघ ॥

tatra sattvaṁ nirmalatvāt
prakāśakam anāmayam
sukha-saṅgena badhnāti
jñāna-saṅgena cānagha

¡Oh, tú, el inmaculado!, la modalidad de la bondad, siendo de mayor pureza que el resto, ilumina y sana. Ata a través del apego a la felicidad y al conocimiento.

(*Bhagavad-gītā,* 14.6)

Las *guṇas* se experimentan por medio de nuestro movimiento emocional y sentimental, es decir, a través de nuestra actividad psicológica. Tendemos a creer que somos los hacedores que deciden libremente qué hacer o qué no hacer en nuestras vidas. Sin embargo, en realidad, no actuamos de acuerdo con nuestra libre elección, sino según la modalidad de la naturaleza que se impone en un momento o situación determinada. Estas tres modalidades se encuentran siempre presentes en todo ser humano: siempre hay una que predomina sobre las otras. Tal como prosigue señalando el *Bhagavad-gītā*:

रजस्तमश्चाभिभूय सत्त्वं भवति भारत ।
रजः सत्त्वं तमश्चैव तमः सत्त्वं रजस्तथा ॥

rajas tamaś cābhibhūya
sattvaṁ bhavati bhārata
rajaḥ sattvaṁ tamaś caiva
tamaḥ sattvam rajas tathā

En ocasiones, la armonía (*sattva*) predomina sobre la pasión (*rajas*). En otras, es la pasión (*rajas*) la que predomina sobre la inercia (*tamas*) y la armonía, y a veces es la inercia la que predomina sobre la armonía y la pasión.

(*Bhagavad-gītā*, 14.10)

Cuando *tamas* es la *guṇa* predominante, las personas se caracterizan por el letargo y la indolencia. No actúan con lógica ni se guían por la razón. Sus acciones son instintivas; hacen lo que les gusta y posponen lo que no.

Cuando *rajas* es la *guṇa* predominante, la persona planifica, programa y evalúa. Se siente impulsada a actuar. En cambio, cuando predomina *sattva*, está tranquila y serena. No es posible que una persona tamásica alcance repentinamente el nivel sáttvico. Los cambios son graduales y orgánicos. *Tamas* puede convertirse en *rajas* y *rajas* en *sattva*. Esto se describe en el *Bhagavad-gītā*:

सर्वद्वारेषु देहेऽस्मिन्प्रकाश उपजायते ।
ज्ञानं यदा तदा विद्याद्विवृद्धं सत्त्वमित्युत ॥
लोभः प्रवृत्तिरारम्भः कर्मणामशमः स्पृहा ।
रजस्येतानि जायन्ते विवृद्धे भरतर्षभ ॥
अप्रकाशोऽप्रवृत्तिश्च प्रमादो मोह एव च ।
तमस्येतानि जायन्ते विवृद्धे कुरुनन्दन ॥

sarva-dvāreṣu dehe 'smin
prakāśa upajāyate
jñānaṁ yadā tadā vidyād
vivṛddhaṁ sattvam ity uta

lobhaḥ pravṛttir ārambhaḥ
karmaṇām aśamaḥ spṛhā
rajasy etāni jāyante
vivṛddhe bharata-ṛṣabha

aprakāśo 'pravṛttiś ca
pramādo moha eva ca
tamasy etāni jāyante
vivṛddhe kuru-nandana

¡Oh, Arjuna!, cuando a través de cada puerta (cada sentido) de este cuerpo brilla la luz de la sabiduría, entonces es posible saber que predomina *sattva*. Cuando *rajas* predomina, emerge la codicia, la actividad, la ejecución de acciones, la agitación y el deseo. Cuando predomina *tamas*, emergen la oscuridad, la inercia, la negligencia y la confusión.

(*Bhagavad-gītā*, 14.11-13)

El proceso de la acción

Siempre que intentamos alcanzar un propósito, tiene lugar el proceso de conocimiento (*jñāna*), que conduce al deseo o sentimiento (*cikīrṣā* o *icchā*), luego a una voluntad de actuar (*pravṛtti*), que provoca un efecto motor (*ceṣṭā*) y finalmente se produce la acción (*kārya*).

Udayanācārya señala en su *Nyāya-kusumāñjalī*:

प्रवृत्तिः कृतिरेवात्र सा चेच्छातो यतश्च स ।
तज्ज्ञानं विषयस्तस्य विधिस्तज्ज्ञापकोऽथ वा ॥

pravṛttiḥ kṛtir evātra
sā cecchāto yataś ca sā
taj jñānaṁ viṣayas tasya
vidhis taj jñāpako 'thavā

La acción (*pravṛtti*) es el esfuerzo mismo (*kṛti* o *kriyā*) y emana debido a un sentimiento o deseo (*icchā*). El sentimiento surge del conocimiento (*jñāna*) y, por lo tanto, el objeto de este conocimiento se dice que es exhortación (*vidhi*) o más bien lo que provoca que la exhortación sea inferida.

(*Nyāya-kusumāñjalī*, 5.7)

Este proceso es también mencionado en el *Śrī-caitanya-caritāmṛta* respecto a la creación cósmica:

ইচ্ছাজ্ঞানক্রিয়া বিনা না হয় সৃজন ।
তিনের তিনশক্তি মেলি' প্রপঞ্চরচন ॥

icchā-jñāna-kriyā vinā nā haya sṛjana
tinera tina-śakti meli' prapañca-racana

No hay posibilidad alguna de creación en ausencia de sentimiento, conocimiento y actividad. La combinación de estos tres poderes origina la manifestación cósmica.

(*Śrī-caitanya-caritāmṛta,* «*Mādhya-līlā*», 20.254)

- *Jñāna* o 'conocimiento': Toda actividad es una expresión del pensamiento y proviene de una idea. El conocimiento es pensamiento, memoria y pasado.
- *Cikīrṣā* o 'deseo': El conocimiento (*jñāna*) de un objeto conduce a un sentimiento de atracción o rechazo hacia él. Si nos ha causado experiencias agradables, querremos repetirlas y nacerá el deseo (*icchā*). Si nos causa experiencias dolorosas, surgirá el miedo.
- *Pravṛtti* o 'voluntad de actuar': De la atracción o el rechazo, nace la voluntad de realizar una determinada acción. *Pravṛtti* es un término sánscrito que significa 'ir hacia' o 'girar en torno a elementos externos'.
- *Ceṣṭā* o 'efecto motor': La voluntad de actuar dará nacimiento al esfuerzo por obtener o deshacerse de ese objeto.
- *Kārya* o 'acción': Por último, seguirá la acción. Sumidos en este proceso, nuestras acciones no son libres: están condicionadas por el deseo y el miedo. El karma es el resultado del proceso compuesto de los factores mencionados. Una vida encadenada por la acción será siempre lineal porque nos vemos arrastrados en una única dirección. Creemos que somos libres y perseguimos la felicidad o escapamos del sufrimiento. La única elección posible es hacerlo a pie, en bicicleta o en automóvil. Además, alguien considerado exitoso en nuestra sociedad

> no es más libre, sino que solo tiene los medios económicos para permitirse un avión privado. En consecuencia, nuestras acciones pueden volverse más sofisticadas, pero nuestra esclavitud nos mantiene internamente estancados.

El conocimiento puede ser comparado con la semilla, el deseo con el árbol y la acción con el fruto. Por consiguiente, cada acción es una proyección del deseo que la originó y la manifestación en el nivel burdo de movimientos producidos en niveles mucho más sutiles. Incluso el sistema jurídico no solo juzga acciones sino también la intención y actitud del acusado, es decir, los pensamientos que precedieron a la acción. Por ejemplo, el castigo por el asesinato premeditado es mucho más severo que el homicidio involuntario. Las acciones positivas e inspiradoras son la expresión de motivaciones bondadosas y elevadas, mientras que ambiciones perversas y las intenciones destructivas constituyen el origen de las acciones negativas.

Encontramos una expresión de estas ideas en las cuatro castas de la sociedad védica, que se distinguen según su motivación. La motivación el *śūdra* es el placer sensual; el *vaiśya*, las riquezas; el *kṣatriya*, el poder; y el *brāhmaṇa*, Dios. Los *śūdras* actúan por temor, los *vaiśyas* y *kṣatriyas* por deseo de ganancia, mientras que los *brāhmaṇas* por inspiración.

Al igual que la actitud influye en la actividad, nuestras motivaciones influyen en nosotros. Por eso, es esencial alimentar nuestra mente con pensamientos elevados para purificar los deseos que nos esclavizan y convertirlos en aspiraciones liberadoras.

Tipos de karma

1. Karma negativo, positivo y combinado

El sabio Patañjali Maharṣi escribe en su *Yoga Sūtra* que el karma puede ser negativo, positivo o combinado:

> कर्माशुक्लाकृष्णं योगिनस्त्रिविधमितरेषाम् ॥
>
> *karmāśuklākṛṣṇaṁ yoginas tri-vidham itareṣām*
>
> Para el yogui, el karma no es blanco ni negro; para los demás puede ser de tres tipos: blanco, negro o mixto.
>
> (*Yoga Sūtra*, 4.7)

1.1 Karma negativo

> तत्र कृष्णा दुरात्मनाम् ।
>
> *tatra kṛṣṇā durātmanām.*
>
> Allí, (karma) negro es de los pecadores.
> (*Yoga-sūtra-bhāṣya* de Vyāsa sobre el *Yoga Sūtra* 4.7)

Las reacciones negativas son generadas por actividades que dañan, hieren y crean separación. Quien actúa de forma violenta y agresiva, humillando y ofendiendo a otros y causando dolor, no debe sorprenderse si la respuesta es igualmente hostil. El Señor Ṛṣabha explica a sus hijos:

नूनं प्रमत्तः कुरुते विकर्म यदिन्द्रियप्रीतय आपृणोति ।
न साधु मन्ये यत आत्मनोऽयमसन्नपि क्लेशद आस देहः ॥

nūnaṁ pramattaḥ kurute vikarma
yad indriya-prītaya āpṛṇoti
na sādhu manye yata ātmano 'yam
asann api kleśa-da āsa dehaḥ

En efecto, creo que no es propio del alma el loco que realiza actos indeseados para la satisfacción de sus sentidos. Estos actos causaron la existencia temporal del cuerpo, el cual es motivo de sufrimiento.

(*Śrīmad-bhāgavatam*, 5.5.4)

En niveles más sutiles de pensamiento y sentimiento, una actitud depresiva hacia la vida produce un karma negativo. Buscar las debilidades y defectos de los demás, juzgarlos y condenarlos puede conducir a la depresión, los trastornos psicológicos y las enfermedades mentales. El resultado del karma negativo será nacer en una forma de vida inferior. Las acciones malignas conducen a la degradación en la evolución espiritual.

1.2. Karma positivo:

वेदप्रणिहितो धर्मः कर्म यन्मङ्गलं परम् ।
अवैदिकं तु यत्कर्म तदेवाशुभमेव च ॥

veda-praṇihito dharmaḥ
karma yan maṅgalaṁ param
avaidikaṁ tu yat karma
tad evāśubham eva ca

El karma que según los Vedas conduce al *dharma* es bueno; todas las demás acciones son malas. (*Devī-bhāgavatam*, 9.28.5)

El karma positivo consiste en acciones buenas. Sin embargo, no debemos confundir las acciones buenas o caritativas con el karma yoga. Aunque la bondad nos eleva y nos transforma en seres celestiales, solo puede conducirnos a la felicidad, no a la dicha trascendental. Las buenas acciones nos aportan karma positivo, pero en el karma yoga, trascendemos todos los resultados. Los *karma-yogīs* no son 'buenos' sino trascendentales, porque no crean buen karma, sino que renuncian a este por completo.

Filantropía y trabajo voluntario en entidades de beneficencia no son necesariamente karma yoga. No toda actividad que nos parece buena puede ser catalogada como karma yoga. En la historia, han existido tiranos y dictadores que han creído que asesinando a millones de seres humanos prestaban un servicio a la humanidad. Las potencias mundiales creen que desarrollando armas atómicas están sirviendo a sus países. Desde nuestra ignorancia, es posible que lo que a nosotros nos parezca beneficioso no sea, en realidad, más que un capricho y que solo cause perjuicio y daño.

Esto es tan cierto que el sabio Vyāsa, en su comentario al *Yoga Sūtra*, afirma que todas las acciones externas producen un karma mixto; solo las actividades internas son puramente positivas.

> शुक्ला तपःस्वाध्यायध्यानवताम् । सा हि केवले मनस्यायत्तत्वाद् बहिःसाधनाधिना न परांपीडयित्वा भवति ।
>
> *śuklā tapaḥ-svādhyāya-dhyānavatām. sā hi kevale manasyāyat tatvāda-bahiḥ sādhanādhinā na parān pīḍayitvā bhavati.*
>
> El karma blanco pertenece a aquellos que se entregan a la penitencia, el estudio y la contemplación; estas actividades, al estar confinadas únicamente a la mente, no pueden realizarse externamente y, como tales, no pueden infligir dolor a los demás.
> (*Yoga-sūtra-bhāṣya* de Vyāsa sobre el *Yoga Sūtra* 4.7)

Además, cualquier actividad o esfuerzo proyectado por una idea mental no puede ser karma yoga. Solo el servicio aprobado por las escrituras védicas y en cumplimiento de la orden específica de nuestro maestro espiritual es verdaderamente karma yoga.

1.3. Karma combinado

> शुक्लकृष्णा बहिः साधनसाध्या । तत्र परपीडानुग्रहद्वारेणैव कर्माशयप्रचयः ॥
>
> *śukla-kṛṣṇā bahiḥ sādhana-sādhyā. tatra parapīḍānugraha-dvāreṇaiva karmāśaya-pracayaḥ.*
>
> El blanco-negro se alcanza mediante medios externos. En consecuencia, la acumulación del depósito latente de este karma se produce a través del agravio o la bondad hacia los demás.
> (*Yoga-sūtra-bhāṣya* de Vyāsa sobre el *Yoga Sūtra* 4.7)

El karma combinado o mixto son acciones que contienen una mezcla de karma positivo y negativo. El karma mixto puede ser tanto beneficioso como perjudicial, como, por ejemplo, robar para comprar medicinas o alimentos para los pobres, o construir un hospital con fondos obtenidos ilegalmente.

Solemos encontrarnos con el karma mixto en la vida cotidiana, porque en realidad, las acciones nunca son completamente buenas o completamente malas. En muchas acciones negativa se esconde algo de bondad, al igual que en muchas acciones positivas hay algo negativo. Entrar en el campo de la acción es hablar acerca del mundo relativo y pisar el terreno dual de la mente.

El karma positivo es como un metal precioso, como el oro o el platino; el karma combinado, un metal menos caro, como la plata; y el karma negativo, un metal barato. Sin embargo, poco importa el metal que se haya utilizado para fabricar los barrotes de la celda que coarta nuestra libertad. No es la calidad de las cadenas la responsable de nuestro sufrimiento, sino las mismas cadenas. Mientras sigamos creando karma —ya sea positivo, negativo o combinado— seguiremos encadenados a este mundo de nacimiento, enfermedad, vejez y muerte. En tanto que nuestras acciones sean solo una evasión de lo desagradable y una persecución de lo agradable, nuestra esclavitud al karma continuará.

2. Karma pasado, presente y futuro

De acuerdo con las sagradas escrituras, existen tres clases de karma:

कर्मणस्तु त्रिधा प्रोक्ता गतिस्तत्त्वविदां वरैः ।
सञ्चितं वर्तमानं च प्रारब्धमिति भेदतः ॥

karmaṇas tu tridhā proktā
gatis tattva-vidāṁ varaiḥ
sañcitaṁ vartamānaṁ ca
prārabdham iti bhedataḥ

Los mejores conocedores de la Verdad dicen que el karma se divide en tres tipos: acumulado (*sañcita*), presente (*vartamāna*) e iniciado (*prārabdha*).
(*Devī-bhāgavatam*, 6.10.8)

El sabio Sūta explica a Śaunaka en el *Garuḍa Purāṇa*:

आचोद्यमानानि यथा पुष्पाणि च फलानि च ।
स्वकालं नातिवर्तन्ते तथा कर्म पुराकृतम् ॥

ācodyamānāni yathā
puṣpāṇi ca phalāni ca
svakālaṁ nātivartante
tathā karma purā-kṛtam

Las flores florecen y los frutos maduran a su debido tiempo por sí mismos, sin atender a la orden de nadie; y los efectos del propio karma, aguardan su momento y se manifiestan solo en la ocasión adecuada.
(*Garuḍa Purāṇa*, 1.113.51)

शीलं कुलं नैव न चैव विद्या ज्ञानं गुणा नैव न बीजशुद्धिः ।
भाग्यानि पूर्वं तपसार्जितानि काले फलन्त्यस्य यथैव वृक्षाः ॥

śīlaṁ kulaṁ naiva na caiva vidyā
jñānaṁ guṇā naiva na bīja-śuddhiḥ
bhāgyāni pūrvaṁ tapasārjitāni
kāle phalanty asya yathaiva vṛkṣāḥ

El carácter, el nacimiento, la educación, el conocimiento, la conducta, la virtud y las conexiones no le sirven a una persona en esta vida. Los efectos del karma y las austeridades, efectuados en una existencia anterior, fructifican, como un árbol en el momento indicado, en la siguiente existencia.

(*Garuḍa Purāṇa*, 1.113.52)

तत्र मृत्युर्यत्र हन्ता तत्र श्रीर्यत्र सम्पदः ।
तत्र तत्र स्वयं याति प्रेर्यमाणः स्वकर्मभिः ॥

tatra mṛtyur yatra hantā
tatra śrīr yatra sampadaḥ
tatra tatra svayaṁ yāti
preryamāṇaḥ sva-karmabhiḥ

Donde hay muerte, hay mortalidad, donde hay fortuna, hay prosperidad. El karma de una persona la atrae forzosamente al lugar donde le espera la muerte o la fortuna.

(*Garuḍa Purāṇa*, 1.113.53)

भूतपूर्वं कृतं कर्म कर्तारमनुतिष्ठति ।
यथा धेनुसहस्रेषु वत्सो विन्दन्ति मातरम् ॥

bhūta-pūrvaṁ kṛtaṁ karma
kartāram anutiṣṭhati
yathā dhenu-sahasreṣu
vatso vindanti mātaram

Los efectos de los actos (karma) realizados por la persona en una existencia anterior la alcanzan y la eligen en la siguiente, como un ternero busca a su propia madre entre miles de vacas.

(*Garuḍa Purāṇa*, 1.113.54)

एवं पूर्वकृतं कर्म कर्तारमनुतिष्ठाति ।
सुकृतं भुङ्क्ष्व चात्मीयं मूढ किं परितप्यसे ॥
यथा पूर्वकृतं कर्म शुभं वा यदि वाशुभम् ।
तथा जन्मान्तरे तद्वै कर्ता रमनुगच्छति ॥

evaṁ pūrva-kṛtaṁ karma
kartāram anutiṣṭhāti
sukṛtaṁ bhuṅkṣva cātmīyaṁ
mūḍha kiṁ paritapyase

yathā pūrva-kṛtaṁ karma
śubhaṁ vā yadi vāśubham
tathā janmāntare tad vai
kartāram anugacchati

Por consiguiente, el karma de uno lo ata para bien o para mal. El placer o el dolor, la felicidad o el sufrimiento son el resultado directo de las buenas o las malas acciones de uno en un nacimiento anterior. ¿Por qué haces de ello una pesada carga de sufrimiento, oh insensato?

(*Garuḍa Purāṇa*, 1.113.55-56)

2.1. *Sañcita-karma* o 'karma acumulado del pasado'

Es la suma total de nuestro karma pasado, las actividades y los resultados de todas nuestras vidas pasadas: lo que ha sido y lo que permanece sin manifestar. Es nuestra deuda total acumulada en el banco cósmico. La mayoría de nosotros aumentamos de continuo nuestro *sañcita-karma* a través de las actividades presentes. Nuestra personalidad, tendencias, inclinaciones y talentos están determinadas por una parte de nuestro *sañcita-karma*.

Para la mayoría de nosotros, probablemente no es la primera vez que ocupamos un cuerpo humano. Quizás muchos de nosotros hemos tenido cientos, miles o millones de nacimientos humanos en este planeta. Sañcita-karma es la acumulación de todo lo que hemos pensado, sentido, dicho o hecho, a lo largo de todas esas encarnaciones.

El sexto libro del *Devī-bhāgavatam* (10.9-11) describe esta clase de karma:

अनेक-जन्म-सञ्जातं प्राक्तनं सञ्चितं स्मृतं ।
सात्त्विकं राजसं कर्म तामसं त्रिविधं पुनः॥

aneka-janma-sañjātaṁ
prāktanaṁ sañcitaṁ smṛtam
sāttvikaṁ rājasaṁ karma
tāmasaṁ tri-vidhaṁ punaḥ

La acumulación de efectos de karmas ejecutados en numerosas vidas pasadas se denomina *sañcita* y es de nuevo subdividida en tres tipos: sátvico, rajásico y tamásico.

(*Devī-bhāgavatam*, 6.10.9)

शुभं वाऽप्यशुभं भूप सञ्चितं बहुकालिकम् ।
अवश्यमेव भोक्तव्यं सुकृतं दुष्कृतं तथा ॥

śubhaṁ vā 'py aśubhaṁ bhūpa
sañcitaṁ bahu-kālikam
avaśyam eva bhoktavyaṁ
sukṛtaṁ duṣkṛtaṁ tathā

Ya sea favorable o desfavorable, ¡oh, rey!, [este *sañcita-karma*] acumulado durante un largo periodo, debe ser disfrutado por los seres, ya sea debido a buenas o malas acciones.

(*Devī-bhāgavatam*, 6.10.10)

जन्मजन्मनि जीवानां सञ्चितानां च कर्मणाम् ।
निःशेषस्तु क्षयो नाभूत्कल्पकोटिशतैरपि ॥

janma-janmani jīvānāṁ
sañcitānāṁ ca karmaṇām
niḥśeṣas tu kṣayo nābhūt
kalpa-koṭi-śatair api

> El *sañcita-karma*, creado por seres encarnados en varios nacimientos previos, nunca puede ser totalmente agotado [sin ser disfrutado], ni siquiera en cien *koṭi-kalpas* (cien millones de *yugas*).
>
> (*Devī-bhāgavatam*, 6.10.11)

2.2. *Prārabdha-karma* o 'acciones que han fructificado'

Prārabdha-karma es la parte del *sañcita-karma* destinada a influir directamente en nuestra vida actual. Es una porción específica de karma extraída del banco cósmico con la que creamos nuestra vida presente. Esta clase de karma es responsable de nuestro cuerpo y de nuestras condiciones actuales. Es un karma maduro, listo para ser cosechado, y, por lo tanto, inevitable.

El mismo *Devī-bhāgavatam* afirma:

सञ्चितानां पुनर्मध्यात्समाहृत्य कियान्किल ।
देहारंभे च समये कालः प्रेरयतीव तत् ॥

sañcitānāṁ punar madhyāt
samāhṛtya kiyān kila
dehāraṁbhe ca samaye
kālaḥ prerayatīva tat

> En el momento del nacimiento, el alma toma una diminuta porción del *sañcita-karma* para su

fructificación. Es como si el factor del tiempo indujera este proceso.

(*Devī-bhāgavatam*, 6.10.13)

प्रारब्धंकर्म विज्ञेयं भोगात्तस्य क्षयः स्मृतः ।
प्राणिभिः खलु भोक्तव्यं प्रारब्धं नात्र संशयः ॥

prārabdhaṁ karma vijñeyaṁ
bhogāt tasya kṣayaḥ smṛtaḥ
prāṇibhiḥ khalu bhoktavyaṁ
prārabdhaṁ nātra saṁśayaḥ

Esta [parte del *sañcita-karma*] se conoce como *prārabdha-karma* y se agota solo cuando los seres vivos consumen karma. No hay duda de que el *prārabdha-karma* debe ser experimentado por los seres vivientes.

(*Devī-bhāgavatam*, 6.10.14)

2.3. *Āgāmi-karma* o 'acciones presentes'

El *āgāmi-karma*, también denominado *kriyamāṇa-karma* o *vartamāna-karma*, consiste en las actividades que llevamos a cabo en el momento presente. Parte de este karma se transforma en nuevas impresiones mentales —denominadas *saṁskāras*— que pasan a formar parte integral de nuestro cuerpo sutil. De ese modo, el karma se origina en el pensamiento y, a través de la acción, se convierte nuevamente en pensamiento, debido a que nuestras reacciones crean nuevos *saṁskāras* en un movimiento cíclico.

En la misma obra se explica ese tipo de karma de la siguiente manera:

क्रियमाणं च यत्कर्म वर्तमानं तदुच्यते ।
देहं प्राप्य शुभं वाऽपि ह्यशुभं वा समाचरेत् ॥

kriyamāṇaṁ ca yat karma
vartamānaṁ tad ucyate
dehaṁ prāpya śubhaṁ vā 'pi
hy aśubhaṁ vā samācaret

Se dice que el karma que creado [por la *jīva*, y que no ha sido completado aún] es *vartamāna-karma* (karma de la vida presente). Después de obtener un cuerpo, ellos [los *jīvas*] ejecutan este karma favorable o desfavorable.

(*Devī-bhāgavatam*, 6.10.12)

Nuestra vida actual nos brinda la maravillosa oportunidad de saldar nuestra deuda cósmica. En esta vida, podemos quemar la porción de reacciones, o *āgāmi-karma*, con la cual hemos construido este cuerpo y este carácter y reducir nuestro *sañcita-karma*. Muchos, por ignorancia, desperdician esta preciosa oportunidad de la vida humana y, en lugar de aminorar su deuda, la aumentan. En vez de disminuir su depósito kármico, lo agrandan acumulando nuevas reacciones.

Si en lugar de dedicarnos a una vida de servicio y religión, desarrollamos nuevos vicios, apegos y adicciones, surgirán nuevos pensamientos, seguidos por deseos, que llevarán a acciones y, finalmente, a la creación de más karma negativo. Así, podemos morir con una deuda kármica mayor que con la que nacimos.

En realidad, los tres tipos de karma conforman lo que ocurrirá (*sañcita-karma*), lo que está ocurriendo (*prārabdha-karma*) y nuestra reacción a lo que está ocurriendo (*āgāmi-karma*). Es aquí donde encontramos las respuestas a interrogantes como el libre albedrío del ser humano. Aunque lo que sucederá es inevitable y no podemos hacer nada para cambiar lo que está sucediendo ahora, sí tenemos la opción de elegir libremente la forma en que actuamos y respondemos ante lo que acontece.

En el *Mahābhārata* se afirma:

यत्करोषि यदश्नासि यज्जुहोषि ददासि यत् ।
यत्तपस्यसि कौन्तेय तत्कुरुष्व मदर्पणम् ॥

hitvā guṇa-mayaṁ sarvaṁ
karma jantuḥ śubhāśubham
ubhe satyānṛte hitvā
mucyate nātra saṁśayaḥ

Abandonando toda acción, buena o mala, desarrollada a partir de cualidades, y desechando tanto la verdad como la falsedad, uno se libera. De esto no hay duda.

(*Mahābhārata*, «*Aśva-medha*», 47.11)

La liberación del karma

Las condiciones mentales, emocionales y físicas que experimentamos en el presente son el resultado de nuestras acciones anteriores. Esta cadena de causa y efecto, de acciones y reacciones, que nos mantiene esclavizados al proceso de repetidos nacimientos y muertes, puede cortarse fácilmente con la sabiduría del karma yoga. Puede detenerse mediante la desidentificación del proceso de la acción y el ofrecimiento del fruto de las obras a lo trascendental, a Dios o a la existencia.

El *Bhagavad-gītā* lo explica de forma magistral:

यत्करोषि यदश्नासि यज्जुहोषि ददासि यत् ।
यत्तपस्यसि कौन्तेय तत्कुरुष्व मदर्पणम् ॥

yat karoṣi yad aśnāsi
yaj juhoṣi dadāsi yat
yat tapasyasi kaunteya
tat kuruṣva mad-arpaṇam

Todo lo que hagas, todo lo que comas, todo lo que ofrezcas o regales y toda la austeridad que realices, hazlo, ¡oh, hijo de Kuntī!, como una ofrenda para mí.
(*Bhagavad-gītā*, 9.27)

Arjuna pensaba que, si actuando creamos el karma que nos mantiene esclavizados al *saṁsāra*, entonces, simplemente debemos dejar de actuar para solucionar el problema, y así le preguntó a Kṛṣṇa:

> अर्जुन उवाच -
> ज्यायसी चेत्कर्मणस्ते मता बुद्धिर्जनार्दन ।
> तत्किं कर्मणि घोरे मां नियोजयसि केशव ॥

arjuna uvāca
jyāyasī cet karmaṇas te
matā buddhir janārdana
tat kiṁ karmaṇi ghore māṁ
niyojayasi keśava

> Arjuna dijo: «¡oh, Janārdana! ¡oh, Keśava!, ¿por qué me empujas a ejecutar esta terrible acción si consideras que el discernimiento es superior a la acción?».
>
> (*Bhagavad-gītā*, 3.1)

Lo que aquí declara Arjuna en su convincente pregunta a Kṛṣṇa es muy significativo: si tú dices que el discernimiento es mucho más elevado que la acción, entonces sería más apropiado que yo abandonara toda lucha y me sentara a un lado del camino, o que aceptase el tipo de vida del renunciante y marchase al bosque o una cueva para no hacer nada.

Sin embargo, es entonces cuando Kṛṣṇa explica que la acción no puede ser detenida ni siquiera por un instante; no es posible escapar de la actividad:

न हि कश्चित्क्षणमपि जातु तिष्ठत्यकर्मकृत् ।
कार्यते ह्यवशः कर्म सर्वः प्रकृतिजैर्गुणैः ॥

na hi kaścit kṣaṇam api
jātu tiṣṭhaty akarma-kṛt
kāryate hy avaśaḥ karma
sarvaḥ prakṛti-jair guṇaiḥ

Todo el mundo está obligado a actuar irremediablemente conforme a las modalidades (*guṇas*) originadas en la naturaleza (*prakṛti*). Por tanto, nadie puede dejar de actuar, ni siquiera por un instante.

(*Bhagavad-gītā*, 3.5)

Aunque detengamos el movimiento físico, es absolutamente imposible detener la acción por completo, puesto que no solo actuamos en el nivel físico, sino también en planos mucho más sutiles como el mental y el emocional. Aunque dejemos de mover el cuerpo, los sueños, las fantasías, las expectativas y las imaginaciones continuarán creando más y más karma.

Kṛṣṇa explica que hay una manera de actuar sin crear karma: no se trata de renunciar a la acción, sino de renunciar a las intenciones egoístas de obtener resultados.

त्यक्त्वा कर्मफलासङ्गं नित्यतृप्तो निराश्रयः ।
कर्मण्यभिप्रवृत्तोऽपि नैव किञ्चित्करोति सः ॥

tyaktvā karma-phalāsaṅgaṁ
nitya-tṛpto nirāśrayaḥ
karmaṇy abhipravṛtto 'pi
naiva kiñcit karoti saḥ

Esas personas, habiendo renunciado al apego a los frutos de sus acciones, están siempre satisfechas y no dependen de las cosas externas. A pesar de dedicarse a actividades, no hacen nada en absoluto.

(*Bhagavad-gītā*, 4.20)

Liberarnos de las reacciones es ejecutar acciones sin adjudicárnoslas a nosotros mismos; es decir, actuar sin creernos agentes o autores de nuestras obras. Los *karma-yogīs* experimentan directamente a Dios como el auténtico actor, a través de las tres modalidades de la naturaleza o *guṇas*.

Un soldado no es responsable por sus acciones durante una guerra, ya que solo cumple sus obligaciones y ejecuta órdenes. Durante su servicio, hace lo que sus superiores le ordenan. Si un soldado mata a su enemigo en el combate, se le condecora con medallas. Sin embargo, si el mismo soldado asesina a su vecino fuera de servicio, es procesado por asesinato y castigado por la ley. Del mismo modo, los *karma-yogīs* que actúan al servicio de Dios y de la humanidad, bajo la guía experta de un maestro espiritual de buena fe, ya no son responsables de lo que hacen ni de las consecuencias. De este modo, se liberan de los resultados de sus acciones para convertirse en un canal a través del cual fluye la corriente de la vida y la existencia.

El karma yoga nos permite comprender que en realidad somos nosotros los que adoptamos el papel de hacedores en lugar de observadores. Nuestro error es pensar que actuamos, cuando en realidad, nuestras acciones nos suceden. El karma se crea debido a nuestra actitud ante lo que sucede. Por ese motivo, si nos limitamos a observar y no reaccionamos, la acumulación de karma se detiene. Los *karma-yogīs* renuncian al papel de actores para convertirse en testigos, dejando así de atribuirse el mérito de sus acciones o de los resultados de las mismas.

Podemos experimentar diferentes actitudes cuando respiramos. Si respiramos de forma inconsciente e involuntaria, las exhalaciones serán cortas y aceleradas, reflejando nuestra tensión mental. Pero si prestamos atención al proceso respiratorio y aceptamos el papel de «actor» o de «aquel que respira», podemos inhalar profundamente y exhalar vaciando por completo los pulmones e incluso sostener la respiración durante un cierto tiempo. Si aceptamos la posición del testigo, que consiste en limitarse a observar sin interferir, podemos transformar este mismo proceso de respiración desde una acción que realizamos a un acontecimiento que nos sucede. El proceso de inhalación y exhalación nos invitará a disolvernos, ya que, sin interferir, no hay necesidad de que «alguien» respire.

नैव किञ्चित्करोमीति युक्तो मन्येत तत्त्ववित् ।
पश्यञ्शृण्वन्स्पृशञ्जिघ्रन्नश्नन्गच्छन्स्वपञ्श्वसन्॥
प्रलपन्विसृजन्गृह्णन्नुन्मिषन्निमिषन्नपि ।
इन्द्रियाणीन्द्रियार्थेषु वर्तन्त इति धारयन्॥

naiva kiñcit karomīti
yukto manyeta tattva-vit
paśyañ śṛṇvan spṛśañ jighrann
aśnan gacchan svapañ śvasan

pralapan visṛjsn gṛhṇann
unmiṣan nimiṣann api
indriyāṇīndriyārtheṣu
vartanta iti dhārayan

Permite que el yogui, el conocedor de la verdad, piense: «yo no hago nada en absoluto». Incluso al ocuparse de ver, oír, tocar, oler, comer, caminar, dormir, respirar, hablar, evacuar, asir y abrir y cerrar los ojos, sabe que [son solo] los sentidos [que] operan en relación con sus objetos.

(*Bhagavad-gītā*, 5.8-9)

Al leer esto, algunas personas piensan que el karma yoga puede conducir a una falta de entusiasmo, incluso a una indiferencia respecto a nuestras obligaciones cotidianas. Sin embargo, observar no significa adoptar una actitud tamásica ante la vida. Lo que en realidad ocurre es exactamente lo contrario: al liberarnos de los sentimientos de obligación, que siempre están relacionados con los demás, nacerá en nosotros un profundo sentido de responsabilidad, que se dirigirá hacia nosotros mismos. Trabajar sintiendo que Dios es la auténtica autoridad nos permite cultivar una ética de trabajo interior profunda y madura. Entonces, podemos actuar desinteresadamente, sin expectativas que nos cieguen y entorpezcan o nos hagan pensar más en los beneficios e intereses personales que en el propio trabajo. Mediante el arte de la acción, trascendemos fácilmente el gran obstáculo de las atracciones y aversiones en el sendero espiritual.

No hay ninguna actividad que podamos realizar que nos libere del karma, que nos conduzca a la dicha y que nos brinde la felicidad que tanto anhelamos. Solo la sabiduría del Ser, como la luz del sol, es capaz de extinguir las tinieblas de la ignorancia revelando nuestra autenticidad, tal como explica de manera muy hermosa Śaṅkarācārya:

अविरोधितया कर्म नाविद्यां विनिवर्तयेत् ।
विद्याऽविद्यां निहन्त्येव तेजस्तिमिरसङ्घवत् ॥

avirodhitayā karma
nāvidyāṁ vinivartayet
vidyāvidyāṁ nihanty eva
tejas-timira-saṅghavat

> La actividad no posee la capacidad de aniquilar la ignorancia, debido a que no se encuentra en conflicto con esta. Solo la sabiduría es capaz de eliminar la ignorancia, de la misma manera que la luz disipa la oscuridad.
>
> (*Ātma-bodha*, 3)

La meditación en movimiento no es solo observar nuestras acciones, sino observar al propio hacedor. En lugar de adoptar la posición del «hacedor», observamos tanto la acción como al «actor». Este salto radical del hacedor al testigo es una cuestión de consciencia. El hacedor no es más que un ordenador con reacciones mecánicas. Las guías de meditación o relajación sugieren que dejemos de «hacer». Es importante entender que esto no retiene nuestras acciones, sino nuestras reacciones. La posición de testigo requiere observación y, por tanto, mayor consciencia. Karma yoga significa transformar las reacciones mecánicas en acciones conscientes, porque solo a través de esta transformación es posible detener la acumulación de karma.

La ilusión, o *māyā*, se sustenta en dos errores fundamentales: creer que somos los hacedores y desear los resultados de nuestras acciones. El fenómeno mental autodenominado «yo» se atribuye toda la actividad y se erige como el actor principal, o el centro ejecutor, que se esfuerza por experimentar placer y escapar del dolor. La ilusión es una prisión cuyos barrotes son la sensación de continuidad y la estabilidad ilusoria del «yo». Sus cadenas son la reivindicación de la autoría de sus acciones. Sus grilletes están formados por la búsqueda de resultados a través de sus actividades.

El karma yoga nos anima a ir más allá del egoísmo y a trascender las limitaciones del pequeño y estrecho «yo» que vive atribuyéndose el mérito de lo que le sucede. La consecuencia de este yoga en particular es la apertura y ampliación del corazón, que nos invita a tornarnos accesibles y a entregarnos a la consciencia trascendental. Al ser poseídos por ella, nuestras actividades dejan de ser un reflejo de la ilusión, el ego, la mente, la ignorancia y la imperfección, y se transforman en expresiones de luz y verdad.

Una persona excesivamente egoísta es incapaz de efectuar una labor sin pensar en su propio beneficio. Su mente se fija en la ganancia que le proporcionará el esfuerzo. Esta sabiduría nos enseña a actuar sin esperar ganancia personal de ningún tipo a cambio de nuestros actos, como hacemos cuando iniciamos una verdadera amistad o cuando amamos. Ya que todos los objetivos residen en el futuro, la búsqueda de resultados nos impide estar presentes. Perseguir beneficios nos convierte inevitablemente en «mañanistas», desconectándonos del presente y arrancándonos del ahora y, por tanto, de la realidad.

Este sendero nos enseña que la ambición por los logros místicos es precisamente lo que nos impide alcanzarlos, ya que nos tensa y no permite que nuestra acción sea meditativa. Superar el ego y expandir el corazón llegan a los yoguis como una consecuencia indirecta y natural, nunca como un resultado perseguido deliberadamente.

En la religión, los logros no son la consecuencia de nuestros esfuerzos. La gracia, la meditación, la devoción, el amor, la paz, la verdad, la iluminación y todo lo elevado, nunca son el producto de nuestras técnicas, métodos o prácticas, sino que solo llegan como consecuencia indirecta de nuestra manera de vivir.

El karma yoga nos ofrece una salida de la esclavitud a la rueda del *saṁsāra*, mostrándonos otra puerta que lleva más allá de la prisión de nuestra mente: una puerta que conduce a despertar a la realidad de que nadie fue nunca liberado, porque nadie estuvo nunca preso. Nadie salió nunca porque nunca nada ni nadie estuvo dentro.

Abandonando al hacedor y a los resultados de tus obras, te encontrarás a ti mismo. Renunciando a todo, te darás cuenta de que solo eres aquello a lo cual no puedes renunciar. Abandona todo lo que crees que posees, todo lo que consideras tuyo, todo lo que te es posible abandonar. Abandona incluso la renuncia y la persona que abandona. Aquello que tanto te esfuerzas en conseguir es precisamente lo único de lo que es imposible deshacerse.

मुञ्च मुञ्च हि संसारं त्यागं मुञ्च हि सर्वथा ।
त्यागात्यागविषं शुद्धममृतं सहजं ध्रुवम् ॥

muñca muñca hi saṁsāraṁ
tyāgaṁ muñca hi sarvathā
tyāgātyāga-viṣaṁ śuddham
amṛtaṁ sahajaṁ dhruvam

> Renuncia, renuncia al mundo de las apariencias; luego renuncia completamente incluso a la renuncia. Pero tanto si renuncias como si no, disfruta del néctar de tu estado natural. El Ser, por su propia naturaleza, es inmaculado, inmortal e inmutable.
>
> (*Avadhūta-gītā*, 3.46)

Solo lo que no puedes dejar es lo que realmente es tuyo, lo único que verdaderamente te pertenece, tu auténtica naturaleza divina, lo que eres. Eres lo que tanto deseas.

«Actuando en el mundo de acuerdo con esta sabiduría, uno puede aspirar a vivir cien años».

La sabiduría es necesaria para vivir en el mundo sin verse afectado por este. Si tenemos sabiduría, podemos vivir cien años, cumpliendo con nuestros deberes sin que afecten nuestra pureza y libertad original. Cuando amamos, nos sentimos unidos al ser amado. Cuando experimentamos hambre, nos sentimos identificados con el hambre. No sentimos que experimentamos hambre, sino que estamos hambrientos. Al sentir enfado, este se apodera de nosotros por completo. Si hay temor, estamos asustados. Al sentir tristeza, esta nos invade impregnando cada rincón de nuestro ser. Parece inevitable que nuestras acciones, ya sean físicas, mentales o emocionales, nos condicionen. Nuestra actividad nos tiñe con sus colores y deja su huella en nosotros. Mientras sea ejecutada desde el fenómeno egoico, toda acción nos afectará.

La única manera de actuar en la vida sin estar condicionados por la acción es saber renunciar a la posición del hacedor. Para liberarnos de la acción, necesitamos la sabiduría de ser testigos u observadores de nuestras acciones en lugar de hacedores. Es muy sencillo ser testigo porque no requiere hacer nada, ni siquiera pensar. De hecho, dejar de pensar es el primer paso para situarnos en la posición de testigos de nuestras acciones. Mientras continuemos pensando, será imposible ubicarnos como testigos. Para dejar de pensar, debemos observar los pensamientos en lugar de pensarlos.

Lo primero que es necesario descubrir es que la mente no te pertenece. La sociedad te ha instalado la mente a través del proceso de lavado de cerebro denominado *educación*. La mente no forma parte de lo que realmente eres, pero la observación sí. A medida que observas, el dominio de la mente va perdiendo su poder hasta volverse irrelevante. Dicha irrelevancia de la actividad mental será el comienzo de la libertad. Dejar de ser el hacedor implica dejar de ser el pensador de los pensamientos, el sintiente de las emociones y el ejecutor de las actividades. En su lugar, debemos situarnos en la posición del testigo y observar las emociones, los pensamientos y las actividades. Pasar del papel de hacedor al de testigo requiere un cambio radical en nuestras vidas.

En la actualidad, muchos recomiendan soluciones relacionadas con el pensamiento, pero yo te aconsejo que te atengas a observar. Analizar o reflexionar solo es darle vueltas al asunto como en un círculo vicioso. Todo análisis te llevará a un lejano pasado en tu memoria, sin otorgarte una salida real. Te concederá un cierto grado de comprensión acerca del principio de tu problemática, pero continuarás siendo el mismo. Podrás ajustarte a las demandas del entorno y los parámetros de la sociedad sin que se produzca una verdadera transformación. Por su parte, la observación implica una verdadera transformación desde las raíces mismas de lo que eres, que te purificará y eliminará todo condicionamiento. Porque, si bien este condicionamiento ha contaminado tus raíces, la consciencia ha permanecido eternamente pura, clara, cristalina y trascendental.

«...sin que la acción coarte su libertad».

Por naturaleza, la consciencia es libertad; por consiguiente, no se refiere solo a lo superficial. Puedes ser libre incluso en una celda vigilada. Tu libertad no depende de dónde estés. No está relacionada con barrotes ni cadenas, sino con la consciencia. Puedes ser prisionero en tu propio hogar. Puedes estar cautivo en tu puesto de trabajo. Puedes estar preso dentro de una relación sentimental o en tu matrimonio.

Es imposible ser libre externamente porque estás obligado a ceder para moverte en la sociedad. No te queda más alternativa que pactar para vivir con tranquilidad. Si no te contienes, tu libertad será problemática para los demás. Tienes la libertad de escuchar música a todo volumen en tu casa. Sin embargo, si es a medianoche y tus vecinos están durmiendo, tendrás que limitar tu libertad. En una sociedad interdependiente, nuestra libertad será siempre limitada. Podemos vivir libremente mientras nuestra libertad no limite la del prójimo. En un universo interdependiente no existe la libertad absoluta. Los seres humanos somos interdependientes incluso con el medio ambiente.

La libertad absoluta solo es posible en el plano de la consciencia. Esta se alcanza a través de la observación sin intervención de la mente. Observando te percatas de que no eres la avaricia, la ira, los celos, ni los complejos de inferioridad. Al observar tu actividad mental, te liberas gradualmente de etiquetas como ruso, peruano, chileno, español o coreano. Te alejas de denominaciones como sionista, capitalista o comunista. Te distancias de conceptos como exitoso, perdedor o ganador. Al revelar que no eres el pensamiento, experimentas la total libertad respecto de este. La observación propicia el logro de una absoluta libertad interior. Quien ha descubierto su libertad dentro de sí mismo, no la busca en la superficie. Quien ha descubierto la libertad en su interior no la busca en el exterior. Al hallar la libertad en lo profundo, no tendrás problemas en aceptar la interdependencia exterior e incluso en entregarte a ella. Recuerda que capitular es solo para los prisioneros derrotados que no tienen otra alternativa. Entregarse es solo para aquellos que han encontrado su libertad.

Mantra 3

असुर्या नाम ते लोका अन्धेन तमसाऽऽवृताः ।
तांस्ते प्रेत्याभिगच्छन्ति ये के चात्महनो जनाः ॥ ३॥

asuryā nāma te lokā
andhena tamasāvṛtāḥ
tāṁs te pretyābhigacchanti
ye ke cātma-hano janāḥ

Los mundos de los demonios están cubiertos por una oscuridad cegadora. Los asesinos del alma se dirigen a esos mundos después de la muerte.

Comentario:

«Los mundos de los demonios...»

Los demonios no son dignos de ira, odio o resentimiento, sino solo de compasión. Los seres malvados sufren tanto o más que sus víctimas, ya que solo exteriorizan sus miserias internas. Sus acciones y comportamientos son solo síntomas de autodestrucción.

No odies a quienes tratan de dañarte o lastimarte. Créeme cuando te digo que la destructividad de los demonios no es más que la prueba de su dolor y sufrimiento, ya que ellos arden en el mismo fuego con que desean quemar a otros.

«... están cubiertos por una oscuridad cegadora».

Andham tama significa 'oscuridad cegadora'. La Biblia indica que la oscuridad constituyó la novena de las diez plagas enviadas a Egipto.

> וַיֵּט מֹשֶׁה אֶת יָדוֹ עַל הַשָּׁמָיִם וַיְהִי חֹשֶׁךְ אֲפֵלָה בְּכָל אֶרֶץ מִצְרַיִם
> שְׁלֹשֶׁת יָמִים. לֹא רָאוּ אִישׁ אֶת אָחִיו וְלֹא קָמוּ אִישׁ מִתַּחְתָּיו
> שְׁלֹשֶׁת יָמִים וּלְכָל בְּנֵי יִשְׂרָאֵל הָיָה אוֹר בְּמוֹשְׁבֹתָם.
> (שמות י', כ"ב-כ"ג)

> Y Moisés extendió su mano hacia el cielo; y hubo una densa oscuridad en toda la tierra de Egipto durante tres días. Ninguno vio a su prójimo, ni

> nadie se levantó de su lugar en tres días; mas todos los hijos de Israel tenían luz en sus moradas.
> (Éxodo, 10:22-23)

Según el *midrash Tanjuma* (*parashat Bo*), mencionado también por el gran maestro hebreo medieval Rashi, la novena plaga de la oscuridad duró seis días, no tres. Durante los tres primeros días, los egipcios podían moverse, pero no podían verse entre sí. En los últimos tres días, las tinieblas paralizaron a la gente hasta el punto de impedirle moverse y nadie pudo moverse de su lugar. El *midrash* menciona dos clases de oscuridad, según las opiniones del Rabino Nejemía y el Rabino Iehuda. El primero se refiere a la oscuridad clásica, la cual se origina en las regiones del purgatorio (*gehinnom*), mientras que el segundo señala que proviene de las esferas celestiales. Los maestros explican la diferencia entre la oscuridad clásica y la celestial. La primera actúa como una cortina que obstruye la luz del sol y se refiere a la oscuridad de la ignorancia que oculta la presencia divina y nos impele a ansiar la luz, que es nuestra auténtica naturaleza. En la medida en que aspiramos a la Verdad, tomamos consciencia de esta oscuridad a través de la observación. Por otro lado, la oscuridad celestial antecede a la luz. En esta oscuridad experimentamos una satisfacción ilusoria. En lugar de la falta de luz, experimentamos una falsa trascendencia de la luz. Esta oscuridad es más peligrosa porque representa un serio obstáculo en nuestro desarrollo evolutivo. Permanecer en semejantes tinieblas, con la ilusión de haber trascendido la luz, nos hace olvidar nuestro anhelo por la luz.

Al describir cómo afectó la oscuridad a los egipcios, la Biblia nos ofrece detalles acerca del efecto de ambos tipos de oscuridad en el ser humano. En la oscuridad clásica, «ninguno vio a su prójimo». Durante la oscuridad celestial, «nadie se levantó de su lugar». Cada periodo corresponde a una clase de oscuridad. Durante los primeros tres días los egipcios experimentaron la oscuridad clásica. Se sentían privados de luz y ansiosos por esta. El egoísmo los cegaba hasta el punto de que les era imposible percibir a su prójimo. Deseaban la luz, pero la oscuridad les impedía acceder a esta. Durante el segundo periodo, experimentaron la oscuridad celestial. Se habituaron a la oscuridad y dejaron de experimentarla como ausencia de luz. Por eso, no sintieron motivación ni siquiera de levantarse de su lugar. Este tipo de oscuridad nos bloquea.

Además, el *midrash* destaca los dos propósitos de la novena plaga. El primer propósito era que había judíos que no querían abandonar la esclavitud en Egipto. Dios ordenó la muerte de los que se negaron a la libertad. Ellos fueron enterrados en los días de oscuridad y el pueblo egipcio no se enteró de esta bochornosa resistencia. El significado esotérico es que el pueblo de Israel abrazaba la luz, mientras que los egipcios la rechazaban. Los rebeldes fueron enterrados, eliminando así cualquier vestigio de resistencia entre ellos. En otras palabras, el sendero para trascender las tinieblas consiste en eliminar cualquier vestigio de resistencia interior y sumergirse en la luz.

El segundo propósito fue dar a los israelitas la oportunidad de recorrer las viviendas de los egipcios sin ser vistos e identificar los objetos valiosos que poseían en sus aposentos. Cuando retornó la luz, los israelitas pidieron que les ayudasen donando objetos valiosos y los egipcios no podían negar que los poseían porque los judíos ya sabían con exactitud dónde se encontraban. El significado esotérico de este propósito es que los egipcios se encontraban atrapados en su satisfacción con la oscuridad. Fue entonces cuando los judíos buscaron en los lugares más oscuros e íntimos de los egipcios y descubrieron oro y plata. Según el lenguaje de la Cábala, el oro y la plata representan el amor divino. Al observar en la intimidad de su interior, los judíos descubrieron su amor por la divinidad. Detrás de estas enseñanzas y su profundo significado esotérico, encontramos un importante mensaje universal.

«Los asesinos del alma…»

A simple vista, la expresión «asesino del alma» parece una contradicción, porque las sagradas escrituras enseñan que el alma es eterna:

> अविनाशि तु तद्विद्धि येन सर्वमिदं ततम् ।
> विनाशमव्ययस्यास्य न कश्चित्कर्तुमर्हति ॥

avināśi tu tad viddhi
yena sarvam idaṁ tatam
vināśam avyayasyāsya
na kaścit kartum arhati

Aquello que impregna todo el cuerpo, haz de saber que es indestructible. Nadie puede causar la destrucción del alma imperecedera.

(*Bhagavad-gītā*, 2.17)

En el mismo texto sagrado leemos:

न जायते म्रियते वा कदाचिन्नायं भूत्वा भविता वा न भूयः ।
अजो नित्यः शाश्वतोऽयं पुराणो न हन्यते हन्यमाने शरीरे ॥

na jāyate mriyate vā kadācin
nāyaṁ bhūtvā bhavitā vā na bhūyaḥ
ajo nityaḥ śāśvato 'yaṁ purāṇo
na hanyate hanyamāne śarīre

El alma no nace ni muere. No ha llegado a ser, no llega a ser y no llegará a ser. El alma es no-nacida, eterna, permanente y primordial. No se la mata cuando se mata el cuerpo.

(*Bhagavad-gītā*, 2.20)

Una breve explicación es imprescindible para comprender el término *ātma-hana*, o 'asesino del alma'. Sin duda, nada ni nadie puede matar o asesinar la vida misma.

No obstante, el ser humano es capaz de vivir como si su alma estuviese muerta: asfixiarla, ignorarla o, en otras palabras, asesinarla. En este caso, el *upaniṣad* se refiere a quienes viven ignorando su realidad interior. Esto se asemeja a un suicidio porque, aunque no aniquilen el alma, viven como si carecieran por completo de ella. Ignorar el alma supone pasar por alto nuestra auténtica naturaleza o lo que realmente somos. Ignoramos nuestras creencias acerca de nosotros mismos y nos enfocamos en los otros. Nuestras opiniones provienen de nuestros padres, maestros, familiares y amigos, así como de la sociedad. Es lo que el rabino Najman de Breslov menciona:

> כִּי עַכְשָׁו בַּעֲווֹנוֹתֵינוּ הָרַבִּים חֵן וַחֲשִׁיבוּת הָאֲמִיתִּי שֶׁל יִשְׂרָאֵל נָפַל, כִּי עַכְשָׁו עִקַּר הַחֲשִׁיבוּת וְהַחֵן הוּא אֶצְלָם.
>
> (ליקוטי מוהר"ן, תורה א')

> Porque en la actualidad, como resultado de nuestros numerosos pecados, ha decaído la verdadera gracia e importancia del pueblo de Israel. Ahora, casi toda la importancia y la gracia se encuentra en ello (los demás).
>
> (*Likutei Moharán*, 1)

De hecho, el ego es el producto de los demás; ha sido fabricado por la sociedad. El grave problema es que nuestras vidas no están enraizadas en la realidad, sino en una idea sobre quiénes somos que no es auténtica, por muy respetable que sea. El sagrado *Bhagavad-gītā* se refiere a los pobres seres infelices que viven en completa ignorancia de su dimensión espiritual:

तानहं द्विषतः क्रूरान्संसारेषु नराधमान् ।
क्षिपाम्यजस्रमशुभानासुरीष्वेव योनिषु ॥
आसुरीं योनिमापन्ना मूढा जन्मनि जन्मनि ।
मामप्राप्यैव कौन्तेय ततो यान्त्यधमां गतिम् ॥

tān ahaṁ dviṣataḥ krūrān
saṁsāreṣu narādhamān
kṣipāmy ajasram aśubhān
āsurīṣveva yoniṣu

āsurīṁ yonim āpannā
mūḍhā janmani janmani
mām aprāpyaiva kaunteya
tato yanty adhamāṁ gatim

A aquellos que son crueles y envidiosos, que son los seres humanos más bajos de todos, yo les lanzo perpetuamente al océano de la existencia material, en varias especies de vida demoníaca. Naciendo repetidamente entre las especies de vida demoníaca, ¡oh, hijo de Kuntī!, nunca pueden alcanzarme. Poco a poco, van sumergiéndose en los tipos de existencia más degradados y bajos que existen.

(*Bhagavad-gītā*, 16.19-20)

«...se dirigen a esos mundos después de la muerte».

Hay varias teologías que afirman que los pecadores y los demonios están condenados al fuego del infierno. Pero es muy importante comprender esta cuestión desde la perspectiva correcta. Aquellos con mentes oscuras, dondequiera que estén, sin duda crearán realidades infernales a su alrededor. Del mismo modo, aquellos con belleza interior seguramente la proyectarán en su entorno y crearán el paraíso.

Cada cual posee su propia historia. Diferentes familias, pueblos, religiones y tradiciones crean mentes muy dispares. Debido a estas diferencias, cada uno genera un mundo completamente diferente al mundo de los demás. Aunque compartimos un mismo lugar físico, vivimos en sitios distintos. Quizás nosotros vivamos en un paraíso y nuestro colega en un infierno o viceversa. Es posible que nuestro vecino habite en una morada celestial, mientras nosotros estamos sumidos en las calderas de Pedro Botero.

Todos los seres humanos habitan el mismo planeta, pero no el mismo mundo. Habitamos un planeta e inevitablemente compartimos el mismo mundo natural bajo el mismo sol. Pero, aunque la tierra nos une, por desgracia nuestros mundos nos separan. Cada habitante del planeta crea el mundo en el cual vive: un mundo exclusivo, personal y privado en consonancia con su propio estado mental. Este puede ser un infierno o un paraíso, en el que siguen habitando ineludiblemente incluso después de abandonar su cuerpo físico. Dondequiera que nos encontremos, continuaremos proyectando el mismo mundo formado por recuerdos, insatisfacciones, miedos, dudas, decepciones, inseguridades, ansias, deseos, sueños y ambiciones: un mundo psicológico rodeado del infinito océano de la existencia desconocida.

El lugar que habitamos es físico, pero el mundo en el que vivimos es psicológico, dado que consiste en una emanación de la mente. Si bien compartimos el mismo entorno físico, nuestro mundo psicológico es privado. Se trata de un mundo con un «yo» encerrado entre grandes y gruesos muros de condicionamientos. El mundo exterior representa lo desconocido, mientras que lo único familiar es lo que guardamos dentro del pequeño espacio de nuestro mundo personal. Dicho mundo privado no consiste más que en una acumulación mental de recuerdos. De vez en cuando, nos armamos de valor para mirar más allá de las paredes, aunque volvemos de inmediato a nuestro espacio privado. De acuerdo con la escasa información obtenida, creamos imágenes de todas las cosas y todas las personas. En nuestra imposibilidad de comprender el vasto y desconocido océano, confeccionamos en nuestro mundo egoísta una imagen de dicho océano infinito y lo bautizamos con apelativos como Dios o Brahman. En su mayoría, son términos procedentes de teorías y asunciones borrosas, pero no de una experiencia clara.

Son muchas las personas que se preguntan si la mente precede al mundo o si es al revés, al igual que en el dilema de qué fue primero si el huevo o la gallina. La mente crea el mundo y, en consecuencia, lo precede. Sin embargo, el mundo apoya la continuidad de la mente, que es fundamental. La mente es la causa y el mundo es el efecto, pero el mundo ayuda a perpetuar la mente. Dependen el uno del otro. El mundo no es sino una proyección mental. Sin embargo, muchos buscadores principiantes caen en el error de ocuparse demasiado con lo proyectado y menos con la fuente de dicha proyección. Lo substancial no son las imágenes que se proyectan sobre la pantalla sino el proyector. Quienes traten de efectuar cambios decorativos en el reflejo descuidarán lo esencial y confundirán la vida religiosa con una feroz lucha con un reflejo.

Hay quienes están convencidos de que el paraíso es un planeta o un sitio geográfico que se ubica físicamente en algún lugar del universo. Se les ha prometido que, al llegar allí, serán eternamente felices. Sin embargo, ignoran el hecho de que quien estará allí es el mismo que se encuentra aquí. Tal como afirma Jon Kabat-Zinn, «dondequiera que vayas, ahí estás». Si en la tierra nos sentimos resentidos y nos peleamos con todo el mundo, entonces, en el paraíso reñiremos con los ángeles y los santos. Incluso en el paraíso continuaremos proyectando nuestro mundo privado. Dondequiera que vayamos, nuestra mente nos seguirá. El hecho de mudarnos a un *āśram*, un convento o una *yeshiva* no nos transformará en santos. Nuestra mente tampoco nos abandonará en emplazamientos como esos; es imposible escapar de nosotros mismos. Si no entiendes la lección, con el paso del tiempo te enojarás con el *āśram*, el convento o la *yeshiva*, con el rabino, el gurú y quizás hasta con Dios.

Mohandas Karamchand Gandhi (1869-1948), conocido como Mahātma Gandhi dijo: «Si quieres cambiar al mundo, cámbiate a ti mismo…» y tenía toda la razón. El ser humano ha intentado justamente lo opuesto a lo largo de muchas generaciones mediante revoluciones y guerras, que resultaron infructuosas. Si no nos sentimos bien en nuestro país, emigramos; si nos disgusta nuestra ciudad, nos mudamos; si estamos insatisfechos, cambiamos trabajo o de pareja. Sin embargo, poco a poco transformamos la nueva situación en una copia de la previa. Simplemente, repetimos nuestro estado anterior porque lo hemos cambiado todo a excepción de nosotros mismos. Gandhi tenía razón, porque mientras el ser humano siga siendo lo mismo que era no hay posibilidad alguna de cambiar su realidad y su mundo. Así pues, se torna imprescindible una verdadera revolución interior.

Muchos creen que la iluminación consiste en la completa desaparición de la mente junto con la realidad que esta proyecta. De hecho, lo que desaparece no es la mente sino su privacidad. A medida que se desprende de su privacidad, va retornando a su estado original en tanto que consciencia. El fenómeno egoico consiste en una privatización que ocurre en el nivel de la consciencia. Resulta imposible trascender la mente mientras vivamos en el mundo particular que hemos creado. La privacidad tiene la naturaleza de las ilusiones y las fantasías. La mente es la base misma de la personalidad y proyecta un mundo privado porque es un fenómeno personal. Es imposible invitar a nuestras amistades a compartir nuestros sueños por la noche mientras dormimos. Por su parte, la realidad siempre posee un carácter público; está relacionada con todas las cosas y todos los seres. Es posible encontrarnos en nuestro hogar, en un café o en la plaza de nuestra ciudad, porque estos lugares son parte de una realidad física que es accesible a quien quiera percibirla.

Desde nuestra más temprana infancia, se nos adiestra para ser habilidosos, eficientes y productivos. Nos programan para **funcionar**, pero no se nos educa para **actuar**. En realidad, no recibimos educación sino programación. Nos consideramos educados, sin percatarnos de que hemos sido programados. Un reloj no actúa, sino que funciona. El computador desempeña determinadas funciones, pero no lleva a cabo acciones. El funcionamiento es mecánico, mientras que la acción es consciente. Es sorprendente que la actividad diaria de la mayoría de los seres humanos está más relacionada con el funcionamiento que con las acciones. Un robot puede ser muy hábil y eficiente, pero nunca virtuoso. Nadie puede ser virtuoso o bondadoso si sus actos no son conscientes. Si una máquina ha sido programada para funcionar de determinada manera, no se le puede culpar de nada. Solo a la persona que tiene la posibilidad de cometer atrocidades, se la puede considerar virtuosa por sus acciones.

Confucio dijo: «Solo el virtuoso es competente para amar u odiar a los hombres». El orgullo y la soberbia por lo general se esconden detrás de la bondad y la virtud egoica. Los esfuerzos por desarrollar un buen carácter moral solo alimentan la hipocresía y la arrogancia. En lugar de cultivar la moralidad, esfuérzate por expandir la consciencia. La virtud no está relacionada con la mente, sino con la consciencia. La virtud implica la especial belleza de aquellas cualidades y acciones que poseen una naturaleza moral. Para cultivar la virtud, debemos vivir a cada momento atentos a lo que ocurre a nuestro alrededor, presentes y alertas en el ahora. Siendo plenamente conscientes, nuestras respuestas a las diferentes situaciones que la vida nos presenta resultarán apropiadas. Nuestras acciones estarán alineadas con nuestras cualidades físicas, mentales, sentimentales, energéticas y con la totalidad de la vida. Actuaremos en completa armonía con todo y con todos. Nuestras acciones dejarán de ser nuestras para convertirse en universales. Todo el universo estará presente en cada palabra y cada movimiento. Dejaremos de creer que vivimos nuestra vida para permitir a la vida vivir y expresarse a través nuestro.

Imaginemos que vamos paseando por el bosque en una tarde calurosa y vemos una llama que puede causar un incendio forestal. De inmediato, tomamos nuestra cantimplora y apagamos esa pequeña llama. Al actuar de inmediato, no queda tiempo para pensar. Todo ocurrió tan rápido que no podemos decir que ha sido algo que nosotros hicimos, porque no tuvimos tiempo de pensar en ello. En realidad, fue algo que se produjo en el encuentro entre la llama, el bosque y el agua, siendo nosotros tan solo un medio. Los que hemos practicado artes marciales, o algún deporte, sabemos que a veces las acciones que ejecutamos no nos pertenecen. Esto es actuar sin actuar o actuar dejando lugar a la vida para que esta actúe a través nuestro.

Se cuenta que el príncipe Huei de Lang observaba atentamente cómo el maestro cocinero Ting cortaba un buey. Era imposible ignorar los movimientos del cocinero. Su cuchillo se deslizaba por la carne cortando con gracia y maestría, pero sin esfuerzo alguno. Su espalda, hombros, brazos y manos parecían danzar armoniosamente. Después de observarlo detenidamente durante largo rato, el príncipe alabó la maestría del cocinero. Ante lo cual este último, dejando el cuchillo a un lado, respondió: «Mi arte consiste en olvidar los objetos porque lo único importante es la expresión del sendero a través de la acción. En mis comienzos, al cortar solía ver solo el cuchillo y la carne. Solo después de tres años, comencé a ver el buey en su totalidad. Ahora, no me relaciono solo con lo objetual, pero es el espíritu el que sigue los contornos naturales. El cuchillo penetra, corta, y esquiva los huesos y la carne dura sin esfuerzo alguno. Un cocinero principiante afila su cuchillo cada mes. Un cocinero experimentado necesita afilarlo una vez al año. Mi cuchillo lleva ya diecinueve años cortando miles de bueyes sin ser afilado. Al no cortar carnes duras ni toparse con huesos, permanece nuevo y su hoja está tan afilada como el primer día. Mi cuchillo no se desgasta porque pasa solo y únicamente por donde es posible pasar. Siempre hay lugares difíciles donde hago una pausa para observar y trabajar lentamente. En dichos momentos, actúo muy sutilmente hasta que la carne se desmorona por sí misma». El príncipe le dijo al maestro cocinero: «Muchas gracias por haberme enseñado a nutrir la vida, al utilizarla solo en lo que no la consume».

Estos son actos virtuosos que no dejan huella alguna en nuestra psicología interior. No serán una de esas acciones confusas que acarreamos a nuestro mundo interior. La persona consciente responde a cada situación que la vida le ofrece porque vive en constante diálogo con la existencia. Por consiguiente, no posee listas premeditadas de qué hacer o dejar de hacer, sino que responde en cada oportunidad de manera única de acuerdo con la situación específica.

Desde nuestra infancia, se nos inculca un caudal de información. Desde nuestros primeros días, nos vemos condicionados por nuestros padres, familiares, amigos, profesores y predicadores. Aunque los años pasan, la sociedad cambia y ya no somos los mismos, este condicionamiento sigue intacto. Lo que ha sido inculcado permanece en nosotros, esperando el momento oportuno para ser utilizado. Cuando llegue la situación apropiada, reaccionaremos con lo que nos han inculcado en nuestra infancia o nuestra adolescencia. Ante las circunstancias propicias, reaccionaremos a partir de lo que tenemos a nuestra disposición en nuestra memoria. ¿Cómo se puede esperar que nuestra reacción sea adecuada al contexto correcto si la situación ocurre hoy, pero nuestra reacción proviene del ayer? ¿Cómo podemos esperar que nuestra respuesta sea la correcta si se deriva de hace veinte años, pero el evento acontece ahora? No creo ni en listas de mandamientos ni en códigos de conducta que dicten lo que está permitido y prohibido.

Uno de los métodos más efectivos de institucionalizar la religión ha sido la creación de libros de leyes y códigos de conducta. Por lo general, los seguidores más estudiosos se transforman en expertos en la legitimidad de sus transgresiones. Si no lo creen, averigüen lo que ha ocurrido con el *Shulján Aruj* dentro del judaísmo, obviamente no me refiero al *Kitsur Shulján Aruj*. En lugar de ser una guía para informarnos acerca de la *halajá* (ley judía), se transformó en el medio ideal para encontrar justificaciones. Muchos así llamados religiosos lo abren para encontrar una legitimización apropiada de la transgresión deseada. Por eso se necesita un rabino *posek* para consultar la *halajá*.

Los códigos de conducta de las instituciones religiosas resultan beneficiosos para la multitud, pero no para el individuo. Durante siglos, la religión organizada ha predicado que, si nos esforzamos por desarrollar un buen carácter, entraremos en el paraíso donde nos encontraremos con Dios. Sin embargo, la prédica religiosa está completamente equivocada. En primer lugar, las personas que se esfuerzan por cultivar un buen carácter no encuentran a Dios. En segundo lugar, el orden está invertido porque primero se encuentra a Dios y luego la virtud se manifiesta. Y solo cuando la virtud viene a nosotros naturalmente, entraremos en el paraíso.

La virtud nace de la consciencia y el mal se deriva de la inconsciencia. Es imposible causar sufrimiento a otros de manera consciente. Si somos conscientes de nuestros actos, no podremos dañar a propósito a nuestros semejantes, o perder la cabeza y volvernos violentos. La crueldad solo puede manifestarse bajo las sombras de la inconsciencia. El mal proviene de la oscuridad, la ceguera o la ignorancia. La perversidad solo se expresa al amparo de las tinieblas proporcionadas por la inconsciencia.

El ser humano no necesita poseer un carácter virtuoso o bueno, sino tan solo ser más consciente. Cualquier rasgo de carácter, por positivo que sea, es falso. La consciencia es lo real, verdadero y auténtico, mientras que el carácter se cultiva bajo una consciencia cubierta. El carácter bondadoso es una necesidad social que solo sirve de ayuda para desenvolverse mejor en la sociedad. Se enseña a los niños compañerismo, generosidad y apoyo al prójimo para que tengan una vida más tranquila. Obviamente, un carácter bondadoso es una protección frente a los egos ajenos. Nos permitirá gozar de una cierta seguridad porque reducirá en algún porcentaje las posibilidades de vernos lastimados. Pero mi sendero se dirige hacia una transformación radical y completa. No proporciono elementos protectores para facilitar la vida. No enseño métodos para lograr moverse en las tinieblas, sino para encender la propia luz. Este no es un método para cultivar un carácter bello sino para despertar. No sugiero seguir normas de comportamiento como lo ofrecen las organizaciones religiosas. No deseo que los seres humanos vivan acorde a una larga lista de mandamientos, sino según lo que les dicta la consciencia.

La sociedad promueve el cultivo del carácter, ya que facilita el dominio de las masas. Las personas de carácter son fácilmente controlables. Y, puesto que sus reacciones han sido previamente programadas, se comportan más como computadoras que como almas.

Las personas de carácter son manejables como cualquier aparato. Sus reacciones son mecánicas. Es posible saber qué decir o qué hacer para suscitar determinadas respuestas. Si pulsamos un determinado botón se exasperan, si apretamos otro se incomodan, y si pulsamos otro se ponen contentas. Las respuestas programadas no son respuestas, sino meras reacciones.

Es posible cultivar el carácter de un soldado, pero no el de un artista. Es posible cultivar el carácter de un fanático, ya sea comunista, derechista, sionista o nazi, pero no el de un ser iluminado.

El desarrollo de un carácter benigno y moral implica la represión de nuestras inclinaciones negativas. Aplicamos el carácter benigno a las debilidades y tendencias negativas y las sofocamos. Sin embargo, nuestras inclinaciones negativas no mueren, sino que continúan reprimidas en nuestro interior. A pesar de actuar con bondad, la persona de carácter puede transformarse fácilmente en un demonio en un momento de debilidad. Por su parte, para el ser consciente, la virtud solo es una consecuencia natural. Su bondad carece de represión, resistencia o esfuerzo alguno porque es parte de su naturaleza. La persona de carácter no es alegre, sino conflictiva. Su carácter ha sido desarrollado en la lucha interior, el rechazo, el juicio y la autocondena. En consecuencia, va por la vida enjuiciando y condenando a los demás de acuerdo con sus propios criterios morales. Le resulta muy difícil aceptarse y aceptar a los demás.

Sin embargo, la persona de carácter inspira confianza en el público. Nos parecerá extraño, pero la gente confía en la persona de carácter y se siente incómoda frente a un ser auténtico. Mark Twain dijo: «Sé virtuoso y te tendrán por excéntrico». El ser real inspira temor e inseguridad. Son muchos los seres verdaderos que se han visto rechazados, encarcelados, torturados y hasta asesinados o crucificados a lo largo de la historia. Solo las personas con carácter moral suelen seguir la carrera política. Pero, si vamos tras la consciencia, lo auténtico, lo real, debemos prepararnos para la reacción opuesta de la sociedad. La realidad es que la bondad o la maldad no existen: la consciencia es positiva y su ausencia es negativa. Si actuamos de manera consciente, nuestras acciones serán siempre las apropiadas. En cambio, sin consciencia, nuestro actuar será siempre inadecuado.

Por su parte, la observación funciona de manera diametralmente opuesta al cultivo del carácter. Al observar nuestras debilidades, estas comienzan a desaparecer.

Los defectos son erradicados alumbrándolos con la consciencia. Al tratar de cultivar el carácter, nos esforzamos por no volver a incurrir en nuestros errores. Sin embargo, en ausencia de la consciencia, aunque tratemos de cambiar, repetiremos nuestras equivocaciones. Mientras la información que poseemos acerca de nosotros mismos no esté formada más que por mitos, leyendas, cuentos, sueños y fantasías, el cambio será imposible. La transformación radical solo será factible si somos capaces de observar nuestros propios defectos y debilidades.

Los seres iluminados, a lo largo de los tiempos, se han referido a la consciencia. Por su parte, sacerdotes, pastores, rabinos, imanes y pandits han predicado acerca de la necesidad de cultivar el carácter moral que no es más que un proceso de condicionamiento. Pero el proceso de despertar no incluye códigos de conducta, sino que solo nos propone la meditación. Al ser conscientes de nuestros defectos, errores y debilidades, estos desaparecen. No malgastes tu tiempo y energía tratando de desarrollar buen carácter moral. Lo esencial es abrir los ojos porque al despertar le siguen espontáneamente la moralidad, la virtud y la bondad.

MANTRA 4

अनेजदेकं मनसो जवीयो नैनद्देवा आप्नुवन्पूर्वमर्षत् ।
तद्धावतोऽन्यानत्येति तिष्ठत्तस्मिन्नपो मातरिश्वा दधाति ॥

anejad ekaṁ manaso javīyo
nainad devā āpnuvan pūrvam arṣat
tad dhāvato 'nyān atyeti tiṣṭhat
tasminn apo mātariśvā dadhāti

Aunque el Ser es inmóvil, es incluso más veloz que la mente. Los sentidos no logran alcanzarlo porque él va antes que ellos. En su quietud, sobrepasa la velocidad de cualquier corredor. Mātariśvan mantiene las actividades de todo ser vivo.

Comentario:

Desde este mantra hasta el octavo, somos testigos de un brillante empeño por tratar de describir lo indescriptible. Este esfuerzo constituye un verdadero tesoro espiritual para el buscador de la verdad: un valiosísimo testimonio directo de los niveles trascendentales que sobrepasan cualquier límite cultural, religioso y tradicional.

Anejad ekaṁ

La palabra *anejat* está formada por *na* y *ejat*. *Ejri* significa 'agitar' y *na* es 'no'. El término *anejad* significa 'estable o inmóvil'. Por otro lado, el texto señala que el Ser es más veloz que el pensamiento. Para comprender mejor el concepto de movimiento, recurrimos a la mecánica, que es la rama de la física que describe el desplazamiento de los cuerpos en el tiempo bajo la influencia de determinadas fuerzas. El movimiento es un fenómeno netamente físico que se define como el cambio de posición de un objeto en el espacio con respecto a sí mismo o a otro objeto.

Naturalmente, la consciencia es completa e inmóvil en la tranquilidad y la paz de su propia omnipresencia. El movimiento se refiere al desarrollo, el cambio y la transformación en el espacio y el tiempo. La consciencia trasciende ambos, ya que es inmutable, fundamental y esencial. Espacio y tiempo son manifestaciones secundarias que dependen de la consciencia.

El movimiento no puede ocurrir sin un objeto

limitado que esté ausente de un espacio determinado. Sin limitación espacial, no hay necesidad de movimiento. Es importante comprender que la inmovilidad de la consciencia no es restrictiva, sino que es una consecuencia natural de su omnipresencia. No es que el Todo omnipresente no pueda moverse, sino que no hay necesidad de movimiento porque ya está en todas partes a la vez. La percepción no necesita desplazarse para estar presente en todo lugar y situación.

El término *omnipresente* combina varios elementos del latín: el prefijo *omni* es 'todo', *prae* indica 'antes', el verbo *esse* significa 'estar' y el sufijo *ente* se refiere al participio presente. *Omnipresente* es un adjetivo que describe algo que está presente en todas partes de manera simultánea. Diferentes religiones monoteístas utilizan este adjetivo para describir la divinidad, junto con los calificativos de omnipotente y omnisciente. Esto ha conducido a debates históricos acerca de dichas capacidades en diversas circunstancias. Desde una perspectiva no-dual, la omnipresencia divina deja al desnudo la inexistencia del fenómeno egoico. Porque mi existencia en tanto que algo o alguien fuera real estaría negando la omnipresencia divina. Si en realidad yo existiera como entidad, la omnipresencia carecería de sentido. Sería una omnipresencia sin mí, porque lo absoluto estaría ausente del espacio que ocupo.

Cuando se lee desde una perspectiva mental, la literatura upanishádica abunda en aparentes contradicciones. La visión vedántica es sinónimo de totalidad, mientras que la mente es un fenómeno parcial. Esta última trata de relacionarse con el mundo que le rodea desde su propia perspectiva fragmentaria. Resulta evidente que lo parcial no posee acceso a la totalidad; lo finito no puede entrañar lo infinito. Desde una perspectiva fragmentaria, percibimos conflicto y discrepancia. Solo desde una visión integradora se revelan las polaridades como complementarias y manifiestan su coherencia, como, por ejemplo, la noche y el día, la inhalación y la exhalación, el hombre y la mujer.

La realidad empírica de nombres y formas es constante cambio, mientras que la observación, o la consciencia inmutable, permanece estática. Erróneamente, las consideramos dos fenómenos en lugar de uno y el mismo. Asimismo, tanto el observador como lo observado corresponden a dos polaridades interdependientes o dos perspectivas de una misma consciencia única.

Brahman es la realidad inmutable, infinita, inmanente y trascendente. Es la consciencia, que es fuente de la materia, energía, tiempo, espacio, así como de todo lo que trasciende el universo. En realidad, Brahman es el concepto de Dios hindú, cuya naturaleza es descrita como transpersonal, personal o impersonal por diferentes escuelas, tal como lo establece el *Śrīmad-bhāgavatam*:

वदन्ति तत्तत्त्वविदस्तत्त्वं यज्ज्ञानमद्वयम् ।
ब्रह्मेति परमात्मेति भगवानिति शब्द्यते ॥

vadanti tat tattva-vidas
tattvaṁ yaj jñānam advayam
brahmeti paramātmeti
bhagavān iti śabdyate

Los sabios que han realizado lo absoluto, el conocimiento no-dual, se refieren a este como Brahman, Paramātmā o Bhagavān.

(*Śrīmad-bhāgavatam*, 1.2.11)

La iluminación significa realizar que Brahman es la auténtica naturaleza y esencia de todas las cosas y todos los seres; es reconocer que la realidad experimentada es solo nuestra experiencia y no la realidad en sí, ya que solo experimentamos la existencia, pero no la consistencia. Despertar es tomar consciencia de lo que realmente somos.

«Aunque el Ser es inmóvil, es incluso más veloz que la mente. Los sentidos no logran alcanzarlo porque él va antes que ellos…».

La mente y su exteriorización sensorial solo cobran sentido en el contexto de la experiencia de los fenómenos objetuales. La mente y los sentidos adquieren relevancia únicamente dentro del armazón de la experiencia dual y relativa. Estos son entendidos como instrumentos aptos para desenvolverse en el seno de la dimensión relativa. Sin embargo, resultan inútiles en el contexto de la realidad subjetual.

La mente es *ātma-śakti*, el misterioso poder de Ātman. Consiste en la enigmática capacidad que tiene el Ser para manifestarse y expresarse. La consciencia absoluta se expresa por medio de la mente como una realidad relativa de nombres y formas, es decir, como movimiento. Dios se manifiesta como el mismísimo cosmos, como la realidad relativa a través de la mente. De hecho, es el medio a través del cual la unidad aparenta ser diversidad y mediante el cual el Uno se transforma en muchos. La mente es la consciencia que se identifica con los pensamientos.

Sin embargo, por muy veloz que sea, dondequiera que vaya, solo comprobará que el Ser omnipresente ya se encuentra allí. Dondequiera que vayamos, por muy rápido que nos movamos, solo descubriremos que la existencia ya está presente. Dondequiera que miremos, veremos que la vida se nos adelanta siempre. En realidad, lo que percibimos no es el universo, sino la percepción misma. De tal manera que sin importar cuán rápido nos movamos, dondequiera que vayamos veremos que la percepción ya se encuentra ahí. La percepción es entrañablemente subjetual; por lo tanto, la materia no es inerte, sino que rebosa por completo de cognición vital. La consciencia es lo que conoce la experiencia, el espacio infinito donde toda experiencia ocurre y la sustancia esencial de toda experiencia. Esta es su propia fuente y origen, tal como expresa el *Vedānta Sūtra*:

अथातो ब्रह्मजिज्ञासा ॥

athāto brahma-jijñāsā

Ahora, por lo tanto, la indagación sobre Brahman.

(*Vedānta Sūtra*, 1.1.1)

Y luego:

जन्माद्यस्य यतः ॥

janmādy asya yataḥ

Brahman es aquello de dónde todo se origina, se sostiene y se disuelve.

(*Vedānta Sūtra*, 1.1.2)

La búsqueda de este origen constituye la búsqueda de uno mismo: del auténtico «soy», el cual también leemos en el *Bhagavad-gītā*:

अहं सर्वस्य प्रभवो मत्तः सर्वं प्रवर्तते ।
इति मत्वा भजन्ते मां बुधा भावसमन्विताः ॥

ahaṁ sarvasya prabhavo
mattaḥ sarvaṁ pravartate
iti matvā bhajante māṁ
budhā bhāva-samanvitāḥ

> Soy el origen de todo. Todo emana de mí. Habiéndome entendido así, los sabios me adoran con todo su corazón.
>
> (*Bhagavad-gītā*, 10.8)

Los sentidos son incapaces de captarlo, no debido a la lejanía o distancia, sino porque Ātman es el origen de estos. Asimismo, resulta imposible definir el Ser con palabras porque su existencia es anterior al lenguaje e incluso al pensamiento. La dificultad para captar al Ser a través de los sentidos reside en la falta de distancia entre el sujeto y su realidad intrínseca. La otra razón, y quizás la principal, es que es imposible percibir la consciencia como objeto porque carece de atributos objetuales. Dicho de otro modo, no se trata de otro objeto ni pertenece a la realidad objetual; es la subjetualidad misma.

La consciencia consiste en una subjetualidad ininterrumpida que en su constante fluir no deja lugar para la separación o la existencia del «otro». El Ātman está más cerca de nosotros que nosotros mismos. Por lo tanto, buscarlo no implica una aprehensión sensorial de «algo». Su naturaleza subjetual exige una cognición mucho más íntima y entrañable más relacionada con el «ser» que con «saber». La Verdad no puede ser remitida a la experiencia objetual temporal, por eso no puede encontrarse por medio de la investigación empírica. Para conocerla, hay que cortejarla como a un verdadero amante.

Investigar la naturaleza de la consciencia es especialmente relevante para el *advaita-vedānta*. Es tan importante que el tercer capítulo del *Aitareya Upaniṣad* se atreve a llamar a la consciencia misma el Uno sin segundo o Brahman. Es el único de los cuatro *mahāvākyas* que sugiere que Brahman es la consciencia pura. Lo llama *prajñānam brahma*. *Prajñāna* es la consciencia o la esencia misma de todas las cosas y todos los seres.

La ciencia investiga lo empírico o el mundo objetual, mientras que la espiritualidad se ocupa de la consciencia o la subjetualidad. Mientras la primera indaga la dimensión objetual, la segunda puede ser considerada la ciencia de lo subjetual. La única diferencia radica en la dirección de la investigación. En esencia, ambas indagan en la naturaleza de la realidad. Durante muchos años en Occidente, la consciencia ha sido considerada una mera expresión mental. Oriente desde siempre ha entendido que la fuente de la actividad cognitiva es la realidad no-dual de la consciencia. La consciencia se caracteriza no solo por conocer toda percepción o experiencia, sino también por conocer que conoce.

Asimismo, la esencia tanto de la percepción como de lo percibido es una y la misma. Para profundizar en lo antedicho, debe quedar claro que todo lo que sabemos acerca del universo consiste únicamente en nuestra percepción de este. Creemos conocer el universo que habitamos; sin embargo, solo conocemos nuestra experiencia del mismo. De hecho, lo único que conocemos a lo largo de nuestra vida es la percepción o la experiencia.

Por ejemplo, nuestra percepción de nosotros mismos, ya sea a nivel físico, mental o emocional, consiste tan solo en una percepción de sensaciones, pensamientos y emociones, de tal manera que no sabemos nada de nosotros mismos, o de nuestras sensaciones, pensamientos o sentimientos. Solo conocemos nuestra percepción de estos. Si analizamos nuestra percepción, la única sustancia que encontraremos será consciencia. En consecuencia, todo lo percibido está compuesto de la percepción misma.

La mayoría de los seres humanos sustenta la creencia ciega de que existe un universo de objetos separado de ellos en tanto que sujetos. De acuerdo con dicho concepto, la percepción es la única relación entre el universo objetual y el sujeto perceptor. Resulta imposible ubicar la percepción, o la consciencia, en un lugar físico específico, por la sencilla razón de que todo lugar físico, mental o emocional, al igual que toda dimensión, no es más que percepción. La realidad es que la percepción o la consciencia no se encuentran en un sitio en especial, sino que toda experiencia ocurre dentro de la percepción. La consciencia no se ubica en alguna zona o área en el interior de nuestro cuerpo, sino que somos nosotros los que nos hallamos inmersos en la consciencia, la cual es ilocalizable. La percepción, o la consciencia, es aquello donde toda experiencia tiene lugar.

Creemos que existe un «yo» que percibe el mundo a través de los sentidos desde el interior de un cuerpo. Sin embargo, no puede haber una relación entre ese «yo» y el universo porque no se trata de dos fenómenos diferentes, sino de una misma realidad. No existe un ente interno que perciba una realidad externa y que se halle desconectado de esta. Estos dos supuestos elementos no pueden relacionarse entre sí porque en la percepción no están separados, al igual que no hay relación alguna entre nuestro hogar y nuestra casa, o entre el océano y el agua. La única sustancia, o materia prima, de la consciencia es la percepción misma. Solo existe el saber, el percibir o el experimentar. La ilusión, o *māyā*, consiste en creer que existe un sujeto interior que experimenta una realidad exterior compuesta de objetos. La división entre los polos subjetual y objetual es una ilusión porque la realidad última es solo la subjetualidad de la consciencia. La íntima percepción es lo único que existe: una percepción no-dual, ininterrumpida y carente de objetos separados o independientes.

Mantra 5

तदेजति तन्नैजति तद्दूरे तद्वन्तिके ।
तदन्तरस्य सर्वस्य तदु सर्वस्यास्य बाह्यतः ॥

tad ejati tan naijati
tad dūre tad vantike
tad antar asya sarvasya
tad u sarvasyāsya bāhyataḥ

Moviéndose es inmóvil. Está lejano y también muy cercano. Se halla tanto dentro como fuera de todo.

Comentario:

En una sociedad tan ajetreada como la nuestra, hojeamos las revistas o los periódicos solo para informarnos. Por desgracia, hay muchos que leen literatura como la Biblia, el Corán o los *upaniṣads* de la misma manera superficial. Solo una lectura atenta nos permitirá meditar sobre las verdades profundas que se esconden tras letra.

Este verso es una continuación del anterior. Al leerlo por primera vez, puede parecer contradictorio e incluso absurdo. *Ejati* significa 'se mueve' y *naijati* quiere decir justamente lo opuesto, 'no se mueve'. En el *Bhagavad-gītā*, encontramos la misma enseñanza que nos muestra este verso:

सर्वेन्द्रियगुणाभासं सर्वेन्द्रियविवर्जितम् ।
असक्तं सर्वभृच्चैव निर्गुणं गुणभोक्तृ च ॥

sarvendriya-guṇābhāsaṁ
sarvendriya-vivarjitam
asaktam sarva-bhṛc caiva
nirguṇam guṇa-bhoktṛ ca

> Está dentro y fuera de todos los seres; es móvil e inmóvil; siendo sutil, es incomprensible, y aunque está lejos, es lo más cercano.
>
> (*Bhagavad-gītā*, 13.15)

A lo largo de la historia, muchas declaraciones de

grandes sabios y profetas se han considerado absurdas o contradictorias. Varias afirmaciones upanishádicas pueden parecer expresiones irracionales. Sin embargo, el matiz de una opinión depende del punto de vista de quien la expresa. De hecho, es posible llegar a comprender diferentes opiniones que a primera vista resultan contradictorias. Por ejemplo, desde una perspectiva egoica, aceptar a un maestro espiritual es perjudicial y destructivo en muchos sentidos. Pero, por otro lado, si uno aspira a un desarrollo espiritual significativo en esta vida, un gurú iluminado puede ser de gran ayuda. Ambos puntos de vista son legítimos e incluso correctos, dependiendo de nuestras aspiraciones.

Si prestamos atención al primer capítulo del *Bhagavad-gītā*, comprobaremos que varios de los argumentos expuestos por Arjuna pueden ser fácilmente aceptados desde una perspectiva egoica. Asimismo, algunas orientaciones de Kṛṣṇa pueden ser rechazadas por cualquier lector sin aspiraciones espirituales. Tal como dice Pablo en 1 Corintios 1:18: «La palabra de la cruz es locura a los que se pierden; pero a los que se salvan, esto es, a nosotros, es poder de Dios».

Desde un punto de vista relativo y dual, muchas de las enseñanzas del iluminado parecen insensatas. Para la mayoría, el salto cuántico desde lo personal a lo universal es una locura. Para el Talmud hebreo, la locura, al igual que la inocencia del bebé, se considera un prerrequisito para acceder a niveles de consciencia de mayor profundidad.

אָמַר רַבִּי יוֹחָנָן, מִיּוֹם שֶׁחָרַב בֵּית הַמִּקְדָּשׁ נִיטְּלָה נְבוּאָה מִן הַנְּבִיאִים וְנִיתְּנָה לַשּׁוֹטִים וְלַתִּינוֹקוֹת.
(תלמוד בבלי, בבא בתרא, דף י"ב, ע"ב)

El rabino Yojanán dijo: «Desde el día en que el Templo fue destruido, la profecía fue eliminada de los profetas y dada a los tontos y a los bebés».
(*Talmud Bavli*, *Bava Batra*, 12b)

אָמַר רַבִּי אַבְדִּימִי דְּמִן חֵיפָה, מִיּוֹם שֶׁחָרַב בֵּית הַמִּקְדָּשׁ נִיטְּלָה נְבוּאָה מִן הַנְּבִיאִים וְנִיתְּנָה לַחֲכָמִים.
(תלמוד בבלי, בבא בתרא, דף י"ב ע"א)

Dijo el rabino Avdimi de Haifa: «Desde el día de la destrucción del Templo, la profecía fue arrebatada a los profetas y entregada a los sabios».
(*Talmud Bavli*, *Bava Batra*, 12a)

El rabino Moisés Sofer, el Jatam Sofer, explica que no hay contradicción entre el rabino Yojanán y el rabino Avdimi de Haifa:

וְעַל דֶּרֶךְ זֶה, נִתְּנָה נְבוּאָה לַשּׁוֹטִים, כִּי לִפְעָמִים נִשְׁמַת אָדָם רוֹאָה דְּבָרִים, וְלִבּוֹ אוֹמֵר לוֹ, אֶלָּא שֶׁנִּרְאֶה לוֹ כִּדְבָרִים רְחוֹקִים וְאֵין שִׂכְלוֹ מֵנִיחַ לוֹ לְהוֹצִיא דִּבְרֵי שְׁטוּת כָּאֵלּוּ מִפִּיו וּבֶאֱמֶת הֵם דְּבָרִים נִגְדָּרִים לְמַעְלָה, וּבְעֵינָיו כִּדְבָרִים רְחוֹקִים. וְהַשּׁוֹטֶה, אֲשֶׁר יִרְאֶה- יַגִּיד. כְּגוֹן עֻבְדָּא דְּרַב טַבְיוֹמָא וְכַיּוֹצֵא בָּזֶה.
(חידושי חתם סופר על מסכת בבא בתרא דף י"ב, ע"א)

> Y de esta manera (se dice) que la profecía fue dada a los tontos porque, a veces, el alma de uno ve y su corazón le dice cosas, pero le parecen cosas raras, y su mente no le deja expresar tales tonterías por su boca, pero en realidad son cosas profundas en las (esferas) superiores, solo que a sus ojos parecen raras. Pero el tonto, si ve estas cosas, las expresará. Como vimos en la historia de Rav Tavyoma y demás.
>
> (*Jatam Sofer*, Comentario sobre *Bava Batra*, 12a)

Los locos y los iluminados han trascendido las fronteras de la mente. Existe tanto una gran similitud como una gran diferencia entre ambos. La distinción radica en que mientras la locura es una caída desde el plano mental, la iluminación es una elevación por encima de este. La locura es un descenso a un abismo tenebroso, mientras que la liberación consiste en volar en un cielo despejado. Ambos han abandonado los límites del pensamiento; sin embargo, el loco desciende mientras que el iluminado vuela y trasciende el plano de las ideas.

El lenguaje se vuelve paradójico cuando nos aproximamos al misterio. En la actualidad, la ciencia se enfrenta a problemas similares a los del misticismo cuando intenta explicar lo inexplicable o describir lo indescriptible, por ejemplo, al afrontar fenómenos como la dualidad onda-corpúsculo también llamada dualidad onda-partícula. Esta demostración cuántica prueba empíricamente que muchas partículas se comportan típicamente como ondas en ciertos experimentos, mientras que aparecen como partículas compactas y localizadas en otros. Se trata de un comportamiento dual característico de los objetos en la mecánica cuántica. Las partículas presentan interacciones muy localizadas, mientras que las ondas exhiben el fenómeno de la interferencia. Stephen Hawking consideraba la dualidad onda-partícula como un «concepto de la mecánica cuántica, según el cual no hay diferencia fundamental entre partículas y ondas: las partículas pueden comportarse como ondas y viceversa». Tales afirmaciones paradójicas son dignas de los misterios del misticismo.

«Moviéndose es inmóvil».

El mundo es transitorio, mientras que la consciencia es imperecedera. Lo aparente muta constantemente, o *vikara*, mientras que lo real trasciende el cambio. El mundo se asemeja a una gran rueda que gira. Como la rueda, la realidad superficial de nombres y formas cambia constantemente. Lo externo posee un principio, un medio y un fin. Solo el eje central, sobre el que gira la rueda, permanece inmutable. En nuestra ilusión, vivimos en la dinámica constante de la llanta e ignoramos por completo nuestro centro estático. Nos movemos constantemente sobre la superficie dinámica sin acceder a la paz de nuestro centro. Centrarnos significa situarnos en el ojo mismo del huracán de la vida.

Este verso nos invita a aceptar la vida en su totalidad, que consiste en admitir ambos aspectos: el movimiento de la llanta y, simultáneamente, la paz del centro. No se trata de detener el movimiento de la rueda del *saṁsāra*, sino de saber situarnos en su centro. Centrarnos significa trascender el karma, porque en el eje central nunca pasa nada.

«Está lejano y también muy cercano».

La consciencia es simultáneamente lo más lejano y lo más cercano a nosotros. Se torna lo más retirado cuando la buscamos con la mente y los sentidos, y la vemos como «algo». Si la consideramos una experiencia y la buscamos como tal, se torna inaccesible. Porque la consciencia, o la percepción, no es una experiencia, sino que es la esencia que conoce toda experiencia. La indagación acerca de la consciencia entraña la búsqueda de nuestra subjetualidad. Los esfuerzos por resolver un problema subjetual en la dimensión objetual solo nos alejan de la solución.

La consciencia es lo más entrañablemente cercano; precede a las palabras, las emociones, los pensamientos y las creencias, y antecede a la mente y los sentidos. Nada puede estar más cerca de nosotros, ya que es nuestra verdadera naturaleza. La consciencia es la fuente y el origen de lo que creemos o pensamos que somos; está más cerca de nosotros que nosotros mismos. Meditar consiste en acercarnos a nosotros mismos y descubrir, paradójicamente, la intimidad de lo lejano.

Quizás términos físicos como lejanía o cercanía no sean demasiado apropiados para referirse al mundo interior. Sería más apropiado señalar que la consciencia es íntima o ajena. Porque cuando buscamos la percepción a través de los sentidos o de la mente, parece ajena. En cambio, con su reconocimiento accedemos a la intimidad de la subjetualidad.

No olvidemos nunca que, aunque a veces nos sintamos alejados de nuestra fuente, la unión con ella está siempre presente. Aunque en los grandes árboles la distancia entre las hojas y las raíces pueda parecer enorme, ambos están siempre íntimamente conectados, de manera misteriosa.

«Se halla tanto dentro como fuera de todo».

El primer término denota el aspecto inmanente de la consciencia, mientras que el segundo se refiere al aspecto trascendente. Los seres humanos portan un potencial ilimitado en las profundidades de su propio ser. Pero, por desgracia, ignoran la existencia de este tesoro. La sociedad les educa hacia la extroversión, mientras descuida completamente su interior. No hay nada malo o negativo en vivir en el exterior. Sin embargo, los que se mueven solo en la superficie viven una vida banal. Estoy de acuerdo con Antón Chéjov, cuando escribe: «No hay nada más terrible, insultante y deprimente que la banalidad». Mientras uno no observa en su interior, la vida transcurre sin ninguna magia.

Meditar es mirar hacia lo interno. Vivir en contacto con nuestro mundo interior no crea conflictos con lo mundano; al contrario, los elimina. La meditación transforma nuestra visión y, por tanto, al dirigir nuestra mirada hacia el mundo exterior ya no percibimos solo nombres y formas materiales. La visión que ha vislumbrado el milagro nos permite percibir lo divino en lo mundano.

La meditación es una búsqueda interior. El reconocimiento de la consciencia en el interior permite su posterior reconocimiento en el mundo como la esencia de todo y de todos, lo que demuestra que el exterior y el interior son interpretaciones mentales. Ambos constituyen solo direcciones cuyo punto de referencia es la idea del «yo», es decir, que la base que sustenta tanto el «dentro» como el «fuera» es la concepción egoica. El punto de referencia de ambos es la idea del «yo». Sin las paredes de la habitación, no habría conceptos como dentro o fuera. Si las paredes se derrumbaran, la noción de interior o exterior desaparecería. La Verdad es a la vez inmanente y trascendente; yace tanto dentro como fuera de todo y de todos; reside tanto en lo individual como en lo universal.

Con el término *exterior* nos referimos al mundo objetual de nombres y formas. Con la palabra *interior* hablamos de la realidad subjetual. Ir en pos de nuestro interior supone desligarnos de lo objetual para percibir nuestra percepción. Sin duda, este verso nos eleva por encima de los conocidos debates entre creyentes y ateos sobre la existencia de Dios.

El verso nos dice de manera definitiva que fuera de Dios no existe nada y que la única realidad es Dios.

De hecho, resulta imposible dividir la experiencia en diferentes segmentos de mayor o menor proximidad. La experiencia no acepta particiones de ningún tipo. El sonido de un avión no está más lejos que mis pensamientos. La montaña que veo no está más lejos que la palma de mi mano. En realidad, todo lo que sabemos del sonido del motor del avión es lo que oímos. Todo lo que sabemos de esa montaña es lo que vemos. Y lo mismo ocurre con mi pensamiento o la palma de mi mano. Oír, ver, oler y tocar ocurren aquí. Pero no me refiero a un «aquí» que indica un lugar físico situado en el espacio, sino a una subjetualidad ilocalizable. El «aquí» es una subjetualidad que llena la totalidad de la experiencia.

En general, se cree que la consciencia es algo que reside en nosotros. Asimismo, consideramos que el universo objetual se ubica más allá de nuestros sentidos como algo completamente separado de lo que somos. La realidad es que no estamos en un planeta, sino que todas las galaxias con sus estrellas están en nosotros. No estamos ubicados en ningún lugar, pues todo lugar se encuentra en lo que somos. Todo y todos están dentro de esta entrañable subjetualidad. En mi infancia, me encantaba mirar las estrellas y disfrutar de su belleza y de su misterioso silencio, que esconde mil secretos. Por la noche, observamos las constelaciones titilando en la supuesta lejanía. Sin embargo, lo único que conocemos de ellas es la experiencia derivada de nuestra observación. Esa observación se produce en el «aquí», en la subjetualidad íntima de nuestro propio ser. En la experiencia de la observación no hay espacio ni distancia.

La mente divide la subjetualidad de la percepción en un «alguien» y un «algo». En su interpretación, el pensamiento fragmenta la experiencia en dos fenómenos aparentes: un sujeto que percibe un objeto a través de sus sentidos. El sujeto es el observador, mientras que el objeto es lo observado. Sin embargo, dicho fraccionamiento aparente tiene lugar solo en el nivel del pensamiento; por consiguiente, es de naturaleza teórica y no factual. Más allá de los mundos creados por el pensamiento y sus interpretaciones, lo único que existe para la consciencia es la subjetualidad indivisible e ininterrumpida de sí misma.

Cuando cerramos los ojos, nuestra experiencia del universo se reduce al canto de un pájaro, al tic-tac del reloj y al contacto entre nuestra espalda y el sillón. Según la interpretación mental de tal experiencia, los tres objetos mencionados serían elementos separados de nosotros, es decir, objetos, mientras que yo soy el sujeto. En consonancia con la información proporcionada por nuestra interpretación mental, el trino del pájaro procede de un ave emplumada que canta a cierta distancia de mí. Asimismo, el sillón compuesto de materia inerte, cuya sensación percibo en mi espalda, está muy cerca de mí. Sin embargo, nuestra interpretación mental difiere radicalmente de la experiencia directa. Para apreciar claramente la diferencia entre ambas, es necesario observar la experiencia atentamente sin intervención mental, lo que equivaldría a observar libre de interpretación. En eso consiste la meditación, en observar sin la intervención del pensamiento. El ego no es más que la interpretación mental que hemos desarrollado sobre lo que somos. Por lo tanto, una observación sin la participación del pensamiento supone observar el mundo libre de cualquier perspectiva o punto de vista, o si lo prefieres, observar la realidad desde la perspectiva de un niño recién nacido. Me refiero a esa visión inocente que tanto buscó Pablo Neruda y que veo reflejada en su poema *Al pie desde su niño*:

> El pie del niño aún no sabe que es pie,
> y quiere ser mariposa o manzana.
> Pero luego los vidrios y las piedras,
> las calles, las escaleras,
> y los caminos de la tierra dura
> van enseñando al pie que no puede volar,
> que no puede ser fruto redondo en una rama.
> El pie del niño entonces
> fue derrotado, cayó
> en la batalla,
> fue prisionero,
> condenado a vivir en un zapato.

La experiencia directa es el pie de un niño que aún no sabe que es un pie. Es mirar el mundo como si fuera nuestro primer momento en el planeta. Es experimentar el mundo sin saber lo que es un pájaro, una espalda o un sillón. Libres de las ideas de un pájaro, una espalda o un sillón, no los consideraríamos como objetos diferentes de la experiencia de escuchar o percibir. En ausencia de interpretación, el canto del pájaro es uno con nosotros como presencia consciente. La experiencia de escuchar es de naturaleza no-dual, por lo tanto, no se divide entre un oyente y la experiencia de escuchar. El reconocimiento de la realidad no-dual se llama *yoga*.

योगश्चित्तवृत्तिनिरोधः ॥

yogaś-citta-vṛtti-nirodhaḥ

Yoga es la cesación de la actividad mental.
(*Yoga Sūtra*, 1.2)

De acuerdo con Patañjali Maharṣi, *yoga*, o 'unión', es un estado carente de actividad mental. En consecuencia, se trata de una observación libre de toda interpretación mental, tanto del mundo como de nosotros mismos.

Tanto la experiencia de escuchar como la presencia consciente que interpretamos como el «yo» oyente comparten una sustancia idéntica y única. Al igual que el océano y las olas son agua, la consciencia es la auténtica naturaleza esencial tanto de la experiencia como del experimentador. No hay ninguna diferencia sustancial entre la presencia consciente, o sujeto, y la experiencia de escuchar. La sustancia de ambas es la percepción o la misma consciencia subjetual y entrañable.

Volvamos al sillón. Cuando cerramos los ojos, extrayendo el sentido visual del objeto, nuestra experiencia del sillón se remite a nuestra sensación de tacto; es decir, nuestra experiencia del sillón en su totalidad está constituida por la sensación del contacto de nuestra espalda apoyada en él. Su realidad no acepta la fragmentación entre sujeto perceptor y objeto percibido.

La experiencia como tal no reconoce en sí misma nada como inerte o muerto, sino que se percibe cargada y rebosante de cognición vital o seidad. Si acudimos a nuestra interpretación mental acerca de la experiencia, nuestra conclusión será radicalmente distinta de la de nuestra percepción. Porque si bien es cierto que percibimos, el objeto percibido no es más que una conjetura o suposición. La aceptación de dicha interpretación implica descuidar e ignorar el hecho de que la visión del sillón, sustancial y cualitativamente hablando, no consiste más que en la experiencia de ver.

La entrañabilidad y la subjetualidad del Ser es todo lo que existe en realidad. Solo la mente y sus inferencias ilusorias parecen fragmentar esta subjetualidad ininterrumpida. En las deducciones mentales se produce una división de esa subjetualidad entrañable en «yo» y «no yo». La supuesta existencia de tal fenómeno dual carece de sentido en el contexto de la realidad experiencial; su existencia es relevante solo desde el punto de vista del pensamiento. Es importante entender claramente que hay dos mundos: el teórico y el factual. El primero es el mundo formado por ideas, conclusiones, conceptos, suposiciones, conjeturas, hipótesis y creencias. El mundo factual, en cambio, es la realidad de la experiencia directa y no mediada.

La frase «frotarse las palmas de las manos» contiene una cierta idea e imaginación: este es el mundo teórico. Ahora, frota tus manos sin decir una palabra y presta atención a esta sensación. Esta última experiencia pertenece al mundo fáctico, libre de interpretación mental. El problema de los seres humanos radica en que se mueven desde y dentro de una realidad teórica, un sueño o una fantasía. Su ignorancia estriba en que carecen de acceso a la realidad fáctica y viven en total desconocimiento de la misma. Incluso en el ámbito científico, la humanidad realiza experimentos, pero a menudo sobre bases teóricas. El mundo no es como lo vive la gran mayoría de los seres humanos. Es necesario despertar al simple hecho de que nadie lee estas líneas y nadie las escribe, todo lo que ocurre consiste en un cúmulo de sensaciones, interpretadas como nuestro «yo».

Continuemos nuestro análisis prestando atención al cuerpo, que es un aspecto esencial de lo que aparentemente somos o suponemos que somos. Nos creemos guapos o feos, gordos o flacos, altos o bajos. Creemos que sabemos lo que es nuestro cuerpo físico y que somos dueños de él. Sin embargo, si lo analizamos con detenimiento descubrimos que el único conocimiento real y verdadero que poseemos sobre nuestra cabeza, brazos, piernas, hombros o espalda, así como sobre la totalidad de nuestro cuerpo, son las diversas sensaciones que experimentamos. El dibujo mental de nuestra morfología física nos proporciona una idea sobre los miembros de nuestro cuerpo. Sin embargo, para la experiencia directa, nuestro cuerpo es solo una acumulación de sensaciones.

Por ejemplo, todos estamos de acuerdo en que nuestra cabeza es una esfera sobre el tronco, situada entre los hombros y que tiene ojos, boca, nariz, orejas y frente. Sin embargo, si nos centramos únicamente en nuestras sensaciones, descubriremos que nuestra cabeza es algo totalmente diferente. En lugar de ser una esfera encima de nuestros hombros, parece ser un agujero en medio del universo, un gran vacío a través del cual la percepción fluye sin interrupción. Desde nuestra interpretación mental, las sensaciones físicas son muy cercanas en comparación con las estrellas a gran distancia. Sin embargo, según la experiencia fáctica directa, ambas experiencias son igualmente subjetuales y de la misma naturaleza íntima, es decir, son sustancialmente una y la misma con presencia consciente.

Muchos creen saber qué es la mente. Hay quienes enseñan métodos para controlarla y técnicas para desarrollarla. En los últimos tiempos, han aparecido muchos libros sobre la mente y sobre cómo calmarla o pacificarla. Sin embargo, lo único que realmente conocemos de la mente es la experiencia de pensar. No hay distancia ni diferencia sustancial entre nosotros, como presencia consciente, y la experiencia del pensamiento; somos entrañablemente uno y lo mismo. La creencia popular considera que el «yo» es una entidad separada, y que lo más cercano al «yo» son los sentimientos y los pensamientos. Creemos que nuestra actividad mental y emocional se sitúa en la intimidad de nuestro mundo interior. En nuestra interpretación, situamos los límites de nuestro mundo interior, o de lo que consideramos «yo», en la piel de nuestro cuerpo físico. La piel sería, supuestamente, lo más alejado de nosotros, aunque sigue siendo una parte integral de lo que creemos ser.

En nuestra interpretación mental, el universo objetual es algo completamente separado de nosotros. Pensamos que esta realidad formada por nombres y formas consiste en algo totalmente distinto de lo que creemos ser. Creemos que sabemos algo sobre el universo; sin embargo, no es más que la experiencia de percibir. Consideramos que la experiencia de saborear u oler está más alejada de nuestro «yo» que nuestra experiencia de pensar o sentir. Sin embargo, todo es inseparablemente uno y lo mismo con lo que somos. Como afirma el *Chāndogya Upaniṣad*:

सर्वं खल्विदं ब्रह्म ।

sarvaṁ khalvidaṁ brahma

Todo esto es realmente Brahman.

(*Chāndogya Upaniṣad*, 3.14.1a)

Nuestra interpretación de la realidad supone la existencia de dos fenómenos diferentes: uno como «yo» y otro en tanto experiencia de percibir. Sin embargo, la realidad es que únicamente existe la indivisible subjetualidad entrañable de la experiencia. No importa lo que exista, estará constituido por la experiencia, que a su vez es solo la subjetualidad íntima de nuestra seidad. Nuestra interpretación mental nos hace creer que conocemos los objetos, pero nuestra experiencia nos dice que solo conocemos nuestra experiencia de ellos, o, para ser más exactos, solo conocemos la experiencia. Su naturaleza no-dual no acepta que pueda ser conocida por nada ni por nadie que no sea ella misma; por tanto, solo la experiencia se conoce a sí misma. El despertar a la realidad última implica la comprensión de que solo existe la consciencia que se experimenta a sí misma.

Mantra 6

यस्तु सर्वाणि भूतान्यात्मन्येवानुपश्यति ।
सर्वभूतेषु चात्मानं ततो न विजुगुप्सते ॥

yas tu sarvāṇi bhūtāny
ātmany evānupaśyati
sarva-bhūteṣu cātmānaṁ
tato na vijugupsate

Aquel que ve a todo y a todos solo en el Ser, y ve al Ser en todo y en todos, no odia a nada ni a nadie.

Comentario:

La mente humana constituye una isla de esclavitud en el océano infinito de una vida rebosante de alternativas. En una existencia eterna e infinita, rica en posibilidades, las cadenas del condicionamiento mental reducen nuestro movimiento a una sola y única dirección. No nos movemos por el mundo en busca de nada ni de nadie, sino huyendo de todo. Por eso, no debe sorprendernos que al final de nuestro camino nos encontremos con las manos vacías. Muchas personas afirman estar buscando algo en sus vidas. La verdad es que confundimos la huida del sufrimiento con la búsqueda de la felicidad. Creemos que buscamos el amor, pero en realidad intentamos eludir la soledad. Afirmamos aspirar a la libertad, pero lo que realmente hacemos es escapar de la opresión. Creemos que buscamos la riqueza, pero de hecho solo tememos la pobreza. Pensamos que cuidamos nuestra salud, pero en realidad somos unos hipocondríacos que huimos de la enfermedad. Creemos que buscamos el paraíso, pero solo aspiramos a evitar el fuego del infierno. En lugar de ir en pos de algo, la humanidad vive en una constante huida. La energía que alimenta nuestras ambiciones proviene del temor, no de la inspiración.

Aunque pensamos que aspiramos a tener sentimientos de refugio, seguridad y protección, en realidad solo huimos de las experiencias desagradables e incómodas. Intentamos escapar evadiendo la limitación, el menosprecio, la inseguridad, la soledad y el dolor. Lo que buscamos sin cesar es un refugio contra la vergüenza, la decepción, la tristeza, el aburrimiento y el conflicto. Tratamos de disminuir nuestra angustia, frustración, miseria y sufrimiento. Aunque creemos que perseguimos la felicidad, en realidad solo buscamos alivio y comodidad. Por lo tanto, confundimos los analgésicos temporales con la ansiada felicidad a la que aspiramos. Pero en lugar de concedernos la dicha, dichos calmantes nos transforman en esclavos de múltiples adicciones.

Nuestra cultura del entretenimiento solo nos proporciona paliativos temporales. La dicha no consiste en sentir menos angustia, ni el silencio en oír menos ruido. Al igual que la libertad no es la ausencia de esclavitud, la felicidad no es la ausencia de sufrimiento. Si nos centramos en liberarnos de la tiranía, puede que algún día consigamos un estado carente de opresión, pero no la libertad. Ser libre significa mucho más que no ser esclavo. La libertad de cualquier fenómeno no es genuina, sino que es solo una reacción a ese fenómeno y, en consecuencia, supones siempre su continuación. Este movimiento, llamado *dveṣa* o 'rechazo' en *vedānta*, solo puede llevarnos a la frustración. La emancipación de la opresión no conduce al amor, la libertad y la dicha absolutos. Los que huyen de la realidad no acceden a la Verdad, porque se empeñan en buscar una solución a sus problemas, en lugar de ir en pos del despertar.

La mayoría de los métodos espirituales ofrecen soluciones en forma de técnicas. Sin embargo, la Verdad no se puede lograr con una técnica, porque nosotros mismos somos el problema. No tenemos un problema ni somos sus víctimas, sino que somos el problema. Nos referimos a un problema subjetual, y por tanto las soluciones objetuales son ineficaces. Las soluciones pueden aplicarse al plano objetual, pero este problema es subjetual. Es imposible defendernos de un tigre en nuestro sueño con el arma que dejamos en la mesita de la habitación. Para protegernos de una bestia del sueño, necesitamos un arma que sea eficaz en el ámbito de nuestra experiencia onírica. Del mismo modo, los problemas subjetuales nunca pueden resolverse con soluciones objetuales.

Ninguna actividad o práctica dentro de la película, por muy espiritual que sea, hará que uno de los personajes de la película preste atención a la pantalla. Con independencia de la eficacia de la solución, el resultado de cualquier técnica será el mismo problema disfrazado con una supuesta solución. Las soluciones son mecánicas, mientras que las verdaderas dificultades de la vida son orgánicas. El verdadero problema es la mente y no los inconvenientes que esta crea y luego intenta resolver. Hasta que no comprendamos esto, seguiremos buscando técnicas y métodos que nos proporcionen soluciones.

La mente solo es capaz de enfrentar los problemas desde su propio condicionamiento. Por eso, sus soluciones nacerán del condicionamiento mismo y solo agravarán los problemas. La mente jamás puede encontrar una solución porque ella es parte del problema. Es imposible que una mente limitada trascienda sus propias limitaciones. Entonces, mi consejo es detener la búsqueda de soluciones y simplemente observar. Aunque la observación no constituye una solución a los inconvenientes, puede mostrarnos lo ilusorios que son. No me refiero a los inconvenientes objetuales, sino a las complicaciones subjetuales que nos presenta la vida. Obviamente, la observación no es muy útil para los inconvenientes técnicos, como la reparación del celular, la televisión, el automóvil o el ordenador. Pero sí es útil para dificultades subjetuales y emocionales como los celos, la envidia, el resentimiento, la soledad, los complejos y demás.

La verdadera dificultad del ser humano es de naturaleza subjetual. Su gran problema es la ignorancia, incluso del propio problema. La observación no **resuelve** problemas, sino que los **disuelve**. La mayoría de nuestros problemas se derivan de la falta de observación y de la inconsciencia. El proceso propuesto es mucho más sencillo que eliminar el problema mediante una solución. A lo que me refiero es a la disolución del problema en el mismo momento en que este se observa. Todos los problemas se originan y se basan en la ceguera. Si los problemas se originan por la ceguera, obviamente pueden eliminarse con la vista. Cuando observamos con atención, vemos que los problemas nacen, nos sobrepasan y dominan nuestra vida. Nos ciegan hasta el punto de que empezamos a actuar como sonámbulos. La observación, en cambio, es como un poderoso ácido que disuelve completamente el problema esencial.

En origen, somos consciencia divina, omnisciente y omnipresente. Sin embargo, cuando nos identificamos con una forma, nos percibimos como limitados e incompletos. Debido a esta percepción errónea, vivimos con una profunda sensación de carencia que nos motiva continuamente a completarnos. Desperdiciamos nuestra vida trabajando a cambio de dinero para adquirir y acumular todo tipo de objetos con el propósito de completarnos. También buscamos personas que nos completen. Sin embargo, por mucho que acaparemos objetos y personas, seguiremos experimentando la sensación de carencia. La realidad es que nada ni nadie puede completarnos, porque como consciencia ya somos la plenitud misma. La realización de la consciencia como nuestra auténtica naturaleza implica la paz y la dicha absoluta. En hebreo, la palabra *completo* es *shalem*, una palabra que deriva de la misma raíz gramatical que *shalom*, o 'paz'. Esto implica que la verdadera paz se manifiesta solo en aquellos que han realizado su completitud. Esta experiencia nace con el despertar a la realidad de que como somos el Uno sin segundo, somos y siempre hemos sido la plenitud misma. En realidad, no nos falta nada en absoluto.

«Aquel que ve a todo y a todos solo en el Ser».

De acuerdo con esta frase, nada nos pertenece, sino que todo, incluido nosotros mismos, es solo Ātman, o 'consciencia'. No somos los propietarios de nada ni los amos de nadie. Asimismo, todo lo que nos atrae o nos causa rechazo es solo consciencia.

Hay quienes piensan erróneamente que la vida espiritual implica despreciar el mundo. Piensan que, para llegar a ser una persona espiritual, deben menospreciar este mundo y aspirar al más allá. Concluyen de manera incorrecta que buscar lo espiritual requiere odiar todo lo material. Son personas supuestamente religiosas cuyas así llamadas aspiraciones espirituales se expresan en forma de odio a todo lo relacionado con este mundo. Consideran que el rechazo del mundo es un signo de santidad, pero la santidad solo puede nacer de una actitud inclusiva que identifica una misma naturaleza como la esencia de todo y de todos.

La iluminación no permite excluir a nadie ni a nada, porque consiste en la realización profunda de que todas las cosas y todos los seres son divinos en esencia. El sendero del alma apunta hacia la expansión de la consciencia. Si al principio amamos a nuestro país y a nuestra familia, cuando avancemos no los rechazaremos, sino que amaremos a todos los países y familias del mundo. La mayoría de los seres humanos consideran que el universo, con todos sus objetos, galaxias, planetas, plantas, los animales, seres humanos, y demás, es un fenómeno externo muy alejado de ellos mismos. Perciben la existencia del universo como algo separado de su individualidad. En cambio, la sabiduría upanishádica señala que una misma esencia reside detrás de los nombres y las formas que constituyen lo que percibimos como mundo. Todas las formas aparecen dentro de los confines de la consciencia única. Nada existe fuera de esa percepción. El despertar a la consciencia trae consigo la realización de que todo reside en nuestro ser o que somos todo lo que es. La tradición mosaica, a través de la Torá, ilumina este punto de la siguiente manera:

> לֹא תִקֹּם וְלֹא תִטֹּר אֶת בְּנֵי עַמֶּךָ וְאָהַבְתָּ לְרֵעֲךָ כָּמוֹךָ אֲנִי ה'.
> (ויקרא י"ט, י"ח)

> No te vengarás, ni guardarás rencor a los hijos de tu pueblo, sino que amarás a tu prójimo como a ti mismo. Yo soy Dios.
>
> (Levítico, 19:18)

Puesto que somos manifestaciones de una única consciencia, nuestro prójimo no es un fenómeno diferente de nosotros mismos. Jesús se refirió al versículo anterior junto con «Amarás al Señor tu Dios con todo tu corazón, y con toda tu alma, y con todas tus fuerzas» (Deuteronomio, 6:5), y dijo que «De estos dos mandamientos depende toda la ley y los profetas» (Mateo, 22:40). Estos mandamientos ordenan amar a Dios y nuestro prójimo como a nosotros mismos. El significado más profundo es que solo hay una naturaleza que reside tanto en nuestro prójimo como en nosotros mismos. Es el amor, al cual llamamos Dios.

El *jīvan-mukti*, o 'liberado en vida', no está condicionado por *rāga* y *dveṣa*: apegos y aversiones no lo dominan.

Carece de apego y odio. Su visión es integral porque ve a todo y a todos como partes de sí mismo. Para una sociedad sonámbula, estas verdades son difíciles de aceptar e imposibles de digerir.

El *vedānta* es un proceso que consta de varios escalones que conducen a convertirse en *viśvātman*, o 'el *ātman* del universo'. La etapa inicial corresponde al aspecto corporal en el que la consciencia está confinada a los límites físicos. En ese nivel elemental, solo nos preocupa el bienestar de nuestra forma física. En ese nivel instintivo y animal, la felicidad se confunde con el disfrute de los sentidos. A continuación, vienen los seres humanos que se preocupan por el beneficio de sus seres queridos y se consagran al bienestar de su familia y de todos aquellos hacia los que han desarrollado un cierto apego. Dentro de esta categoría se insertan los que anteponen la felicidad de su pareja e hijos a la suya propia. Luego viene el nivel de consciencia que incluye la preocupación por el medio ambiente, los habitantes de nuestro barrio o nuestra ciudad. Más elevado aún es el de quienes abrazan las necesidades de sus conciudadanos, de su país, pueblo o nación. Los que alcanzan este nivel trabajan y se esfuerzan, con espíritu altruista, por la sociedad en la que viven. En un escalón superior se hallan los seres humanos que trabajan por la humanidad en su conjunto. En esta esfera, encontramos todo tipo de activistas y filántropos.

Pero los *viśvātmans* perciben la sociedad humana tan solo como una pequeña porción del universo. Sus acciones aspiran al bienestar del universo en su totalidad, ya que desde su perspectiva este consiste en una unidad homogénea. Todas las cosas y todos los seres que existen en el universo constituyen partes de una unidad indivisible.

Al percibirnos como formas u objetos ubicados dentro de un cuerpo específico, consideramos el universo como una diversidad de objetos externos a nuestra propia realidad; es como si los límites entre lo interno y lo externo estuvieran delimitados por nuestra piel. Nuestra existencia como individuos es parte integrante del universo. Este mantra describe una característica fundamental de la perspectiva del despertar a la realidad de que somos esencialmente el Ser. Para quien percibe lo que es, tal como es, todo se manifiesta dentro del campo de la consciencia única e indivisible. Aunque nos consideremos insignificantes en el vasto universo, nada ni nadie está desconectado o separado del Ser único. Como parte integrante de nuestro cuerpo, hasta la punta del dedo meñique es relevante. La repulsión, el rechazo y el odio se desvanecen cuando percibimos nuestra existencia individual como parte integrante del universo. Solo entonces despertamos al amor incondicional y percibimos el amor con el que nos abraza la vida.

El *Bhagavad-gītā* señala:

अनन्याश्चिन्तयन्तो मां ये जनाः पर्युपासते ।
तेषां नित्याभियुक्तानां योगक्षेमं वहाम्यहम् ॥

ananyāś cintayanto māṁ
ye janāḥ paryupāsate

teṣāṁ nityābhiyuktānāṁ
yoga-kṣemaṁ vahāmy aham

Pero a aquellos que siempre me adoran con una devoción exclusiva, meditando en mi forma trascendental, yo les proporciono lo que necesitan y les preservo lo que tienen.

(*Bhagavad-gītā*, 9.22)

Al percibir la percepción o ser consciente de la consciencia, el universo entero se percibe como un fenómeno interno o subjetual. El mundo es aprehendido como inseparable de nuestra realidad más íntima. La revelación de que el universo forma parte de nuestro mundo interior nos lleva a realizar nuestra absoluta unidad con el Todo.

ममैवांशो जीवलोके जीवभूतः सनातनः ।
मनःषष्ठानीन्द्रियाणि प्रकृतिस्थानि कर्षति ॥

mamaivāṁśo jīva-loke
jīva-bhūtaḥ sanātanaḥ
manaḥ-ṣaṣṭhānīndriyāṇi
prakṛti-sthāni karṣati

Una porción eterna de mi Ser, habiendo llegado a ser un alma individual encarnada en este mundo, se asocia con los seis sentidos, incluida la mente, y los activa.

(*Bhagavad-gītā*, 15.7)

Este verso alude a la esencia de lo que somos, es decir, una porción eterna de la divinidad. Dios reside en nosotros como nuestra más íntima naturaleza. Nuestra auténtica naturaleza es divina.

Esta es la conclusión última de la literatura upanishádica. El *Bṛhad-āraṇyaka Upaniṣad* (2.5.19) expresa: *ayam ātmā Brahma* o «Este Ātman es Brahman». Y, en el mismo *upaniṣad* encontramos el célebre: *ahaṁ brahmāsmi* o «Yo soy Brahman» (1.4.10).

En el *Chāndogya Upaniṣad* (6.8.7), en el diálogo entre Uddālaka y su hijo Śvetaketu, también encontramos el gran *mahā-vākya: tat tvam asi* o «Tú eres Eso», lo cual indica que nuestra misma esencia es «Eso», o lo que está más allá de toda verbalización porque constituye el origen mismo de las palabras. El gran Ādi Śaṅkarācārya lo expresa magistralmente en su célebre formulación *brahma satyaṁ jagan mithyā jīvo brahmaiva nāparaḥ...* o «El Brahman es la realidad, el mundo es falso y toda *jīva* o individuo es Brahman».

Cuando la burbuja estalla, descubre que en realidad es solo agua. Del mismo modo, el ego se revela como un espacio infinito de consciencia pura cuando libera el aire que parece encerrar.

Sin duda, uno de los momentos más emocionantes descritos en la Torá es el de la creación del ser humano.

> וַיִּיצֶר ה' אֱלֹקִים אֶת הָאָדָם עָפָר מִן הָאֲדָמָה וַיִּפַּח בְּאַפָּיו נִשְׁמַת חַיִּים וַיְהִי הָאָדָם לְנֶפֶשׁ חַיָּה.
>
> (בראשית ב', ז')

> El Señor Dios formó al hombre (Adam) del polvo de la tierra (*Adamá*). Sopló en su nariz el aliento de vida, y el hombre se convirtió en un ser vivo.
>
> (Génesis, 2:7)

El hombre no era un ser vivo antes de que Dios insuflara en él su aliento de vida. El *Zohar* nos dice que «el que respiró, desde las profundidades de sí mismo respiró», para darnos a entender que lo que realmente somos es divinidad. Dios sopló su propio aliento de vida en Adán, por lo que es nada menos que la divinidad que está en lo profundo de nosotros o es la esencia de lo que somos.

«...no odia a nada ni a nadie».

Mucha gente, incluso algunos así llamados maestros, erróneamente consideran que el odio es lo contrario del amor, pero el odio es lo contrario del apego, el cual de hecho es odio disfrazado. El amor consiste en ofrecer, dar y servir sin expectativas, mientras que el apego es un tipo de adicción y necesidad. Aunque ambos son similares, el apego es un negocio que nos compromete solo en la medida en que nos sentimos recompensados y recibimos lo que deseamos. Sin embargo, cuando perdemos toda esperanza de reciprocidad, ese apego se transforma en odio. El apego a las personas conduce al conflicto, porque a quien nos apegamos se convierte en un medio para nuestros fines, y a nadie le gusta ser utilizado de esta manera. A la postre, con la misma vehemencia con la que expresamos aprecio, el odio puede acabar manifestándose en nosotros. Como un péndulo, nuestro odio actual suele ser proporcional a nuestro previo apego.

Sin mencionarlo, este texto nos brinda una guía para el amor. Los conflictos del mundo tienen su origen en el odio. El odio persiste porque nadie ha tratado de enseñarlo, pero el amor ha sido destruido porque la sociedad ha intentado enseñarnos a amar durante muchas generaciones. Ya sea a través de la política, del sistema educativo o de la religión institucionalizada, se nos ha ordenado a amar a nuestros padres, a nuestros enemigos, a la bandera, o a las distintas autoridades religiosas, hasta tal punto que el amor ha sido despojado de cualquier autenticidad.

Nuestra capacidad de amar es el peor enemigo de la ley y el orden. La sociedad necesita individuos controlados y obedientes, pero cuando amamos perdemos el control de nuestras vidas y no nos importa actuar en contra de las convenciones sociales. La sociedad teme la verdadera naturaleza del ser humano en su estado natural e inocente. No poseemos amor, somos poseídos por este. Y no hay ley ni autoridad capaz de detener un corazón conquistado por el verdadero amor.

Aunque solo menciona el odio, este mantra nos lleva al amor. No nos dice que los sabios iluminados «aman todo y a todos», porque el odio oculta el amor. La ausencia de odio permite el flujo natural y espontáneo del amor. Quien no odia a nada ni a nadie, en realidad solo ama. El odio es la única razón por la que el amor no brilla en todo su esplendor. Nuestros esfuerzos deben dirigirse a purificarnos del odio. Esta es la única manera de despertar a la realidad de que todas las cosas y todos los seres existen dentro de nosotros. El amor no se puede crear porque ya es la esencia eterna y absoluta de la vida. Pero es posible deshacerse del odio, en un proceso similar al de la limpieza de un espejo cubierto de polvo, como lo expresa Śrī Caitanya Mahāprabhu en el primer verso de su *Śikṣāṣṭakam*:

चेतोदर्पणमार्जनं भवमहादावाग्निनिर्वापणं ।

ceto-darpaṇa-mārjanaṁ bhava-mahā-dāvāgni-nirvāpaṇaṁ

> Gloria al canto del santo nombre del Señor Kṛṣṇa, que limpia el corazón de todo el polvo acumulado durante años y extingue el fuego de la vida condicionada por los repetidos nacimientos y muertes.

Es innecesario conseguir un espejo porque lo tenemos dentro de nosotros. Limpiando el polvo que lo cubre, el espejo quedará al descubierto. Del mismo modo, solo necesitamos purificarnos del odio acumulado que cubre el amor. El odio no es falta de amor, sino egoísmo exacerbado que nos hace ver que los demás son solo medios para satisfacer nuestros deseos e inclinaciones. Sentimos apego por todo lo que puede servir a nuestros intereses y, por el contrario, odiamos lo que nos impide satisfacer nuestros deseos. Quien despierta a la realidad de que todo lo que existe es Dios ya no odia a nada ni a nadie, tal como explica el Señor Kṛṣṇa al guerrero Arjuna:

> सर्वभूतस्थमात्मानं सर्वभूतानि चात्मनि ।
> ईक्षते योगयुक्तात्मा सर्वत्र समदर्शनः ॥
> यो मां पश्यति सर्वत्र सर्वं च मयि पश्यति ।
> तस्याहं न प्रणश्यामि स च मे न प्रणश्यति ॥

sarva-bhūta-stham ātmānaṁ
sarva-bhūtāni cātmani
īkṣate yoga-yuktātmā
sarvatra sama-darśanaḥ

yo māṁ paśyati sarvatra
sarvaṁ ca mayi paśyati
tasyāhaṁ na praṇaśyāmi
sa ca me na praṇaśyati

> Establecido en el yoga, el sabio contempla el Ser residiendo en todos los seres, y a todos los seres en el Ser; ve lo mismo en todo y en todos. Aquel que me ve en todo y lo ve a todo en mí, nunca se separa de mí, ni yo de él.
>
> (*Bhagavad-gītā*, 6.29-30)

Cuando brilla la luz de la visión universal, la oscuridad del odio se desvanece revelando el amor incondicional.

Mantra 7

यस्मिन्सर्वाणि भूतान्यात्मैवाभूद्विजानतः ।
तत्र को मोहः कः शोक एकत्वमनुपश्यतः ॥

yasmin sarvāṇi bhūtāny
ātmaivābhūd vijānataḥ
tatra ko mohaḥ kaḥ śoka
ekatvam anupaśyataḥ

¿Qué puede causar sufrimiento o ilusión al iluminado que ha realizado que todas las cosas y todos los seres son su propio ser, cuando dondequiera que mire, solo percibe unidad?

Comentario:

El mantra anterior expone que la consecuencia natural de la iluminación es la ausencia de odio. Explica que el ser despierto no experimenta aversión hacia nada ni hacia nadie en este mundo. El mantra actual expone lo mismo, pero en su aspecto positivo: no odia porque percibe la unidad de todas las cosas y todos los seres. Los *jīvan-muktas*, o 'liberados en la vida', están libres de las reacciones de rechazo que son comunes a la mente ordinaria, pues saben que comparten la misma esencia con todas las cosas y todos los seres.

«Al iluminado que ha realizado que todas las cosas y todos los seres son su propio ser...».

Si abrazas a alguien, nunca piensas que esta es una acción realizada solo por tus extremidades superiores. Cuando corres, no son solo tus piernas las que corren. No es tu mano la que enciende el horno. Todas estas son consideradas nuestras actividades. Nadie percibe sus propios órganos como si fueran completamente diferentes de sí mismo. En el estado ordinario de consciencia, nuestra experiencia es que somos nosotros quienes abrazamos, corremos, respiramos o bebemos porque creemos que el cuerpo y sus miembros son manifestaciones de la misma persona. Reconocemos que las distintas partes del cuerpo actúan como una unidad armoniosa y que, tras sus diversas funciones, hay un único ser. Aunque el helado toque tu boca, eres tú quien lo disfruta. Aunque la rodilla esté lastimada, eres tú el que percibe el dolor. Al reconocer que las manos, la boca, la lengua, las piernas y las rodillas están directamente conectadas contigo, la atención se centra en ti.

En nuestra experiencia empírica de la dimensión dual de nombres y formas, percibimos una diversidad de entes separados. Sin embargo, en el estado de consciencia trascendental, o iluminación, la experiencia es que todos y cada uno de nosotros somos miembros de un mismo cuerpo, que es la manifestación del Ser o Dios. Más allá de la diversidad aparente, nos centramos en el Ser o el núcleo de la existencia. Todas las ramas del yoga proponen prácticas para crear la situación propicia para el despertar al Ser como centro y origen de todo lo que es. Como confirma el *Bhagavad-gītā*:

अहं सर्वस्य प्रभवो मत्तः सर्वं प्रवर्तते ।
इति मत्वा भजन्ते मां बुधा भावसमन्विताः ॥

ahaṁ sarvasya prabhavo
mattaḥ sarvaṁ pravartate
iti matvā bhajante mām
budhā bhāva-samanvitāḥ

Yo soy la fuente de toda la creación. Todo emana de mí. Los sabios que saben esto me adoran amorosamente con todo su corazón.

(*Bhagavad-gītā*, 10.8)

La verdadera religión no consiste en meros ritos y ceremonias; no se trata simplemente de ciertos códigos de vestimenta o de largas listas de prohibiciones; no se trata tan solo de hablar, comentar y analizar lo que les ocurrió a algunos seres extraordinarios en un pasado remoto. Este mantra presenta la misma visión upanishádica que el Señor Kṛṣṇa nos transmite:

समं सर्वेषु भूतेषु तिष्ठन्तं परमेश्वरम् ।
विनश्यत्स्वविनश्यन्तं यः पश्यति स पश्यति ॥

samaṁ sarveṣu bhūteṣu
tiṣṭhantaṁ parameśvaram
vinaśyatsvavinaśyantaṁ
yaḥ paśyati sa paśyati

> El Señor supremo mora igualmente en todos los seres y lo imperecedero está dentro de lo perecedero. Quien ve así, ve realmente.
> (*Bhagavad-gītā*, 13.28)

Así lo confirma también el *Kena Upaniṣad*:

भूतेषु भूतेषु विचित्य धीराः
प्रेत्यास्माल्लोकादमृता भवन्ति ॥

bhūteṣu bhūteṣu vicitya dhīrāḥ
pretyāsmāl lokād amṛtā bhavanti

> El sabio que abandona este mundo relativo y dual viendo el Ser en cada criatura alcanza la inmortalidad.
>
> (*Kena Upaniṣad*, 2.5b)

«¿Qué puede causar sufrimiento o ilusión al iluminado...?».

Me han preguntado en muchas ocasiones si fulano es un iluminado. Otras veces, me han preguntado directamente si estoy iluminado. Mi respuesta es que ni yo ni nadie ha estado nunca iluminado, porque la iluminación es la desaparición del ego como fenómeno. Pensar que alguien puede iluminarse es como creer que después de encender la luz, la oscuridad seguirá ahí como una especie de oscuridad iluminada. Como todos sabemos, cuando se enciende la luz, la oscuridad desaparece, pues su propia naturaleza es la ausencia de luz. Asimismo, el fenómeno egoico es la ignorancia de lo que realmente somos y la iluminación no es más que la completa extinción de dicha ignorancia. El buscador upanishádico se reconoce finalmente a sí mismo, a su auténtica naturaleza, a lo que realmente es, como la esencia misma del resplandor, del velo dorado, así como de toda experiencia. Según el mensaje vedántico, tú eres a la vez el problema y la solución; por lo tanto, la búsqueda de la Verdad comienza y termina en ti.

Existen muchos estados previos a la iluminación, *savikalpa-samādhi*, el cual comprende *savikalpa-samādhi*, *savicāra-samādhi*, *sānanda-samādhi* y *sāsmitā-samādhi*. Luego tenemos el *nirvikalpa-samādhi*, *sahaja-samādhi* y, por último, el *dharmamegha-samādhi*. La diferencia entre el primer y el último estado está íntimamente relacionada con el grado de disolución del ego o el sujeto. Al menos hasta el nivel de *sāsmitā-samādhi*, aunque se ha superado en gran medida la dualidad objetual, aún existe una presencia bastante significativa del ego o sujeto. Únicamente con la renuncia tanto al objeto como al sujeto se supera la dualidad relativa en su totalidad. Al trascender ambas facetas de la dualidad, ocurre el verdadero despertar a lo absoluto. Esto implica morir como sujeto en espacio-tiempo para renacer como subjetualidad eterna. Es un perdernos para encontrarnos.

Hay una gran diferencia entre los buscadores de la Verdad y los cazadores de la iluminación. Los buscadores de la Verdad se preguntan qué es la Verdad o la Realidad; los cazadores se preguntan cómo pueden obtener, alcanzar y mantener esa experiencia. Los verdaderos *sādhakas* se preguntan qué o quiénes son; los cazadores de la iluminación preguntan cómo pueden obtener a Dios. Los buscadores quieren ser; los cazadores quieren adquirir. Desde la perspectiva egoica, nuestro valor en el mercado de la sociedad se incrementa cuando poseemos más. Para acceder a lo absoluto, es necesario trascender la dualidad sujeto-objeto. Por muy placentero que sea poseer algo, indefectiblemente vendrá acompañado de su opuesto. No importa lo valioso que sea, mientras permanezcamos dentro de los límites de la dualidad, su contraparte siempre estará presente.

La causa del sufrimiento reside en nuestra autopercepción. Nos consideramos entes aislados cuyas metas colisionan con las del Todo. La mayoría de nuestros deseos y ambiciones entran en conflicto con el fluir de la vida. Al igual que la gota sufrirá mientras sus deseos vayan contra la corriente del río, el ser humano seguirá sufriendo en tanto que se resista al poderoso flujo de la vida. Al ser una contracción, el ego se ve seriamente amenazado por la relajación. Así como la relajación de la ola implica su desaparición en el océano, la relajación del «yo» conlleva su disolución en la consciencia. La entrega total implica aceptación, relajación y fluir con el Todo.

La raíz de nuestro sufrimiento es la ignorancia de lo que realmente somos. Cubiertos por esta ignorancia, solo percibimos limitaciones. Cualquier restricción implica dolor y sufrimiento. La supuesta felicidad, tan buscada en nuestra sociedad, no es más que el esfuerzo por escapar de la sensación de limitación.

«...cuando dondequiera que mire, solo percibe unidad».

Antes de la creación, no existía nada más que Dios. Obviamente, al carecer de materia prima, Dios solo podía crear a partir de sí mismo. El universo, con todo su contenido, no es más que la divinidad. La realidad está constituida por una gran diversidad de aspectos de la misma realidad divina. Para comprender lo anterior, es esencial tener en cuenta tres principios fundamentales: 1) todo efecto tiene una causa, 2) todos los efectos son la misma causa que se manifiesta como formas diferentes, y 3) si se elimina la causa del efecto, se elimina también el efecto.

Para explicarlo mediante una analogía, diremos que el agua es la causa, y el mar con sus olas, burbujas y espuma es el efecto. Según el primer principio, todas las manifestaciones del mar comparten la misma causa: el agua. Si miramos a nuestro alrededor, percibimos la diversidad, pero se trata de una única causa. El segundo principio indica que todas las formas son manifestaciones de la misma agua. Esto nos lleva a la conclusión de que somos la expresión de la causa primordial, o *sarva-kāraṇa-kāraṇam*, que se manifiesta en una miríada de formas. El tercer principio indica que, si se extrajera el agua, no habría mar. Es decir, sin el Ser no habría manifestación cósmica.

La causa primordial del universo es la consciencia o Dios. Solo el Ser realmente es. El mundo fenoménico no es más que Brahman manifestándose en una multiplicidad de nombres y formas. Pero en la experiencia del Ser, todos los objetos pierden sus distinciones y se disuelven en el sustrato del mundo, que es la única realidad.

Tal causa primordial de la vida es buscada tanto por la religión como por la ciencia. La búsqueda de la ciencia es objetual, mientras que la religión explora el campo de lo subjetual. Solo a través de la subjetualidad es posible acceder a la realidad. Despertar a la consciencia solo es posible a través de la espiritualidad.

En el marco de una percepción dualista, el sujeto y el objeto son interdependientes, porque la naturaleza del objeto depende de la observación realizada por el sujeto. Cuando miras a Juan, él es objeto mientras tú te consideres el sujeto. Pero cuando Juan te mira, te ve como objeto y cree ser el sujeto. El objeto no sería un objeto si no fuera observado por un sujeto. Si se detiene la inclinación mental a diferenciar entre el sujeto y la diversidad de objetos, se puede evitar que surjan conceptualizaciones. Al restringir la manifestación de conceptualizaciones y definiciones, desaparecen los límites fijos entre sujeto y objeto, y ambos se integran en la realidad absoluta y no-dual.

El pensamiento pone límites ilusorios a la consciencia, creando la idea de un sujeto, o un «yo», como la base de una personalidad individual. Este «yo» separado es una localización de la consciencia y el fundamento de la dimensión dual. Basándose en esta idea, la mente construye un mundo de opuestos, como apego y odio, felicidad y sufrimiento. La consciencia es el espacio infinito donde la experiencia tiene lugar. En la dimensión dual y relativa, la consciencia tiene la oportunidad de percibirse a sí misma. En la dimensión absoluta no-dual, el Ser es intangible como objeto, pero se puede realizar como la subjetualidad original. Si en la realidad relativa se percibe al Ser, en la no-dual se es el Ser.

El primer paso es renunciar a los objetos y trascenderlos, pero después, la verdadera renuncia tiene que ver con el sujeto. Renunciar al objeto sin trascender al sujeto, es como extraer una muela infectada y dejar la raíz en su lugar. Sin ir más allá de lo que creemos ser, la renuncia a lo que creemos poseer estará incompleta.

La dualidad egoica, como una moneda, tiene dos caras. Es imposible renunciar a una y mantener la otra. Aunque cubramos una cara, continuará estando presente. La mayoría de los seres humanos tratamos de lograr y mantener solo una cara de la moneda. Aunque nos esforcemos únicamente por la felicidad, la tristeza también vendrá. Si logramos el placer, el dolor también llegará. Toda ganancia está acompañada de pérdida. Trascender al ganador, o al sujeto, es más difícil aún que renunciar a la ganancia. La auténtica renuncia equivale a arrojar la moneda y deshacerse de ella por completo.

La iluminación significa reconocer plenamente que tanto el sujeto como el objeto son aspectos ilusorios de la misma realidad no-dual. La iluminación es la realización de que nuestra auténtica naturaleza es la consciencia, que es la materia prima tanto del sujeto como del objeto.

Mantra 8

स पर्यगाच्छुक्रमकायमव्रणमस्नाविरꣳ शुद्धमपापविद्धम् ।
कविर्मनीषी परिभूः स्वयम्भूर्याथातथ्यतोऽर्थान्व्यदधाच्छाश्वतीभ्यः
समाभ्यः ॥ ८॥

sa paryagāc chukram akāyam avraṇam asnāviram śuddham
apāpa-viddham kavir manīṣī paribhūḥ svayambhūr
yāthātathyato 'rthān vyadadhāc chāśvatībhyaḥ samābhyaḥ

El Ātman lo impregna todo, es radiante, incorpóreo, carente de músculos, puro, inmaculado, autocreado y lo abraza todo; es el veedor omnisciente y es autosuficiente. Ha establecido las leyes y los deberes desde tiempos inmemoriales.

Comentario:

En este mantra, prosiguen los esfuerzos del sabio por describir lo indescriptible. A continuación, analizaremos algunos de los términos que el *ṛṣi* despliega en el verso en cuestión:

Paryagāt

Paryagāt significa 'lo impregna todo'. El término se refiere a la naturaleza ilimitada del Ātman. Impregnándolo todo, reside en todas las cosas y en todos los seres, incluso en uno mismo como la esencia de lo que somos. No es posible acceder a *Paryagāt* mediante el pensamiento. La naturaleza limitada de la mente le impide comprender lo ilimitado. Por lo tanto, es imposible definir o conceptualizar la realidad última.

La antigua tradición mosaica se caracteriza por su rechazo radical de la idolatría. A modo de ejemplo, leemos en Levítico (26:1): «No haréis para vosotros ídolos, ni os levantareis imagen tallada ni pilares (sagrados), ni pondréis en vuestra tierra piedra grabada para inclinaros ante ella; porque yo soy el Señor vuestro Dios». Encontramos afirmaciones similares en las escrituras de las religiones derivadas de la revelación hebrea, es decir, el cristianismo y el islam. En su significado más simple y básico, un ídolo es una representación, imagen o símbolo de la divinidad mediante la cual esta es venerada. Se trata de un símbolo limitado de lo ilimitado, de una imagen finita del infinito. La tradición mosaica desaprueba referirse a tales símbolos como si fueran lo que simbolizan, es decir, tratar una representación limitada como si fuera ilimitada.

Los ídolos comienzan siendo ideas, imágenes u objetos mentales que luego se verbalizan y, finalmente, se esculpen. Pero la Torá no se refiere solo a los ídolos físicos hechos de arcilla, madera, metal o piedra, sino a la idolatría psicológica, que es una idolatría mental y lingüística que manufactura ídolo-ideas o ídolo-conceptos. En realidad, cada palabra e idea con la que nos referimos al Ātman —alma, Ser, Verdad, consciencia, iluminación o Dios— no es real, sino que es solo una representación verbal objetual y limitada de la subjetualidad infinita.

El ser iluminado que intenta definir la Verdad es consciente de la insensatez de su esfuerzo. Es simplemente irracional emprender la tarea de describir lo indescriptible o conceptualizar la subjetualidad ilimitada. Resulta comprensible que, a lo largo de la historia, muchos seres despiertos hayan optado por guardar silencio, omitiendo explicaciones, ideas o conceptos acerca de lo absoluto. Algunos discípulos auténticos sincronizaron con el silencio de sus maestros y lo adoptaron como si fuese la definición de la Verdad. Los sabios upanishádicos, por su parte, trataron de verbalizar el misterio. Sus descripciones, aunque imperfectas, pueden aportar cierto beneficio.

Desde otra perspectiva, podemos decir que, así como los maestros iluminados han emanado de la Verdad, la religión institucionalizada ha nacido de las definiciones de la Verdad. El fenómeno de la religión organizada ha ofrecido durante siglos únicamente nociones, conceptos, ideas, opiniones, conjeturas y creencias que ayudaron a vender falsas conceptualizaciones de la Verdad. Si fueran descripciones verdaderas como pretenden ser, todas serían iguales. Sin embargo, estas distorsiones difieren entre sí porque están influenciadas por diferentes culturas y tradiciones. En cambio, los sabios upanishádicos no ofrecen definiciones sino descripciones de la experiencia trascendental que pueden ser de cierta utilidad para los buscadores sinceros porque ofrecen una vislumbre intuitiva del Ser.

El término *paryagāt* significa 'ilimitado' u 'omnipresente'. Para definir al Ātman, recurro a la famosa frase de Pascal, utilizada también por Borges y tantos otros: «Se trata de un círculo cuya circunferencia no se encuentra en ningún lugar, mientras que su centro o eje está en todas partes». Al ser ilimitado, es imposible ubicar al Ātman en un emplazamiento específico, por eso la Torá se refiere a Dios como *Ha Makom*, o 'el Lugar'. Dios no yace en un lugar, sino que es el lugar por excelencia donde descansan todas las cosas y todos los seres.

Śukram

Śukram significa 'radiante'. El Ser es luz, es decir, la luz de la inteligencia, la observación y la consciencia.

En la Biblia, leemos: «Tu vida será más radiante que el mediodía, (y hasta) la oscuridad será como la mañana» (Job, 11:17). En el Nuevo Testamento, Jesús proclama: «Yo soy la luz del mundo; el que me sigue, no andará en tinieblas, sino que tendrá la luz de la vida» (Juan, 8:12). En el Corán, en la Surah *An-Nur*, o 'La Luz', leemos: «Allāh es la luz de los cielos y la tierra. Su luz es como una hornacina en la que hay una lámpara; la lámpara está dentro de un vidrio y el vidrio es como un astro radiante. Se enciende gracias a un árbol bendito, un olivo que no es ni de Oriente ni de Occidente, cuyo aceite casi alumbra sin que lo toque el fuego. Luz sobre luz. Allāh guía hacia Su luz a quien quiere. Allāh llama la atención de los hombres con ejemplos y Allāh conoce todas las cosas» (*Sura An-Nur*, 24:35).

La naturaleza de la luz ha constituido un enigma que ha ocupado a la comunidad científica durante generaciones. La ciencia comprende la luz como una forma de radiación electromagnética visible a nuestros ojos, y como tal, es lo más cercano a la energía pura. La luz es una de las formas de desplazamiento de la energía. Las ondas de luz son una modalidad de radiación electromagnética, ya que son el resultado de las vibraciones de los campos eléctricos y magnéticos.

En general, la materia se identifica por sus propiedades físicas objetuales. La definición más común de materia es «aquello que posee masa y ocupa un lugar en el espacio». Por ejemplo, diríamos que un libro es materia porque tiene masa y ocupa un espacio. Sin embargo, cuando revisamos esta definición según la mecánica cuántica, conceptos como «poseer masa» u «ocupar un espacio» difieren de nuestra experiencia empírica.

Otra definición de la materia sería: «la materia está formada por aquello de lo que están hechos los átomos y las moléculas». Sin embargo, existen sustancias constituidas de los mismos componentes básicos, pero que no se forman en átomos o moléculas. Por ejemplo, la materia de las enanas blancas está formada típicamente de núcleos de carbono y de oxígeno en un mar de electrones degenerados.

En un nivel aún más profundo, los átomos están formados por protones y neutrones, que a su vez están constituidos por quarks y por los campos de fuerza que los unen, o gluones. Las primeras definiciones de la materia se basaban en sus componentes básicos. Si la situamos en la escala de las partículas elementales, nuestra definición anterior quedaría del siguiente modo: «la materia ordinaria es todo lo que está formado de partículas elementales, o fermiones, a saber, quarks y leptones». La búsqueda de los componentes básicos de la materia nos ha conducido a entidades cada vez más elementales, desde la molécula al átomo, al núcleo y los electrones, los nucleones, y por último los quarks, en un largo proceso que la ciencia está aún muy lejos de completar. Según varios científicos el fundamento de nuestro universo no es solo materia o energía, sino luz, la cual puede comportarse tanto como partícula u onda, como materia o energía. Hay quienes han sostenido —como Aristóteles,

Newton, Descartes o Einstein— que la luz está formada por partículas. Sin embargo, para otros investigadores —como Fresnel, Young, Maxwell y Huygens— la luz es una onda. Dicho comportamiento dual es un fenómeno cuántico denominado onda-corpúsculo o dualidad onda-partícula, que ha sido corroborado empíricamente. De acuerdo con este fenómeno, las partículas pueden exhibir comportamientos típicos de ondas en unos experimentos, mientras aparecen como partículas compactas y localizadas en otros. En ocasiones, la luz se comporta como materia y otras como energía, de tal manera que según la dualidad onda-partícula no existen diferencias fundamentales entre ondas y partículas, ya que unas pueden comportarse como las otras y viceversa.

Un grupo de físicos afirma haber descubierto el método para transformar la luz en materia. Estos experimentos demostraron empíricamente la famosa teoría llamada «el proceso Breit-Wheeler», formulada en 1934 por los científicos Gregory Breit y John A. Wheeler. Sugirieron transformar la luz en materia mediante la destrucción simultánea de dos fotones, lo que crearía un electrón y un positrón. En la actualidad, dicha teoría es una realidad, gracias a la demostración realizada en el Imperial College de Londres, cuyos resultados han sido publicados en *Nature Photonics*. Uno de los coautores del estudio es el profesor Steve Rose, quien afirma que después de ochenta años, han logrado demostrar la realidad de dicha teoría. En palabras del Profesor Rose: «Se trata de una demostración pura de la famosa ecuación de Einstein que relaciona la energía y la masa: $E=mc^2$, que nos dice cuánta energía se produce cuando la materia se convierte en energía. Lo que estamos haciendo es lo mismo, pero al revés: convertir la energía del fotón en masa, es decir, $m=E/c^2$».

El experimento se llevó a cabo en dos fases. En la primera, se utilizó un láser de alta intensidad, capaz de acelerar los electrones hasta cerca de la velocidad de la luz, que disparó los electrones a una lámina de oro. Esto creó un haz de fotones mil millones de veces más energético que la luz visible. En la segunda fase, se disparó un láser de alta energía en el vacío sobre la superficie interior del oro, creando un campo de radiación térmica y generando así una luz similar a la que emiten las estrellas. A continuación, el haz de fotones de la primera fase se dirigió a través del centro del contenedor utilizado en la segunda fase, con el fin de hacer colisionar los fotones de ambas fuentes. Así se formaron electrones y positrones detectables. Los autores del estudio afirman haberse sorprendido al descubrir que el proceso proporcionaba las condiciones para la creación de un colisionador de fotones.

Sin embargo, la realidad es que la luz, la materia física y su densidad constituyen solo una ilusión óptica, una idea, un concepto. Si observamos la materia de cerca, en un momento dado trascenderemos el plano físico y encontraremos solo la luz, cuya realidad es incuestionable, más que cualquier forma u objeto físico. En la medida en que tratamos de penetrar en niveles cada vez más profundos de la «materia sólida», en lugar de densidad encontramos luz. Por consiguiente, la existencia material objetual es solo aparente porque, a fin de cuentas, los objetos físicos son únicamente luz condensada, sin la cual no existiría nada de lo que percibimos en nuestra realidad empírica. Meditar consiste en trascendernos como cuerpos físicos e ir más allá de la mente y las emociones en pos de nuestra auténtica subjetualidad. Es permitir la revelación de la luz de la consciencia en las profundidades de nuestro interior.

Es imposible percibir la luz del Ser dentro del contexto superficial empírico de nombres y formas. En la dimensión relativa y dual, en lugar de iluminar, solo ocultamos la oscuridad. Lo que denominamos luz en este mundo es un mero esfuerzo por cubrir las tinieblas. En el plano relativo, no encendemos la luz, sino que ocultamos la penumbra. Lo que se percibe en el mundo objetual no es luz; la verdadera luz reside en lo más recóndito de nuestro interior. La superficie es oscura; las profundidades son radiantes.

Cuando la luz choca con un objeto opaco, rebota en este y cambia de dirección. Dicho fenómeno se denomina *reflexión*. Los objetos reflejan parte de la luz que les alcanza. Estas ondas de luz, a diferentes frecuencias, llegan a nuestras retinas y nos permiten ver los objetos en color. Lo cierto es que nadie jamás ha percibido la luz directamente. Al declarar que el cuarto está iluminado, en realidad solo estoy afirmando que puedo ver y no soy ciego. Es imposible ver la luz directamente; solo percibimos lo iluminado. De ese modo, la luz es solo una inferencia o deducción y no una experiencia directa. Solo es posible ver directamente la luz en las profundidades de nuestro interior. Dicha claridad es una de las múltiples manifestaciones de la luz interior que alumbra nuestros sueños. Por eso, quien actúa desde los niveles más profundos de consciencia manifiesta una mayor claridad. Esa claridad expresada en cada palabra, argumento o mirada nos atrae, fascina, cautiva y hechiza; despierta una cierta nostalgia porque es la esencia misma de lo que somos.

Somos luz localizada y olas luminosas de claridad. En lo que respecta a la dimensión superficial de las sombras, toda luz es temporal y relativa, mientras que las tinieblas son eternas. En el plano superficial, la luz puede ser eliminada destruyendo su fuente y la oscuridad solo puede ser cubierta momentáneamente. Si toda fuente de luz en el universo fuera eliminada, permanecería un inmenso océano de tinieblas. Donde gobierna la noche. Podemos tratar de ocultarla encendiendo la luz, pero jamás podemos erradicarla. Sin embargo, en nuestro mundo interior, es justamente lo contrario: la luz es eterna y la oscuridad temporal. Sin importar cuán oscuras sean nuestras actividades, estas no atenúan la luz interior de la consciencia. Aunque cometamos errores y nos comportemos mal, nuestras acciones no afectan a la pureza y claridad de la consciencia.

Ni la oscuridad en la superficie ni la luz en el interior tienen causa u origen. Este mundo consiste en la dimensión de la oscuridad, mientras que la luz pertenece a lo interior. Ni la oscuridad exterior ni la luz interior provienen de una fuente específica. En consecuencia, es imposible eliminarlas. Ambas se originan en el omnipresente Ātman que reside simultáneamente en todas partes y en ningún lugar. Este mundo consiste en la dimensión de la oscuridad o la ausencia de luz. El camino espiritual nos conduce hacia la dimensión de la luz carente de origen.

न तद्भासयते सूर्यो न शशाङ्को न पावकः ।
यद्गत्वा न निवर्तन्ते तद्धाम परमं मम ॥

na tad bhāsayate sūryo
na śaśāṅko na pāvakaḥ
yad gatvā na nivartante
tad dhāma paramaṁ mama

> Ni el sol, ni la luna, ni el fuego pueden iluminar mi morada suprema. Aquellos que llegan a ella, nunca retornan a este mundo material.
>
> (*Bhagavad-gītā*, 15.6)

Akāyam

Akāyam significa 'incorpóreo'. Expresiones como incorpóreo, desprovisto de músculos, puro e inmaculado apuntan a la pureza de la consciencia, que carece de cualidades y está libre de los límites impuestos por una forma determinada. Muchos seres humanos creen ser un cuerpo. Se consideran chilenos, rusos o ecuatorianos, según el lugar geográfico en el que se manifestó su cuerpo. Debido a esa identificación corporal, buscan la felicidad tratando de satisfacer únicamente sus demandas físicas. En esa situación, la vida no merece ser llamada *humana*.

आहारनिद्राभयमैथुनानि समान्यमेतत्पशुभिर्नराणाम् ।
ज्ञानंनराणामधिको विशेषो ज्ञानेन हीना पशुभिः समानाः ॥

āhāra-nidrā-bhaya-maithunāni
sāmānyam etat paśubhir narāṇām
jñānaṁ narāṇām adhiko viśeṣo
jñānena hīnāḥ paśubhiḥ samānāḥ

Las actividades de comer, dormir, aparearse y defenderse son compartidas por animales y seres humanos. Los seres humanos son considerados superiores solo cuando inquieren acerca de la Verdad absoluta, de lo contrario son considerados como animales.

(*Hitopadeśa*, 0.25)

Intentando obtener dicha, proporcionamos comodidades al cuerpo. Lógicamente, estos esfuerzos terminarán en frustración porque solo lograremos placer. La identificación corporal nos ha sido inculcada desde nuestra más tierna infancia. Esta interpretación mental y emocional rige nuestras vidas. Para trascenderla, es necesario adoptar una nueva perspectiva de nuestra dimensión física. En lugar de identificarnos con nuestra forma, podemos situarnos en la posición de su observador. Siendo el testigo, no viviremos desde la convicción de que somos el cuerpo, sino que seremos conscientes de este. Así como la identificación nos ha hecho creer que somos el cuerpo, la observación nos permite adoptar la perspectiva de ser conscientes de este. Al diferenciar con claridad entre ambas experiencias —es decir, entre ser el cuerpo y observarlo— permanecemos como el observador del cuerpo.

Lo que observa el cuerpo es el conocimiento o la percepción. Nuestro paso siguiente será ampliar la observación para incluir el pensamiento o la mente, la sensación o el cuerpo, y la percepción o el universo. A medida que seamos conscientes, veremos que la actividad mental y física, así como la propia percepción, están situadas en nosotros. Somos de la misma sustancia, de la misma materia prima. El mar es agua y, por tanto, todas las formas que adquiere el mar, como olas, burbujas o espuma, son también agua. Del mismo modo, todo lo que aparece en la consciencia es consciencia.

Somos el cuerpo, pero no solo el cuerpo sino la totalidad de nuestra experiencia. De hecho, somos el cuerpo, la mente, las percepciones y todo lo que se huele, se toca, se saborea, se ve y se oye. Como consciencia, compartimos la misma sustancia con las sensaciones, los pensamientos y las percepciones. Nosotros, como consciencia pura, estamos hechos de la misma sustancia que nuestra experiencia. No somos solo esta bolsa de carne y huesos que hemos aceptado como nuestro cuerpo, sino la totalidad de la experiencia universal. Experimentar que somos el cuerpo es parte de la realidad; sin embargo, creer que solo somos el cuerpo es una ilusión.

El camino hacia la Verdad es dejar de identificarse con la mente y el cuerpo. Ser el Ser, o nuestra auténtica naturaleza, significa trascender esas identificaciones limitantes. Es posible trascenderlas a través de la observación. Al principio puede parecer artificial, pero con el tiempo descubriremos que es completamente natural. La observación se convertirá en el trasfondo de nuestra vida y recuperaremos nuestra identidad original. Incluso conservaremos la perspectiva de la observación durante nuestros sueños. Nuestra identificación con el cuerpo no cesará, pero se expandirá hasta identificarnos con el Todo.

Svayambhūr

Svayambhūr significa 'autocreado'. La ley de causa y efecto está basada en la idea de que toda acción provoca una reacción, y viceversa; es decir, todo efecto es causado por una acción previa. Al suceder la causa A tiene lugar el efecto B o una variedad de efectos B1, B2 y B3. Asimismo, un fenómeno puede tener varias causas: ocurrió B debido a que con anterioridad A1, A2 y A3 habían sucedido.

La ley de causa y efecto pertenece a la realidad relativa, donde existen el tiempo y el espacio. Desde una perspectiva dual, aquello que observamos en la realidad objetual posee una causa. Lo único que no posee un comienzo —y por ende una causa— es la consciencia en sí. Siempre que queremos explorar un objeto, nos interesamos por su origen. Para conocer mejor a alguien, ayuda visitar a su familia o saber quiénes son sus padres. A pesar de que todas las cosas y todos los seres poseen una causa, comprendemos que debe existir una primera causa, la cual no ha sido precedida por ninguna causa anterior. Dicha primera causa, la causa de todas las causas, no puede proceder de nada ni nadie. Solo la consciencia carece de causa y, en consecuencia, no es un efecto. Nunca nació ni jamás morirá, puesto que es indestructible. Todo lo que posee un comienzo tiene también un final; todo lo que empieza termina. Ya que es indestructible, podemos asumir que la consciencia no tiene comienzo.

अक्षरं ब्रह्म परमं स्वभावोऽध्यात्ममुच्यते ।
भूतभावोद्भवकरो विसर्गः कर्मसंज्ञितः ॥

akṣaraṁ brahma paramaṁ
svabhāvo 'dhyātmam uchyate
bhūta-bhāvodbhava-karo
visargaḥ karma-saṁjñitaḥ

> Bhagavān dijo: «lo Supremo, lo indestructible es Brahman; su manifestación es *adhyātma*, el ser; el proceso creador mediante el cual todos los seres son creados se denomina *karma*».
>
> (*Bhagavad-gītā*, 8.3)

La ley de causa y efecto solo existe en la dimensión dual y relativa. Nuestro mundo interior está libre de causas y razones. Despertar significa abrir los ojos a la realidad no causal.

A pesar de que la consciencia no es un efecto, se pueden comprar en el mercado espiritual una gran variedad de causas. Se ofrecen incontables técnicas para lograr la iluminación. Pero si existiera un método cuyo resultado fuese obtener a Dios, el método sería una causa y Dios su efecto. Sin embargo, conocer a Dios significa conocer aquello que carece de causa. Mientras busquemos causas y razones, estaremos moviéndonos en el mundo relativo y dual. Al encontrar un auténtico maestro, empezamos a movernos en una dimensión carente de causa.

Intentamos encontrar causas para todo lo que nos sucede en la vida y, si no las encontramos, las imaginamos. Nos sentimos inseguros si no hallamos las razones para los acontecimientos que nos ocurren. Creyéndonos responsables de las situaciones a las que nos enfrentamos, buscamos las razones de nuestro supuesto comportamiento. Pero nos resulta imposible identificar la causa del amor. Lo diré al más puro estilo de Lao-Tzu en su *Tao Te Ching*: si puedes identificar la causa del amor, puedes estar seguro de que no es amor. El amor es invisible y solo nos deja percibir sus consecuencias. Asimismo, es imposible ver directamente el despertar espiritual, solo podemos ver sus síntomas. La causa de la iluminación es inalcanzable. Algunos dicen que Dios es amor, y tal vez sea porque ambos carecen de causa y efecto.

El encuentro entre maestro y discípulo es totalmente diferente de lo que consideramos una relación en Occidente. Las relaciones pertenecen a la dimensión dual. Causa y efecto forman parte de una relación superficial. La comunión, en cambio, está relacionada con el espíritu. Al observar al maestro, nos damos cuenta de que algo le ha ocurrido, pero no podemos decir exactamente el qué. La consciencia y la conexión de lo que está sucediendo en el maestro producirá una respuesta en nuestro interior. Esa respuesta no es un efecto porque el despertar del maestro no es la causa del despertar del discípulo. En la dimensión del alma, en lugar de causa y efecto, hay comunión simultánea. La simultaneidad solo puede tener lugar dentro de la comunión y se manifiesta cuando estás sincronizado con un fenómeno que te inspira, como una puesta de sol, las estrellas, un pájaro o una sonrisa. Te vuelves accesible y vulnerable a ese fenómeno y surge una respuesta desde lo más profundo de tu ser.

En hebreo, el idioma de la Biblia, la palabra para respuesta es *teshuvá*. Es muy interesante porque se compone de la palabra *lashuv* ('volver', 'retornar') y de la letra final *he* que simboliza la divinidad. Por lo tanto, *responder* sería algo así como 'volver a Dios'. Esto conlleva un profundo mensaje. Aunque la Torá ofrece respuestas intelectuales, estas no son las respuestas que los buscadores de la Verdad anhelan. Los buscadores auténticos y sinceros van en busca de respuestas que emergen desde su interior al sincronizarse con el misterio de la Torá. Esta respuesta es un retorno al lugar que nunca hemos abandonado. Una respuesta se activa desde tu interior, respondiendo simultáneamente y en absoluta armonía con el fenómeno en cuestión. Sin embargo, dicha respuesta no ha sido causada por tu vulnerabilidad ni por la puesta de sol, ni por el pájaro ni por la sonrisa. La respuesta que nace desde las profundidades de tu alma no es un efecto. El libro sagrado habla de lo real y verdadero, de lo eterno e infinito, y algo se despierta en ti.

Los maestros tocan su melodía y hacen que tu alma cante, pero ni su melodía es la causa ni tu canto el efecto. El encuentro entre maestro y discípulo es una sincronización simultánea. Si el cantar fuera solo un efecto, todo el mundo cantaría al escuchar dicha melodía. El gurú iluminado está disponible por igual para todos sus discípulos. Sin embargo, cada discípulo evoluciona a su propio ritmo y proporcionalmente a su apertura y accesibilidad al maestro.

Los maestros son exaltados si sus discípulos se iluminan. Esta glorificación es inmerecida porque el maestro no es la causa ni la iluminación del discípulo es el efecto. Todo el mérito pertenece a los discípulos y no a los gurús. Son los discípulos los que se han abierto, han bajado sus defensas y se han hecho accesibles y vulnerables, posibilitando la manifestación de la respuesta.

«Ha establecido las leyes y los deberes desde tiempos inmemoriales».

Esta última frase sugiere que la consciencia se expresa como orden cósmico. La consciencia es la esencia de todo lo que es. Por consiguiente, no existe verdadera diferencia entre la consciencia y el universo objetual. La mente, el cuerpo y el mundo son, de hecho, diferentes tonalidades de una única y misma consciencia. Ahora resta comprender cómo es posible que las leyes y el orden que rigen el cosmos puedan ser reales si están relacionados con la interacción o la diversidad objetual. Dentro de un sueño, las leyes de la naturaleza se asemejan a las del estado de vigilia. Pero en el sueño, es posible volar sin alas o atravesar el océano en un barco de papel. Al despertar, nos percatamos de que todas estas leyes eran reales dentro del sueño, pero son irreales mientras estamos despiertos. Solo son parte de la realidad onírica y siempre fueron la experiencia del soñador. Sin embargo, no nos damos cuenta de ello hasta que no despertamos. De igual modo, desde una perspectiva trascendental, las leyes del estado de vigilia serán percibidas como las del sueño solo después de haber despertado. Lo que el *upaniṣad* afirma en esta frase es que la fuente y el origen, la sustancia o la materia prima, así como el destino de todo lo aparente, es únicamente el Ser o la consciencia.

MANTRA 9

अन्धं तमः प्रविशन्ति येऽविद्यामुपासते ।
ततो भूय इव ते तमो य उ विद्यायाꣳ रताः ॥

andhaṁ tamaḥ praviśanti
ye 'vidyām upāsate
tato bhūya iva te tamo
ya u vidyāyāṁ ratāḥ

Aquellos que se dedican al cultivo de la ignorancia (*avidyā*) caerán en la región de la cegadora oscuridad, pero los que se apegan al conocimiento (*vidyā*) entrarán en una oscuridad aún mayor.

Comentario:

Aunque la palabra *avidyā* se suele traducir como 'ignorancia', su significado literal es 'no sabiduría'; es decir, *avidyā* no indica algo que existe, sino algo que está ausente. En el idioma tibetano, el término *ignorancia* (*ma rig pa*) también se compone del prefijo negativo (*ma* en lugar de *a* en sánscrito) antepuesto al término *verdad* (*rig pa*). Para el *vedānta*, *avidyā* no es un antónimo de sabiduría, porque no es lo opuesto a esta. De la misma manera que la oscuridad es la ausencia de la luz y el frío la falta de calor, *avidyā* es la ausencia de sabiduría. La naturaleza de *avidyā* es aparente y, por lo tanto, carece de existencia autónoma. No tiene sentido ocuparse de lo que es ilusorio, porque solo aquello que existe es operacional. En consecuencia, solo podemos relacionarnos con la presencia o la ausencia del conocimiento.

La ignorancia es *māyā*, 'aquello que no es' o 'aquello que no existe'. *Māyā* es *avidyā* en el plano universal, mientras que *avidyā* es la misma ilusión en el plano individual. Si la ignorancia fuera real, la adquisición de conocimientos la cubriría con información. La ignorancia permanecería debajo del conocimiento. En lugar de eliminar la ignorancia, el conocimiento solo la cubriría, de modo que la ignorancia seguiría siendo la base del conocimiento adquirido. Sin embargo, el conocimiento erradica la ignorancia, al igual que la luz disipa la oscuridad. Como un potente ácido, cuando aparece lo real, disuelve lo irreal. Dicho en palabras de

Confucio: «La ignorancia es la noche de la mente, pero una noche sin luna ni estrellas».

En el contexto de los mantras 9, 10 y 11 de este *upaniṣad*, los términos vedánticos *avidyā* y *vidyā* pueden resultar confusos, por lo que precisan ser aclarados. Al igual que *veda* y *vijñāna*, *vidyā* proviene de la raíz *vid* que significa 'saber'. Estos términos sánscritos poseen implicaciones mucho más amplias que sus equivalentes en inglés o español. Se han utilizado de diferentes maneras a lo largo de la literatura védica. *Vidyā* se refiere a la 'meditación' en varios *upaniṣads*, mientras que en la terminología yóguica es *dhyāna*. En el contexto de este verso, *vidyā* se refiere a una actitud de internalización o introspección que apunta a percibir lo inmanifestado o lo subjetual. *Avidyā* y *vidyā* denotan dos disposiciones diametralmente opuestas. La primera corresponde a una actitud activa y extrovertida, la segunda a una pasiva e introspectiva. *Avidyā* sería una externalización mientras que *vidyā* una internalización. La primera apunta hacia lo objetual, mientras que la segunda señala a lo profundo de nuestra subjetualidad. *Avidyā* se refiere a una disposición segregacionista dirigida hacia la multiplicidad y *vidyā* denota la apreciación de lo que no puede ser aprehendido a través de los sentidos.

Las personas extrovertidas suelen ser asertivas y poseer diferentes habilidades sociales. Como comunican bien lo que piensan y sienten, son capaces de hacer amigos con facilidad. Les gustan los cambios y responden con habilidad a cualquier situación. Son enérgicos y activos.

Disfrutan de nuevas actividades y están en constante movimiento. Sin embargo, las personas extrovertidas prestan más atención a sus experiencias externas que a su mundo interior. Sus principales intereses son su entorno y su vida social. Experimentan la necesidad de socializar, de estar rodeados de otras personas y de asistir a reuniones sociales. Tienden a ser impulsivos, es decir, a tomar decisiones y actuar sin reflexionar.

Para el *vedānta,* la ignorancia no significa simplemente no saber, sino que implica una exteriorización cognitiva que se relaciona con la consciencia de la diversidad o el conocimiento objetual. *Avidyā* se manifiesta como admiración hacia el nombre y la forma, y adoración es todo lo que es objetual. La ignorancia se expresa como rendición y entrega a la realidad relativa. Según lo antedicho, la cultura, la economía, la ciencia y la tecnología, y en general, todo conocimiento intelectual, pueden considerarse diferentes expresiones de *avidyā.* Si prestamos atención, veremos que los ignorantes no son conscientes de su propia ignorancia. Puede que estén informados, pero son ignorantes porque no son conscientes de lo que no saben. Dado que la actividad pertenece al mundo fenoménico, *avidyā* es sinónimo de movimiento, acción o karma. El tiempo, el espacio, la forma y el movimiento solo pueden existir sobre la base de *avidyā.* En consecuencia, la actividad y el hacedor, o *ahaṅkāra,* solo pueden mantenerse sobre los cimientos de *avidyā.*

Venerar la realidad relativa se origina en *avidyā.* Este fervor se expresa como búsqueda de dicha a través de los sentidos, que puede incluir oraciones, sacrificios y rituales efectuados para conseguir beneficios mundanos temporales. Esta demanda solo conduce a la frustración ya que, si bien es posible sentir felicidad a través del cuerpo, es imposible experimentar la dicha. El siguiente verso explica quién puede alcanzar la dicha.

द्वावेव चिन्तया मुक्तौ परमानन्द आप्लुतौ ।
यो विमुग्धो जडो बालो यो गुणेभ्यः परं गतः ॥

dvāveva cintayā muktau
paramānanda āplutau
yo vimugdho jaḍo bālo
yo guṇebhyaḥ paraṁ gataḥ

> En este mundo, existen dos tipos de personas que están libres de toda ansiedad y se fusionan en una gran dicha: el que es un tonto infantil con retraso mental y el que se ha acercado a lo trascendental y que está más allá de las tres modalidades de la naturaleza material.
>
> (*Śrīmad-bhāgavatam*, 11.9.4)

El *Śrīmad-bhāgavatam* señala que solo los seres iluminados y los idiotas pueden ser dichosos en este mundo. Solo los que están en el medio sufren. Esto recuerda al *beinoni*, o 'mediocre' en hebreo, del libro *Tania*.

Lo que denominamos *felicidad* no es más que alivio temporal del sufrimiento. Nuestra supuesta felicidad depende de las aflicciones previas. Sin sentir primero la tristeza, no experimentaríamos la felicidad. Como ya dijera el psiquiatra Carl Jung: «El término *felicidad* perdería todo su significado si no fuese compensado por la tristeza». Disfrutamos de dormir porque el sueño alivia el cansancio. Nos complace una comida solo después de experimentar hambre. Incluso la compañía de amigos o de una pareja nos regocija porque hemos estado solos. Sin duda, no encontramos placer alguno en un vaso de agua si no tenemos sed. Si lo analizamos en profundidad, advertiremos que el placer que acompaña a cada experiencia es proporcional al sufrimiento que esta alivia. El supuesto placer puede convertirse en sufrimiento si carece de su correspondiente dolor previo. Obligar a una persona satisfecha que acaba de comer a ingerir más alimentos sería una auténtica tortura. Para alguien que ha bebido hasta hartarse, un vaso de agua sería más bien un castigo. Asimismo, después de haber dormido bien, continuar en la cama puede ser motivo de ansiedad. En conclusión, sin la ausencia de placer, sería imposible disfrutar.

Además, cuanto más disponible esté la fuente de placer, menos placer nos otorgará. Si estamos todo el tiempo en compañía de nuestros mejores amigos, anhelaremos la soledad. Si comemos nuestra comida favorita en el desayuno, el almuerzo y la cena, acabaremos detestándola. Todo disfrute o felicidad requiere una suspensión temporal que nos permita percibir su ausencia. No existe ningún objeto o actividad que brinde placer continuamente con la misma intensidad. Este ciclo se denomina en sánscrito *bhoga-tyāga* y consiste en el placer seguido de la abstinencia. Este ciclo puede verse en nuestra vida de trabajo y vacaciones, vigilia y sueño, esfuerzo y descanso, comida y ayuno, y demás. No existe ninguna actividad, objeto o persona que podamos disfrutar con la misma intensidad de manera permanente. Es interesante que los seres humanos sueñen con una felicidad constante y libre del sufrimiento. Deseamos una felicidad eterna y cada vez más intensa. Resulta extraño que, aunque sepamos que la dicha no existe en el plano relativo, nos empeñemos en buscarla. La razón es que nuestra auténtica naturaleza es dicha absoluta, o *ānanda*. Lo que realmente somos es dicha absoluta, que es independiente de un opuesto en forma de dolor o sufrimiento y está más allá del placer y la alegría.

«... caerán en la región de la cegadora oscuridad...».

La oscuridad posee un profundo significado en el contexto de la revelación vedántica. Para explicarlo, nos serviremos de la conocida analogía de la cuerda y la serpiente. En la oscuridad de la noche, una persona tropieza con una cuerda confundiéndola con una serpiente. Dicha percepción errónea propicia que surjan sentimientos negativos como ansiedad, pánico o angustia. Todos estos sentimientos son muy reales. Pero con la luz del alba, ese tipo de sentimientos se esfuman al percibir el error. La cuerda representa la consciencia o nuestra auténtica realidad. Confundir la cuerda con una serpiente es la ilusión. La oscuridad simboliza nuestra limitación para reconocer la consciencia, que no permite una clara percepción de lo que es, tal como es. Mientras la oscuridad persista, seremos incapaces de ver que la cuerda es solo una cuerda y que nunca hubo una serpiente. Entre las sombras, nos tropezamos, chocamos, caemos, confundimos amigos con enemigos y viceversa.

«... pero en mayor oscuridad caerán quienes se encuentran apegados al conocimiento (*vidyā*)...».

Vidyā (*jñānam*) es el conocimiento que acumula el conocedor (*jñātṛ*) acerca del entorno empírico dentro del contexto relativo. El verso se refiere a *vidyā* como una actitud introspectiva. Elegir la introspección y rechazar la exteriorización mundana es una reacción que agudiza la diferencia, el conflicto y, en definitiva, la oscuridad. Toda elección será siempre parcial. El *vedānta* apunta hacia la totalidad.

Los países intentan establecer un orden social o jurídico de diferentes maneras. El problema es que aquellos que padecen desorden interno no pueden crear un orden externo. Una sociedad con conflictos internos jamás podrá vivir en armonía. Se debe entender la totalidad de la existencia para comprender el conflicto y así poder superarlo. Observar la vida en su totalidad es una tarea difícil para los seres humanos que sufren fracturas internas que los llevan al conflicto, el desorden y la confusión. Este conflicto interno se expresa como agresión y violencia para los individuos y como crimen y guerras en el plano colectivo.

El ser humano está atrapado en la división entre actividad y meditación, es decir, exteriorización e interiorización. Sin embargo, tanto lo externo como lo interno consisten solo en interpretaciones. Ambas direcciones son meras concepciones aparentes carentes de fundamentos reales. Las concepciones provienen del pensamiento, que se basa en la fragmentación. La mente proyecta división y conflicto; no es integral porque solo sabe moverse entre dicotomías. Debido a su naturaleza parcial, la paz y la armonía no pueden reinar en la mente.

La observación y el pensamiento jamás coinciden: el pensamiento emerge solo en ausencia de la observación. De hecho, el pensamiento es un obstáculo para la observación. Solo observando sin la intervención del pensamiento es posible ver con claridad la estructura mental. Las dualidades sujeto-observador y objeto-observado se originan en la falta de atención. Debemos observar el movimiento del pensamiento, pero sin adoptar la posición de sujeto-observador, distanciado del objeto-observado. El observador desaparece cuando la observación está libre de conocimiento, comprensión previa, juicio o ideas preconcebidas acerca de lo observado. Observar el proceso mental sin rechazar lo observado elimina la intromisión del pensamiento. La observación atenta es profundamente amorosa. Solo observando con amor, y sin proyectar nuestro contenido mental, es posible percibir la existencia en su totalidad.

Cualquier intento de dividir la vida entre acción y meditación, extroversión e introversión, o material y espiritual, conduce al conflicto, al desorden y a la oscuridad. Hay quienes enfocan su atención en la realidad exterior y consideran que solo la realidad empírica existe. Por otro lado, hay quienes optan por una vida de introspección en la cual lo único importante es el mundo interior. Para los primeros, el cuerpo es lo más importante, mientras que, para los otros, se trata del alma. Sin embargo, el ser humano es tanto cuerpo como alma. El cuerpo es el aspecto material del alma y esta es la faceta espiritual del cuerpo. La separación entre interior y exterior, material o espiritual, es de origen egoico. Innumerables representantes de *avidyā* creen que solo la materia es real y que la consciencia es un subproducto de la materia. Por otro lado, los representantes de *vidyā* y de la religión organizada han pensado justamente lo contrario: solo el alma y el más allá son valiosos, por lo que desprecian el cuerpo y el mundo. Sin embargo, los seres humanos son realidades orgánicas que no aceptan divisiones. No pueden entenderse parcialmente como materiales o espirituales, sino en su totalidad. Como las ruedas, los seres humanos tienen una llanta y un eje. El cuerpo es la llanta; el alma es el eje. La llanta es superficial y es imposible separarla del eje sin destruir la rueda. Ambas partes forman un todo completo que es imposible fragmentar.

El ser humano es una realidad orgánica. Aunque es indivisible, se expresa en diferentes aspectos como las dimensiones física, mental y espiritual. Las necesidades fisiológicas son las más inmediatas e incluyen la comida, bebida, descanso y refugio. Si no satisfacemos nuestras necesidades fisiológicas, no prestaremos atención a las necesidades superiores. Por ejemplo, no nos preocuparemos por conseguir entradas para un concierto sin tener los alimentos básicos para nosotros y nuestra familia. Si padecemos necesidades fisiológicas, perderemos interés en cuestiones más elevadas como el afecto, el arte, la pertenencia y el reconocimiento. Solo cuando nuestras necesidades físicas hayan sido satisfechas, despertaremos a las psicológicas. Y solo después, se despertará la urgencia sincera por orar o meditar. Recuerda que la mayoría de los iluminados proceden de las clases más pudientes de la sociedad. Jesús era el hijo de un carpintero, y teniendo en cuenta la escasez de madera en el Medio Oriente, entendemos que no era una profesión ordinaria. Moisés creció en la casa del faraón. Kṛṣṇa pertenecía a la casta militar, y Buda era de la realeza. El sendero espiritual consiste en esforzarse por responder a la llamada de nuestras exigencias superiores, tratando de satisfacer el apetito de volver a nuestra fuente y origen. En realidad, el materialismo es la forma más básica de espiritualidad y la vida espiritual es el materialismo en su expresión más refinada. El materialismo consiste en el primer peldaño del sendero espiritual. La espiritualidad es la culminación misma del materialismo hedonista.

Mantra 10

अन्यदेवाहुर्विद्ययाऽन्यदाहुरविद्यया ।
इति शुश्रुम धीराणां ये नस्तद्विचचक्षिरे ॥

anyad evāhur vidyayā
'nyad āhur avidyayā
iti śuśruma dhīrāṇāṁ
ye nas tad vicacakṣire

He escuchado de los sabios que se obtienen resultados diferentes del cultivo del conocimiento y del cultivo de la ignorancia.

Comentario:

«He escuchado de los sabios que...»

La palabra sánscrita *śuśruma* significa 'he escuchado' y constituye la forma verbal del aoristo, derivada de la raíz *śru*, que significa 'escuchar'. El sabio upanishádico no enseña una teología prestada, sino que comparte su propia realización. En lugar de repetir las palabras de sus maestros declarando «los sabios decían», se refiere a su experiencia receptiva como «he escuchado de los sabios».

Lo que los demás piensan les pertenece a ellos y es ajeno a nosotros. Solo lo que hemos escuchado y asimilado es nuestro. Digerimos lo que escuchamos hasta que se convierte en parte de nuestra propia realidad. Las verdades que comparten los sabios vedánticos no son información reciclada. No sermonean palabras añejas que alguien dijo sobre alguien que experimentó algo. En cambio, comparten generosamente silencios que escucharon y asimilaron a los pies de sus maestros y que descubrieron como propios. No repiten lo que dijeron otros hace muchos años, sino que nos hacen partícipes de lo que ellos mismos captaron, bebieron, asimilaron, digirieron y realizaron, viviendo a la sombra de la presencia de sus maestros.

Escuchar y oír son dos acciones diferentes. Podemos oír sin la intención de escuchar, mientras que escuchar significa prestar atención. A diferencia de la audición, la acción de escuchar es voluntaria, intencionada y consciente. Cuando oímos, nuestro sistema auditivo detecta las variaciones de presión causadas por la propagación de las ondas sonoras en el aire y las transforma en impulsos eléctricos. A continuación, esta información se transmite a nuestro cerebro. Oímos los ruidos y escuchamos lo que nos dicen. Si escuchamos a nuestros vecinos discutiendo, es porque somos chismosos; de lo contrario, solo les oiríamos pelear. Es como un conferenciante que pregunta a alguien de la última fila si ha podido escuchar, a lo que él responde: «He escuchado atentamente, pero por desgracia no he podido oírle muy bien».

La vida del discípulo se centra en escuchar al maestro. El seguidor oye, mientras que el discípulo escucha. La diferencia tiene que ver con la cualidad. Lo que oímos no afecta a nuestra vida cotidiana y no nos cambia, pero lo que asimilamos y digerimos nos transforma de forma radical. Lo que escuchamos está en consonancia con lo que somos capaces de vivir, mientras que lo que oímos es solo información. Cuando hay sonidos, pero tú no estás presente, oyes, pero no escuchas. Por eso, aunque muchos han oído las palabras de los sabios, pocos las han escuchado. Quienes las han oído solo declaman verdades recicladas y pueden incluso ofrecer conferencias y cursos muy informativos. Pero los que han escuchado compartirán la presencia y el alma del maestro. El gran discípulo que escribió este verso no se refiere a las enseñanzas de sus maestros, sino al hecho de haber podido escuchar. Para ser un estudiante académico, basta con oír, pero para entrar en el discipulado es esencial aprender a escuchar. Cualquiera que oiga es capaz de almacenar suficiente información para verterla en exámenes y pruebas. Sin embargo, solo quien escucha percibe el espíritu que hay detrás de la sabiduría. Solo un verdadero discípulo puede escuchar la presencia del silencio.

«... se obtienen resultados diferentes del cultivo del conocimiento y del cultivo de la ignorancia».

El verso establece las implicaciones de cultivar *avidyā* o *vidyā* por separado. Cada uno por separado ofrece ventajas y desventajas. El cultivo de *avidyā* incrementa nuestras capacidades sensoriales, mentales e intelectuales. Sin embargo, quienes sigan solo el camino de la extroversión activa tendrán dificultades para reconocer la consciencia y no valorarán el alma, el espíritu, la consciencia o a Dios. La religión y el desarrollo espiritual carecerán de sentido para ellos y todo esfuerzo en pos de la evolución interior les parecerá una pérdida de tiempo. Identificándose solo con el aspecto físico, llevarán una vida materialista centrada en el cuerpo, la mente, los sentidos y las posesiones. Objetualizarán todo, incluso a ellos mismos, y vivirán según un concepto de vida totalmente corpóreo o materialista. No solo se considerarán a sí mismos un cuerpo, sino que reducirán todo a cuerpos u objetos. Incluso cuando los cultivadores de *avidyā* se enamoran, reducen a su amado a un objeto. La mujer reduce a su amado a un marido, mientras que el hombre reduce a su amada a una esposa. Por su parte, la persona espiritual es capaz de personalizar incluso los objetos y de entrar en comunión con su refrigerador, sus libros y su escritorio.

Cultivar *avidyā* sin *vidyā* lleva a muchas personas a adquirir objetos o cosas sin moderación y a consumir bienes innecesarios. Comprar objetos nos causa placer, pero si nos apegamos a ellos, caemos en la adicción. Para estar a la altura de quienes nos rodean, estiramos el sueldo para actualizar constantemente nuestras computadoras, celulares y autos. Esa compulsión por comprar algo antes de evaluar si realmente lo necesitamos es un síntoma de deficiencia interior, causada por cultivar solo *avidyā*. Nuestras posesiones son una demostración tangible de que tenemos dinero. La forma de demostrar nuestro poder es poseer objetos materiales que expresen nuestro estatus económico. En una sociedad superficial, se nos mide por lo que poseemos y no por lo que somos. Las sociedades materialistas que son víctimas del consumismo registran los niveles más elevados de depresión, adicción, ansiedad, obesidad, delincuencia y suicidio. El materialismo es tanto la causa como el efecto del consumismo. Sin embargo, se trata de una ilusión porque la dicha no se puede comprar.

Ante el deseo de comprar, el cerebro libera un estallido de dopamina. La recompensa se recibe antes de la compra y no con la compra en sí. Debido a esta experiencia placentera, la mayoría compra el producto en cuestión. El placer se desvanece y minutos después volvemos a tener el impulso de comprar. La realidad es que el ser humano no quiere poseer más para sí mismo, sino que solo quiere tener más que los demás. La falta de interiorización dificulta el aprecio por nosotros mismos. Los cultivadores de *avidyā* sufren de baja autoestima porque se requiere una mirada introspectiva para descubrir nuestra belleza interior. Sin embargo, al incrementar nuestra autovaloración a través del desarrollo personal, y no de la adquisición de objetos, el materialismo y el consumismo disminuyen. Es posible ser feliz con lo que ya tenemos y no solo adquiriendo lo que deseamos.

Los avances tecnológicos han cambiado nuestra sociedad. El valor que otorgamos a las necesidades básicas ha disminuido y ha surgido la necesidad de consumir sin motivo. Esto incrementa nuestra dedicación a *avidyā* y nos aleja de *vidyā*. El trabajo, el dinero, la codicia y la competencia absorben al ser humano en una rutina incompatible con la introspección. Si no se valora la evolución interior, las cuestiones económicas adquieren una importancia excesiva. Nos engañamos pensando que encontraremos lo que buscamos en los objetos que adquirimos. Sin introspección, no podemos reflexionar sobre la utilidad del producto que deseamos comprar y cuáles son nuestras verdaderas necesidades.

La sociedad moderna cultiva *avidyā* y, en consecuencia, es prácticamente imposible vivir sin consumir. Por ende, no condeno el acto de consumir en sí, sino solo el consumo desmedido. Tenemos que comprar lo necesario. El problema comienza cuando adquirimos cosas que son innecesarias. Existe una diferencia abismal entre el consumo y el consumismo. El consumo sostiene la economía mundial. Es beneficioso siempre que esté en armonía con nuestras necesidades y con las del medio ambiente. Pero nuestras ansias por poseer objetos han promovido un crecimiento desmedido e irresponsable del mundo industrializado. El materialismo excesivo afecta al medio ambiente. El futuro está en peligro si no desarrollamos una consciencia ecológica y comprendemos que los objetos pueden reciclarse para reducir el daño que causamos al planeta. Se debería educar a la gente para consumir con equilibrio y responsabilidad. Pero sin introspección, incluso carecemos de consciencia acerca de nuestras verdaderas necesidades.

En una sociedad excesivamente extrovertida, los medios de comunicación masiva desempeñan un papel fundamental porque nos condicionan a trabajar, ganar dinero y comprar cosas para tener un valor dentro de la sociedad. La publicidad está en manos de intereses económicos estrechamente relacionados con el aumento de la producción, que en última instancia depende del consumo. La única manera de conseguir un consumo excesivo es crear una sociedad en la que se viva para poseer. En lugar de que la tecnología y los medios de comunicación estén al servicio de los seres humanos, estos están al servicio de los capitales que imponen una ideología de consumo.

Los seres humanos nos transformamos en seres unidimensionales y nos convertimos en engranajes de una gran máquina que funciona según las leyes de la oferta y la demanda. Se agranda la brecha entre los desposeídos y los pudientes a nivel nacional, y entre los países pobres y los ricos en el ámbito internacional. A pesar del tremendo progreso tecnológico de los últimos años, han aumentado los problemas que afligen al mundo subdesarrollado. La sociedad de consumo sitúa el dinero por encima del ser humano y la producción por encima de la naturaleza; le fascinan las apariencias, el estatus y las posesiones. El sistema de consumo quiere que primero compremos y solo después pensemos en la finalidad de nuestras compras. Intenta invadir nuestra privacidad y esclavizarnos. No promueve el pensamiento crítico ni permite espacios de introspección porque esto nos llevaría a reflexionar.

Dentro de una sociedad que cultiva *avidyā*, incluso la espiritualidad se ha institucionalizado. Es representada por organismos trasnacionales y grandes estructuras de poder y control. Sus aspiraciones espirituales originales han sido sepultadas por intereses mundanos. La religión organizada está desprovista de espiritualidad. Al igual que un cadáver, es un cuerpo sin alma. Lo cierto es que la espiritualidad no se encuentra en templos y rituales, sino en las profundidades de nuestro interior.

El consumismo está en profundo conflicto con la búsqueda interior. Intenta sustituir el «ser» por el «poseer». Este estilo de vida crea una sociedad que no deja espacio para la evolución de los valores humanos. Nuestra indiferencia ante la pobreza extrema y nuestra ambición desmedida nos llevan a destruir el planeta. En la realidad global actual, es indispensable una profunda reflexión colectiva para encontrar soluciones. Sin embargo, en una sociedad que cultiva la ignorancia, esas soluciones parecen utópicas.

A pesar de las desventajas, el cultivo de *avidyā* ofrece ciertas ventajas como el desarrollo de la tecnología. El ser humano ha perfeccionado su capacidad para sobrevivir en la naturaleza. De hecho, todos los instrumentos modernos no son más que extensiones de nuestros cuerpos y habilidades. Con el rápido avance del transporte y las comunicaciones, las distancias se han reducido. Los avances tecnológicos han sido el elemento unificador de la globalización. Con globalización me refiero a la reducción de las distancias entre naciones, el rápido acceso a la información, la intensa actividad comercial entre países y la capacidad de las superpotencias para dominar a los países subdesarrollados. En un mundo en constante cambio, encontramos estas innovaciones en todos los rincones de nuestra vida cotidiana. Sin embargo, es imposible negar que la tecnología está cambiando profundamente nuestra percepción del mundo.

Aunque no todos nos adaptamos a la misma velocidad, es interesante reflexionar sobre la medida en que la tecnología afecta a nuestro equilibrio como sociedad. La computadora, el celular, el correo electrónico, las redes sociales y la inteligencia artificial marcan nuestras vidas porque nos obligan a adaptarnos a los avances tecnológicos. La tecnología ha cambiado, pero también los seres humanos han cambiado junto con ella. Solo podemos esperar que la tecnología no nos deshumanice y que siga estando al servicio del ser humano y no al revés.

Asimismo, el cultivo de *vidyā*, o introspección, presenta sus ventajas y también sus desventajas. La principal ventaja es que proporciona interiorización en forma de relajación, pero el cultivo exclusivo de la introspección limita nuestro desarrollo en el mundo. Las principales desventajas provienen de despreciar lo externo en pos de lo interno. Dios es la esencia de todo y de todos, razón por la cual rechazando la materia estamos rechazando a Dios. Quienes cultivan *vidyā* interpretan la vida espiritual como un rechazo del mundo; consideran que la religión es un fenómeno contrario al mundo y lo condenan. Conciben la religión como una especie de masoquismo porque la consecución de la santidad depende de nuestra capacidad para torturarnos. Por ejemplo, piensan que la persona religiosa debe llevar una vida de pobreza y que, si poseemos dinero, se nos cerrarán las puertas de la vida espiritual. Pero para las personas verdaderamente religiosas y espirituales, no hay límites entre lo material y lo espiritual porque perciben la vida como una unidad.

En conclusión, cultivar *vidyā* o *avidyā* por separado conduce a resultados muy diferentes.

Mantra 11

विद्यां चाविद्यां च यस्तद्वेदोभयꣳ सह ।
अविद्यया मृत्युं तीर्त्वा विद्ययाऽमृतमश्नुते ॥

vidyāṁ cāvidyāṁ ca yas
tad vedobhayaṁ saha
avidyayā mṛtyuṁ tīrtvā
vidyayā'mṛtam aśnute

Solo conociendo la ignorancia y el conocimiento simultáneamente, se puede superar la influencia de la muerte a través de la ignorancia y experimentar la inmortalidad a través del conocimiento.

Comentario:

«Se puede superar la influencia de la muerte a través de la ignorancia».

Señalamos con anterioridad que *avidyā* está relacionada con la actividad mundana, o karma. Toda acción está motivada por el miedo a la muerte. Según Patañjali, este es el temor básico que subyace a los demás temores.

स्वरसवाही विदुषोऽपि तथारूढोऽभिनिवेशः ॥

svarasa-vāhī viduṣo 'pi tathārūḍho 'bhiniveśaḥ

> El apego a la vida, o el miedo a la muerte, está establecido incluso en el erudito, puesto que fluye por sí mismo.
>
> (*Yoga Sūtra*, 2.9)

El miedo a la muerte atormenta tanto a los ignorantes como a los eruditos. La ignorancia acerca de nuestra verdadera naturaleza nos angustia. En el sendero del espíritu, solo sabemos lo que podemos poner en práctica en nuestra vida.

El miedo a la extinción es la verdadera motivación del avance de la humanidad, en todos los ámbitos. Los empeños humanos en diversos campos de investigación tienen como objetivo resistir a la muerte. Los avances en la ciencia, la tecnología, la medicina y la defensa pretenden detener el paso del tiempo, prolongar la vida y protegernos del peligro. La amenaza del fin motiva la actividad mundana en el seno de la sociedad. Por desgracia, son muy pocos quienes actúan por inspiración, la cual es una motivación más noble y elevada.

Nuestra sociedad no se ha estructurado sobre el amor a la vida, sino sobre el miedo a la muerte. Este miedo nos motiva a proyectarnos más allá de la muerte a través de nuestros hijos, a sobresalir en la sociedad y a perpetuar nuestro legado. Este miedo nos impulsa a unirnos en tribus, pueblos, ciudades y naciones. No fundamos países motivados por el amor fraternal, sino por el miedo a perecer. Siento decepcionar a muchos, pero los seres humanos se unen solo para protegerse mutuamente. Ese temor es también la causa principal de las organizaciones religiosas, cada una con sus respectivos dioses, ángeles y paraísos.

El temor al fin del cuerpo motiva que el ser humano filosofe, reflexione y especule acerca de temas que si fuera eterno no le importarían. La mayoría de los humanos entiende la inmortalidad como la vida eterna de un ego o una personalidad. Con una comprensión tan precaria de la vida, resulta lógico concluir que la naturaleza efímera de la vida eleva el valor de cada instante. El escritor Jorge Luis Borges lo expresó en su cuento *El inmortal*. El protagonista del cuento es alguien que nunca morirá y que se encuentra con otro inmortal llamado Homero, a quien le dice:

> Nada puede ocurrir una sola vez, nada es preciosamente precario. Lo elegíaco, lo grave, lo ceremonial, no rigen para los Inmortales. Homero y yo nos separamos en las puertas del Tánger; creo que no nos dijimos adiós.

Obviamente, dos inmortales no precisan despedirse, porque en el transcurso de la eternidad, es seguro que se volverán a encontrar. Solo los seres humanos temporales y pasajeros dicen «hasta pronto, cuídate, que te vaya bien», porque cada despedida puede ser la última.

De hecho, la vida es solo un camino que conduce a la muerte. Todo fallecimiento conlleva un pesar, no solo por el difunto, sino sobre todo para los demás. Cuando se lamenta la muerte de alguien, hay un sentimiento de pena suscitado por la perspectiva de nuestro propio fin. Como escribiera magistralmente John Donne en la Meditación XVII de su famosa obra *Devotions Upon Emergent Occasions*:

> Nadie es una isla, completo en sí mismo; cada hombre es un pedazo del continente, una parte de la masa. Si el mar se lleva un terrón, toda Europa queda disminuida, como si fuera un promontorio, o la casa señorial de uno de tus amigos, o la tuya propia. La muerte de cualquier hombre me disminuye porque estoy ligado a la humanidad; y, por consiguiente, nunca preguntes por quién doblan las campanas: doblan por ti.

La sociedad humana ha percibido durante mucho tiempo la muerte a través de un prisma equivocado. La muerte no debe verse como la destrucción o eliminación definitiva, sino como parte de un proceso evolutivo de renovación. Cada momento contiene tanto la vida como la muerte porque la renovación es una necesidad constante. Nacemos con nuestra primera inhalación y abandonamos el mundo con nuestra última exhalación. La vida es inhalar; la muerte es exhalar. Con cada inhalación renacemos a la vida y con cada exhalación morimos un poco. Toda respiración contiene tanto la inhalación como la exhalación porque cada momento es un vivir y morir simultáneos.

La respiración es un proceso vital que implica la entrada de oxígeno en el cuerpo y la salida de dióxido de carbono de los pulmones. Ambos movimientos son interdependientes, ya que para inhalar hay que exhalar primero y viceversa. No entran en conflicto, sino que se complementan en un proceso de renovación orgánica. Al igual que la inhalación y la exhalación, vida y muerte son dos aspectos de un mismo proceso. Al observar la vida a través de la mente, es imposible ver el Todo de forma holística. La mente percibe polaridades en conflicto continuo: día y noche, positivo y negativo, femenino y masculino, guerra y paz, vida y muerte. La Torá nos enseña que, si miramos profundamente las situaciones opuestas e incluso conflictivas, encontraremos la unidad en medio de las aparentes contradicciones.

בֶּן בַּג בַּג אוֹמֵר: הֲפָךְ בָּהּ וַהֲפָךְ בָּהּ, דְּכֹלָּא בָהּ.
(פרקי אבות ה', כ"ב)

Ben Bag Bag dice: «Dale la vuelta y dale la vuelta [de nuevo], porque todo está en ella».
(*Pirkei Avot*, 5.22)

En la traducción al español, resulta difícil apreciar la sabiduría que transmite esta frase hebrea. *Hafoj* se traduce como 'voltear'; sin embargo, la palabra incluye el término *hefej*, o 'contrario', e insinúa que, si buscamos entre los opuestos, encontraremos el Todo. Es decir, el Todo se descubre observando las contradicciones. En un momento de silencio mental más allá del intelecto, en el que la Torá se percibe desde el alma, lo que parece antagónico es interdependiente, interconectado y complementario.

El símbolo del yin y el yang es un regalo de la antigua filosofía china, que atesora una gran sabiduría: la naturaleza se agrupa en pares de energías opuestas pero complementarias que coexisten en armonía. En el símbolo, vemos un pez blanco y otro negro. El blanco tiene un punto negro y el negro contiene un punto blanco. Esto indica cómo estas polaridades crecen, se desarrollan y se nutren mutuamente. Cuando experimentamos una interiorización profunda durante la meditación, somos blancos y es el momento de mantener el punto negro. Tenemos que permitir que el punto negro permanezca y no se vea consumido por el pez blanco. Somos negros cuando enseñamos, cantamos, bailamos o pintamos.

En ese momento de exteriorización, debemos conservar el punto blanco. La presencia de la otra polaridad nos mantiene equilibrados. Sin embargo, si perdemos el equilibrio, caeremos en la oscuridad.

En las grandes ciudades viven muchas personas que no saben interiorizar, pero en los monasterios habitan muchos individuos que no saben desenvolverse en el mundo. Baila exteriorizándote o medita interiorizándote, pero mantente siempre en contacto con la polaridad. Medita, pero no dejes de bailar; reza, pero no dejes de cantar; elévate, pero no condenes al mundo. Realiza el Uno sin segundo, pero sigue apoyando a los demás. Accede a lo divino sin condenar lo humano. La armonía es el poder del Todo. Por consiguiente, al mantener el equilibrio, tus palabras y movimientos manifestarán el poder del universo entero.

Muchas personas se preguntan si hay vida después de la muerte, pero puedo asegurar que lo que realmente importa es que hay vida antes de la muerte. Es en la vida donde podemos entender la muerte. Solo entenderemos la muerte después de experimentarla de manera consciente. La meditación es como experimentar conscientemente la muerte en vida, porque tanto la muerte como la meditación implican una experiencia consciente de distanciamiento de nuestros cuerpos.

Por miedo a la muerte, los humanos han dividido la vida y la muerte; creen que la vida es positiva y la muerte es dramática. Vivimos escapando de la muerte y protegiéndonos de ella. Sin embargo, permitidme deciros que, al igual que la inhalación afecta a la exhalación, nuestra actitud hacia la muerte afecta la calidad de nuestra vida. Si temes inhalar, no podrás exhalar y vivirás asfixiado. Tanto inhalación como exhalación, así como vida y muerte, son interdependientes y complementarias. Si intentas escapar de la muerte, escaparás de la vida. Si te proteges de la muerte, te protegerás de la vida. Si tratas de alejarte de la muerte, te alejarás de la vida. Quien teme a la muerte, teme a la vida.

El buscador espiritual debe afrontar el miedo a la muerte o la disolución de la propia identidad. Es comprensible temer la desaparición de lo que nos define como seres humanos: nuestro nombre, forma, pensamientos, ideas, conceptos, conclusiones y emociones. Este miedo es el resultado de confiar nuestra identidad a un cúmulo de conceptos y sensaciones. Consideramos que estas ideas son nuestra mente, al igual que consideramos que las sensaciones son nuestro cuerpo. Nuestra naturaleza original se ha entremezclado con emociones, sentimientos y conceptos. Nuestra autenticidad se ha enredado con estos fenómenos hasta el punto de verse totalmente eclipsada por ellos.

Como resultado de dicha identificación errónea, nos percibimos como una entidad corporal, temporal y limitada, confinada por el tiempo y el espacio. En consecuencia, vivimos en la frustración y la insatisfacción constante. Estas sensaciones incómodas son una advertencia de que «algo no es como debería ser». Lo que ocurre es que se ha confundido lo ilimitado e infinito con lo limitado y finito. La consciencia ilimitada ha caído en un estado condicionado. Pero desde la perspectiva absoluta de la consciencia, no hay limitación alguna. Es el «yo» aparente y separado el que se cree limitado.

Para trascender el cuerpo y la mente, debemos desconectar nuestra atención de la realidad objetual que creemos conocer y enfocarla en el conocimiento mismo mediante el cual conocemos. Al permitir que la atención se torne hacia sí misma, realizaremos que nunca existió un «yo» limitado y que jamás hemos dejado de ser consciencia pura. Entonces, el miedo desaparecerá porque veremos que la pérdida de nuestra identidad no es una destrucción, sino un reconocimiento. En lugar de desaparecer, reconocemos que somos seres eternamente conscientes. Este es el auténtico despertar a la realidad de nuestra más íntima inmortalidad.

Estos tres mantras (9 a 11) nos enseñan que aquellos que enfocan su atención en las actividades mundana e ignoran la esencia misma de la vida caen en la oscuridad. Sin embargo, quienes desarrollan solo la interiorización y desprecian la acción como algo mundano caen en una oscuridad mayor. Para el auténtico sabio, acción y meditación no son dos fenómenos antagónicos. Muy por el contrario, el sabio medita y actúa a la vez y descubre a ambos como complementarios. De hecho, tanto *avidyā* como *vidyā*, acción e inacción, exteriorización e interiorización, son dos caras de la misma moneda.

«Puede a través de la ignorancia superar la influencia de la muerte».

Los seres humanos necesitan alimentos, agua, medicinas y refugio. En ausencia de *avidyā*, sería imposible sobrevivir. Vivir es más que no morir. Todo el progreso de la ciencia, la medicina y la tecnología tiene como objetivo salvar a los seres humanos de la muerte. Aunque la ciencia hace posible posponer la muerte, es imposible experimentar la inmortalidad. La inmortalidad es el aspecto de nuestra existencia que mora en lo más profundo de nosotros, antes, durante y después de la vida.

«y experimentar la inmortalidad a través del conocimiento».

Observemos la sutil diferencia que indica el *upaniṣad*: mediante *avidyā* es posible superar la influencia de la muerte, pero solo mediante *vidyā* se alcanza la inmortalidad. El cuerpo es solo un cúmulo de sensaciones, por lo que perpetuar el cuerpo sería como vivir en una fantasía eterna. Realizar la inmortalidad significa descubrir nuestro aspecto eterno, que trasciende al nacimiento y la muerte físicos. Lo que es inmortal en nosotros es la consciencia. Experimentar la inmortalidad significa realizar lo que realmente somos. A través de *vidyā*, es posible experimentar la eternidad y reconocer que no solo somos el cuerpo, la mente, las emociones o la idea de «yo». No solo somos alguien, sino todos. No solo somos algo sino el Todo o la inmortalidad misma.

La mayoría de las religiones enseñan que el alma es inmortal y, por tanto, que no hay que temer a la muerte. Sin embargo, para muchos fieles la creencia en la inmortalidad del alma no es más que un consuelo para su miedo a la muerte. Sus mentes buscan mantener de alguna manera su apego a la vida y se aferran a cualquier creencia reconfortante. Las religiones venden analgésicos, diciendo a la gente que no se preocupe por la muerte porque el alma es eterna. Créanme cuando digo que la religiosidad institucionalizada no ha edificado iglesias, sinagogas, mezquitas y templos por amor a Dios, sino por miedo a la muerte. En lugar de expresar amor y gozo, sus oraciones están contaminadas por el temor a la muerte.

Experimentar la inmortalidad es sumamente diferente. No consiste en creer en un alma inmortal, sino en realizar que la muerte no existe porque no hay «alguien» que pueda morir. Solo hay sensaciones, pensamientos y percepciones como matices de una misma y única consciencia. Así como no hay nadie en la vida, tampoco lo habrá en la muerte. La realidad es nuestra inexistencia como «alguien» o «algo» que pueda morir.

«Solo conociendo la ignorancia y el conocimiento simultáneamente, se puede superar la influencia de la muerte a través de la ignorancia y experimentar la inmortalidad a través del conocimiento».

Tanto *vidyā* como *avidyā* son muy importantes en la vida del auténtico buscador espiritual. Ambas están íntimamente conectadas. Debemos actuar con una actitud desinteresada, entregándonos al servicio de los demás. Nuestro trabajo no debe centrarse en el producto de nuestros esfuerzos, sino en ofrecer los resultados de nuestra actividad al Supremo. Solo esta actividad fraternal y solidaria nos preparará para la meditación. A través de la actividad motivada únicamente por el amor y la compasión, se superará la influencia de la muerte, pues toda labor desinteresada atenta contra el fenómeno egoico y, en consecuencia, elimina los efectos de la idea de la muerte.

De hecho, la muerte no existe, ya que no hay nadie que pueda morir. No somos «algo» o «alguien» y, por tanto, no hay muerte. La muerte es una mera sombra del ego. Del mismo modo, el ego es una sombra de lo que realmente somos. Escapar del ego es huir de nuestra propia sombra. Tratar de destruir el ego es un esfuerzo por eliminar nuestra sombra. Para entender la naturaleza ilusoria de la muerte, es necesario comprender el fenómeno egoico. La inexistencia de la muerte se revela al descubrir que el ego no existe. Lo que realmente somos es existencia y eternidad. La forma de realizarlo es mediante la observación, que consiste en retirar la atención de los objetos que creemos conocer para dirigirla hacia el conocimiento a través del cual conocemos.

Mantra 12

अन्धं तमः प्रविशन्ति येऽसम्भूतिमुपासते ।
ततो भूय इव ते तमो य उ सम्भूत्याꣳ रताः ॥

andhaṁ tamaḥ praviśanti
ye 'sambhūtim upāsate
tato bhūya iva te tamo
ya u sambhūtyām ratāḥ

Aquellos que adoran lo manifestado entran en la región de la oscuridad, y peor aún les sucede a los adoradores de lo inmanifestado.

Comentario:

Este mantra inicia una tríada, los mantras 12-14. Estos mantras reafirman las mismas ideas sobre *vidyā* y *avidyā* que se expresan en los mantras 9-11. Enfatizan los términos *saṁbhūti*, o 'lo manifestado' y *asaṁbhūti*, o 'lo no manifestado' para aclarar que no son opuestos sino complementarios.

Los seres humanos no percibimos la realidad tal como es. No somos observadores, sino intérpretes y comentadores constantes. Debido a nuestras interpretaciones, dividimos la existencia en *sambhūti* y *asaṁbhūti*. Lo no manifestado es el aspecto de la consciencia que aún no ha llegado a existir. Lo manifestado es lo que se expresa cuando la consciencia se localiza en la dimensión objetual.

Denominamos *saṁbhūti*, o 'manifestado', a nuestra experiencia empírica de nombres y formas: la realidad objetual en los planos físico, mental, emocional y energético. La totalidad de lo que creemos ser forma parte de *saṁbhūti*. Incluso nosotros mismos como «alguien» formamos parte de esta realidad objetual.

Saṁbhūti es la realidad de entidades disociadas y objetos que parecen sólidos. La filosofía *sāṅkhya* postula que la realidad manifestada está compuesta por *prakṛti* (la materia primordial) y las tres *guṇas* (cualidades elementales): *sattva*, *rajas* y *tamas*. La mayoría de los seres humanos interactúa solo con la realidad objetual que les rodea. Sus vidas se desarrollan únicamente en el plano manifestado.

Denominamos *asaṁbhūtim*, o lo 'no manifestado', a lo que no se ha expresado en el mundo objetual. Es el aspecto no manifestado que desconocemos. *Asaṁbhūti* se refiere al *prakṛti* no manifestado, al estado anterior a la manifestación del mundo de nombres y formas. En ese estado, las *guṇas* se encuentran en completo equilibrio. El desequilibrio entre ellas es lo que precipita la manifestación.

El texto refleja el debate ancestral entre amar y saber, entre *bhakti* y *jñāna*. Durante generaciones, se ha discutido si es superior adorar a un Dios con forma o bien meditar en lo absoluto. El remoto conflicto entre el personalismo dualista y el impersonalismo *advaita* discute si Dios es **alguien** o si Dios simplemente **es**. Gracias a esta rivalidad, grandes maestros han clarificado y enriquecido nuestro sendero con escuelas como el *advaita* de Ādi Śaṅkarācārya, el *viśiṣṭādvaita* de Rāmānujācārya, el *dvaita* de Madhvācārya y el *acintya-bhedābheda-tattva* de Caitanya.

«Aquellos que adoran lo manifestado...»

La adoración de lo manifestado significa la devoción al Dios personal, Īśvara, que tiene un nombre diferente en cada religión. Īśvara corresponde al aspecto inmanente de Dios y a las imágenes de las deidades que se adoran en el templo.

Saṁbhūti significa *sākāra* (con forma) y *asaṁbhūti* corresponde a *nirākāra* (sin forma). Estos términos se refieren a dos aspectos de la consciencia. La meditación sobre lo tangible se denomina *sākāra-dhyāna* (meditación sobre la forma). Por su parte, la meditación sobre lo imperceptible o intangible recibe el nombre de *nirākāra-dhyāna* (meditación sin forma). Para permanecer consciente durante *nirākāra-dhyāna*, uno debe estar debidamente preparado. En general, la mente se inclina hacia la realidad objetual manifestada. Antes de pisar el terreno de *nirākāra-dhyāna*, es aconsejable enfocarse sobre un punto denominado *lakṣya*. Dicho foco de atención puede ser de tres clases: burdo (*sthūla*), medio (*madhyama*) y sutil (*sūkṣma*). Un punto de enfoque burdo (*sthūla-lakṣya*) es perceptible a través de los sentidos. Puede ser una imagen de las deidades, de nuestro maestro espiritual o de grandes seres iluminados. El enfoque medio (*madhyama-lakṣya*) implica la percepción mental. Puede ser la *japa* o una visualización interna de las deidades. Por último, el enfoque sutil (*sūkṣma-lakṣya*) reflexiona sobre los *mahā-vākyas*, o 'las grandes expresiones vedánticas'.

Sthūla-lakṣya

La mente debe apoyarse en algún objeto para estabilizarse. En consecuencia, es aconsejable enfocarse en las deidades para comenzar la práctica de *sthūla-lakṣya*. Observa las deidades de Īśvara, como Śrī Śrī Rādhā Śyāmasundara, Jagannātha, Baladeva y Subhadrā, Śrī Śrī Kāliya Kṛṣṇa o del Señor Nṛsiṁhadeva. Presta atención a las imágenes o esculturas de iluminados como Jesús, Buda o Caitanya. Si eres perceptivo, verás que es posible detectar, en mayor o menor medida algo de lo no manifestado en cada uno de ellos. Cuando te encuentres frente a seres iluminados, percibirás vestigios inconfundibles de lo trascendente en su mirada, en sus palabras y en su presencia. Podrás reconocer la semilla en los frutos y flores del árbol.

Todos somos una expresión de la naturaleza divina, pero esta fluye con mayor claridad a través de ciertos seres. Ellos no solo saben de Eso, sino que prácticamente son Eso y parecen hablarnos desde el mismo paraíso. Son seres humanos normales, pero no ordinarios; son individuos habituales, pero que en realidad son muy diferentes. Aunque caminan, hablan y se mueven en el plano objetual, expresan lo inmanifestado. Una fragancia embriagadora emana de su presencia y su silencio suena como una cautivadora melodía. Se afirma que la adoración y la meditación en la proximidad física de estos seres beneficia al meditador.

Sin duda, el ser humano es una expresión de lo divino. Sin embargo, los iluminados son la divinidad que se expresa como humanidad. Quien medite en el iluminado y permita que su presencia penetre el corazón se beneficiará eternamente. En las profundidades del alma, lo objetual poco a poco se desvanecerá, mientras que lo no manifestado permanecerá. Si un discípulo y un visitante se encuentran en la presencia de un maestro iluminado tendrán experiencias completamente diferentes. El visitante solo percibirá el aspecto humano manifestado del maestro, mientras que el discípulo conectará con el aspecto trascendental y no manifestado en el maestro. El visitante no percibirá la semilla, solo verá la forma objetual del árbol. El discípulo y el visitante no se entenderán, porque, aunque ambos hablan de la misma persona, se refieren a aspectos completamente diferentes de ella.

Madhyama-lakṣya

Solo quien se haya enfocado en Kṛṣṇa en el plano objetual podrá acceder a la percepción subjetual de él.

1. *Vaidhi-sādhana,* o 'práctica externa': Los pasos iniciales corresponden al *vaidhi-bhakti* en forma de *pūjā*, ceremonias y rituales.
2. *Antaraṅga-sādhana*, o 'práctica interior': Luego viene el *rāgānugā-bhakti* que consiste en *mānasa-pūjā*, o 'adoración mental'.
3. *Nirākāra-sādhana,* o 'práctica sin forma': Por último, *svarūpa-smṛti*, o 'recuerdo de nuestra auténtica naturaleza'.

Asimismo, quienes repiten el *māhā-mantra* perciben la magia en su canto, un vestigio del absoluto y de lo trascendental. Así, comprenderán las palabras de Śrīla Rūpa Goswami:

तुण्डे ताण्डविनी रतिं वितनुते तुण्डावलीलब्धये
कर्णक्रोडकडम्बिनी घटयते कर्णार्बुदेभ्यः स्पृहाम् ।
चेतःप्राङ्गणसङ्गिनी विजयते सर्वेन्द्रियाणां कृतिं
नो जाने जनिता कियद्भिरमृतैः कृष्णेति वर्णद्वयी ॥

tuṇḍe tāṇḍavinī ratiṁ vitanute tuṇḍāvalī-labdhaye
karṇa-kroḍa-kaḍambinī ghaṭayate karṇārbudebhyaḥ spṛhām
cetaḥ-prāṅgaṇa-saṅginī vijayate sarvendriyāṇāṁ kṛtiṁ
no jāne janitā kiyadbhir amṛtaiḥ kṛṣṇeti varṇa-dvayī

No sé cuánto néctar han producido las dos sílabas 'Kṛṣ-ṇa'. Cuando se canta el santo nombre de Kṛṣṇa, parece bailar dentro de la boca. Entonces deseamos muchas, muchas bocas. Cuando ese nombre entra por los agujeros de los oídos, deseamos muchos millones de oídos. Y cuando el santo nombre baila en el patio del corazón, conquista las actividades de la mente y todos los sentidos se vuelven inertes.

(*Vidagdha-mādhava*, 1.15)

Sūkṣma-lakṣya

Sūkṣma-lakṣya significa reflexionar en las *mahā-vākyas*. Aunque hay muchas, cada Veda tiene una que es la más importante. Apuntan hacia la eterna unidad de lo individual con el Todo, o *ātmā* y Brahman. Los estados de consciencia más elevados se expresan al reflexionar acerca de las máximas vedánticas. Las cuatro *mahā-vākyas* son:

प्रज्ञानं ब्रह्म ।

prajñānaṁ brahma

La consciencia es Brahman.
(*Aitareya Upaniṣad* del *Ṛg Veda,* 3.3)

अयमात्मा ब्रह्म ।

ayam ātmā brahma

Este Ser (o Ātman) es Brahman.
(*Māṇḍukya Upaniṣad* del *Atharva Veda,* 1.2)

तत्त्वमसि ।

tat tvam asi

Tú eres Eso.
(*Chāndogya Upaniṣad* del *Sama Veda,* 6.8.7)

अहं ब्रह्मास्मि ।

ahaṁ brahmāsmi

Yo soy Brahman.
(*Bṛhadāraṇyaka Upaniṣad* del *Yajur Veda,* 1.4.10)

«... los adoradores de lo inmanifestado».

En *nirākāra-sādhana*, la concentración *nirākāra* desemboca en la disolución, o *laya*. Cuando el estudiante se relaja, su mente se hunde como una piedra en un lago. En este estado de *laya*, pierde su consciencia tanto interior como exterior, al igual que en el sueño profundo. Hay quienes reducen la actividad mental con facilidad. Sin embargo, a medida que los pensamientos disminuyen, puede que simplemente se queden dormidos. En este caso, aunque se abandona el pensamiento, también se abandona la consciencia. Quien está tan apegado al proceso de pensamiento que su mente es parte de lo que es, dejar de pensar le hace quedarse dormido. La realidad se logra solo cuando se trasciende el pensamiento sin dormirse. La inconsciencia conduce solo al sueño, no a la realidad. En semejante situación, la consciencia se sumerge en la inconsciencia. Pero en la meditación, es la inconsciencia la que se sumerge en la consciencia.

Para reconocer un objeto, observamos sus características, pero no su esencia. Advertimos sus atributos e ignoramos su naturaleza permanente e invariable. Sin embargo, algunos objetos que utilizamos carecen de manifestación concreta. Por ejemplo, los números son solo ideas. En la dimensión manifestada, percibimos los eventos entrelazados en una relación de causa y efecto. Hasta un objeto abstracto como una idea debe poseer una causa, aunque la causa sea un mero concepto. Puede ser difícil determinar su causa, pero debe existir. Del mismo modo, para que Dios exista, incluso como idea o concepto, debe tener una causa trascendental. *Asaṁbhūti* se refiere a dicha causa trascendental, al Dios no manifestado. Es el origen de todo lo manifestado. Es imposible de conceptualizar o bosquejar, lo cual sería incompatible con su naturaleza sin causa. Y cuando finalmente lo sabemos, sabemos que sabemos, pero no sabemos cómo sabemos. Sabemos que siempre lo supimos y que es todo lo que necesitamos saber.

Nos referimos a la existencia de la realidad única no manifestada, desconocida e incognoscible para la mente humana. Esta realidad subyace en todos los objetos. Ha sido denominada *śūnyatā*, o 'vacuidad'. San Juan de La Cruz se refirió a esta en los primeros versos de su poema «Qué bien sé yo la fuente que mana y corre»:

Qué bien sé yo la fonte (fuente) que mana y corre,
aunque es de noche.
Aquella eterna fonte (fuente) está escondida,
que bien sé yo do (donde) tiene su manida (morada),
aunque es de noche.
Su origen no lo sé, pues no le tiene,
mas sé que todo origen de ella viene,
aunque es de noche.
Sé que no puede ser cosa tan bella,
y que cielos y tierra beben de ella,
aunque es de noche.
Bien sé que suelo en ella no se halla,
y que ninguno puede vadealla (vadearla),
aunque es de noche.

La realidad no manifestada constituye el trasfondo de todas las cosas y todos los seres. Mentalmente, conceptualizamos lo inmanifestado como una nada carente de contenido. Sin embargo, la realidad trasciende las posibilidades limitadas de nuestra mente. La realidad, o vacuidad, reside tras la totalidad de los seres incluyendo nuestro propio ser. Lo manifestado es mucho más que una simple emanación de lo no manifestado; es una escuela de autoconocimiento. Si lo manifestado fuera únicamente una emanación, producto de una simple explosión casual, sería como una escultura surgida de las manos de un escultor. Pero lo manifestado no es un objeto estático; tiene vida y anhela conocer y reunirse con su escultor. Dicho anhelo es parte esencial de lo manifestado, porque la obra fue esculpida con la única materia prima que el artista poseía a su disposición: él mismo. La escultura manifestada fue confeccionada a partir del mismo cuerpo y alma del escultor. Por consiguiente, él espera volver a reunirse consigo mismo.

En el plano manifestado, reina la sensación de distanciamiento, apartamiento o separación del origen. La necesidad humana de retornar a su origen le causa un profundo malestar y desasosiego. Sufren profunda añoranza de la fuente original y nostalgia por la paz y el amor absolutos. Este ha sido el impulso de cada buscador de la Verdad durante generaciones. Quienes acceden a la realidad última solo descubren que tal separación nunca existió realmente. Sin embargo, estas palabras no tienen ningún valor sin la experiencia directa. Aunque las palabras de quien ha alcanzado la realidad de su propia alma puedan servir de ayuda, nunca serán suficientes. Nada en este mundo puede suplantar la percepción directa de la Verdad.

«Aquellos que adoran lo manifestado entran en la región de la oscuridad, y peor aún ocurre con los adoradores de lo inmanifestado».

La observación permite percibir con claridad la unidad y la diferencia simultáneas entre lo manifestado y lo inmanifestado. Muchos consideran que nuestro cuerpo es parte de la base misma de la realidad manifestada. Sin embargo, si observamos con detenimiento, notaremos que el cuerpo no es más que un conjunto de imágenes, sensaciones y percepciones que aparecen en la mente. En lugar de ser un objeto sólido, el cuerpo manifestado es una mera imagen mental. Todo lo que sabemos de este procede de dicha imagen mental y de las sensaciones que aparecen en nuestra mente.

Recientes experimentos científicos han empezado a demostrar que la materia no es tan sólida como creíamos. Lo que se ha llamado materia no es materia, sino energía con una vibración tan baja que apenas es perceptible. La materia no es sólida, sino que es consciencia reducida a un punto perceptible. La mente finita es una contracción y localización de la consciencia infinita. Obviamente, la consciencia no manifestada no puede conocer un objeto finito. Si así fuera, la existencia del objeto finito amenazaría la infinitud de la consciencia no manifestada.

Durante el sueño profundo, la percepción del mundo manifestado desaparece por completo. Se experimenta entonces la consciencia no manifestada, desprovista de contenido. La consciencia se vuelve hacia sí misma y renuncia a toda relación con el cuerpo y la mente. En ese estado, la consciencia se relaja y se conoce solo a sí misma. La única manera de que la consciencia no manifestada perciba un objeto finito y manifestado es ignorando su naturaleza infinita y convirtiéndose en una mente finita. La consciencia no manifestada solo puede percibir el universo manifestado transformándose en una mente finita manifestada.

Cuando dormimos, el mundo onírico puede percibirse solo desde la perspectiva del sueño. Si sueñas que paseas por Nueva Delhi, serás una de las personas presentes en tu sueño y experimentarás la ciudad desde la perspectiva de la experiencia soñada. La consciencia solo puede percibir el sueño situándose como un personaje del mismo. Por lo tanto, para percibir el universo finito, la consciencia infinita debe apoyarse en la mente finita manifestada. Para ello, se desarrolla un proceso de creación e identificación simultánea con la forma, cuya consecuencia es la mente finita.

Para percibir un objeto manifestado, la consciencia inmanifestada debe autolimitarse y convertirse en un sujeto-forma manifestado. La consciencia no manifestada percibe el mundo manifestado desde la perspectiva de la forma o el cuerpo manifestado. Sin embargo, para conocerse a sí misma, por sí misma, y en sí misma, la consciencia no necesita transformarse en una mente finita. Al igual que la consciencia infinita e inmanifestada no puede percibir un objeto finito y manifestado, la mente finita y manifestada no puede acceder a la consciencia infinita e inmanifestada.

Para percibir la realidad objetual, la consciencia encoge su visión corporizándose. De este modo, conoce la realidad manifestada desde la perspectiva de un cuerpo particular. El autoconocimiento es la vía involutiva que implica relajar el foco de atención y despojarse de todas las limitaciones. Para llegar a ser autoconsciente, la consciencia simplemente deja de identificarse con la forma y la mente finitas. La muerte es dispersar la consciencia de un lugar determinado. Pero cuando se produce la relajación de esa contracción, la consciencia no se disuelve.

La persona encarnada es como un remolino en el mar y la consciencia no manifestada es agua. Al morir, el remolino se disuelve, pero nada desaparece realmente porque todo es agua. El agua permanece desprovista de forma y mente. El complejo cuerpo-mente no es más que un remolino en el mar, una localización de la consciencia donde aparece la realidad manifestada. Al morir, este remolino se dispersa y su contenido permanece como consciencia. Los elementos del contenido previamente disperso pueden volver a constituir nuevas localizaciones y mentes finitas. Los residuos de una mente finita anterior pueden formar un nuevo remolino. Esto es lo que llamamos reencarnación.

देहिनोऽस्मिन्यथा देहे कौमारं यौवनं जरा ।
तथा देहान्तरप्राप्तिर्धीरस्तत्र न मुह्यति ॥

dehino 'smin yathā dehe
kaumāraṁ yauvanaṁ jarā
tathā dehāntara-prāptir
dhīras tatra na muhyati

> Así como en este cuerpo el alma encarnada pasa continuamente de la niñez a la juventud y luego a la vejez, de la misma manera el alma pasa a otro cuerpo en el momento de la muerte. La persona sensata no se confunde con este cambio.
>
> (*Bhagavad-gītā*, 2.13)

La reencarnación es malentendida a menudo como un cambio de cuerpo físico. Sin embargo, los cuerpos materiales no se encarnan porque solo son diferentes cúmulos de sensaciones, imágenes y percepciones. La niñez, la adolescencia, la juventud y la madurez no son más que distintas imágenes, percepciones y sensaciones. Por consiguiente, la reencarnación es un fenómeno en el nivel de la consciencia.

Lo que denominamos cuerpos materiales son apariencias en la mente finita. La consciencia se contrae y deviene en una mente finita, manifestándose como la forma y el mundo. Junto con la relajación, la consciencia abandona la mente y el cuerpo. Entonces, desaparece el universo manifestado de nombres y formas. La contracción y la relajación se suceden como pulsaciones de una única consciencia: contracción y distensión, localización y dispersión, estar y no estar, encendido y apagado, manifestación y no manifestación.

El hinduismo acepta que la existencia se mueve en círculos eternos de creación, conservación y disolución. Incluso cada uno de estos estados cósmicos, o pulsaciones, está regido por su propia deidad. Brahma crea, Viṣṇu mantiene y Śiva disuelve. Lo manifestado y lo no manifestado no son realidades diferentes, sino dos estados de la misma consciencia. Al final del sendero, nos espera la realización de que la esencia de lo manifestado y lo inmanifestado es exactamente la misma, y que la sustancia primordial que buscamos es la misma que el buscador.

Mantra 13

अन्यदेवाहुः सम्भवादन्यदाहुरसम्भवात् ।
इति शुश्रुम धीराणां ये नस्तद्विचचक्षिरे ॥

anyad evāhuḥ sambhavād
anyad āhur asambhavāt
iti śuśruma dhīrāṇāṁ
ye nas tad vicacakṣire

Se afirma que se obtienen resultados diferentes de lo manifestado y de lo no manifestado. Esto ha sido escuchado de boca de los sabios que nos lo impartieron.

Comentario:

Nos enfrentamos a dos direcciones diferentes, cada una de las cuales conduce a un resultado distinto. Obtenemos ciertos beneficios si nos dedicamos a lo manifestado y otros si nos consagramos a lo no manifestado. Cada dirección presenta también sus desventajas.

Cultivar lo manifestado conduce al progreso en diferentes áreas de nuestra sociedad, desde la medicina hasta las comunicaciones, desde las armas nucleares hasta los viajes interplanetarios, y desde la arquitectura hasta la ingeniería. Los grandes descubrimientos y avances de la humanidad se originan en nuestro esfuerzo por conquistar la naturaleza y superar el medio ambiente, lo cual es obviamente muy importante para la sociedad. Sin embargo, en ausencia de un desarrollo paralelo de la consciencia, el progreso científico y tecnológico termina causando daño, dolor, desgracia y miseria.

En otras palabras, el crecimiento en el reino de lo manifestado y lo relativo, sin una evolución correspondiente en el nivel de consciencia, trae consigo grandes desastres. Una sierra eléctrica es muy útil, pero en manos de un simio es peligrosísima. También podemos observar este desequilibrio en el ámbito individual. Por ejemplo, hay quienes efectúan un intenso entrenamiento físico y descuidan su mundo interior. Desarrollan masa muscular, pero están espiritualmente desnutridos. Otros acumulan riquezas en dólares y diamantes, pero padecen una verdadera indigencia del alma: riqueza del bolsillo, pero pobreza del espíritu.

Por otra parte, la adoración exclusiva de lo inmanifestado como algo separado de lo manifestado puede conducir a un desprecio del mundo y esto se asemeja a las tinieblas. Muchos aspirantes a lo absoluto desprecian e incluso laceran su cuerpo en nombre de la santidad, pero no comprenden la importancia del cuerpo en la evolución del alma.

Apegarse a lo inmanifestado como algo separado de lo manifestado lleva a despreciar el mundo y a rechazar el cuerpo. Pero si deseamos evolucionar, debemos vivir en profundidad. De lo contrario, nuestro desarrollo será solo horizontal y creceremos lateralmente hacia los extremos. Si no echamos raíces en las profundidades de la existencia, nos volveremos extremistas. Es esencial que evolucionemos hacia dentro y nos anclemos en la vida.

Sería un error ir tras lo manifestado o lo no manifestado por separado. Aferrarse a uno solo de ellos sería como escapar de un estado para terminar en su opuesto. Todo extremismo representa una especie de oscuridad. Ir solo tras lo manifestado nos mantendrá dentro del *saṁsāra*, o 'el ciclo de nacimientos y muertes repetidas', como esclavos de los placeres del cuerpo. Pero si nos esforzamos solo por lo inmanifestado, puede que consigamos disolvernos de manera indiscriminada, pero sin trascendencia alguna.

Cuando nos dormimos, desaparecemos en un estado de inconsciencia y, al despertar, renacemos en un nuevo día. Pero dormir no es trascender conscientemente lo manifestado; es simplemente elegir su opuesto. Si escogemos lo inmanifestado como lo opuesto a lo manifestado, no trascenderemos la dualidad relativa, sino que la reafirmaremos. La puerta a la trascendencia no es la huida, sino la observación y la meditación.

La muerte del fenómeno egoico se refiere al estado trascendental en el que la consciencia es reconocida. Diferentes religiones y senderos espirituales utilizan el término «muerte mística». El Talmud judío lo denomina *mitat neshikah*, o 'muerte mediante un beso [divino]' en hebreo. Para el sufismo, «morir antes de morir» es una muerte consciente y voluntaria, previa al fallecimiento físico, que se produce al trascender nuestros conceptos de manifestación y no manifestación. Se refiere a descubrir que vida y muerte son ideas ilusorias que encubren la simple realidad de que somos, siempre fuimos y siempre seremos.

Una antigua enseñanza del budismo zen señala: «si se practica el *dharma* durante el día, se puede morir en paz al anochecer». El día representa nuestra actividad en el plano manifestado, mientras que el anochecer es nuestra experiencia de la extinción o lo no manifestado. La misma consciencia asume dos estados aparentemente diferentes; por consiguiente, solo si nuestra actividad diaria es total, también lo será la inactividad de la noche. Si vivimos intensamente presentes cada instante de nuestra vida, cada noche podemos experimentar que es una noche perfecta para morir. Como dijo el Buda: «Los que están atentos en el presente nunca morirán; para los que no prestan atención al momento presente, es como si ya estuvieran muertos».

Cuando cerramos los ojos y nos tumbamos en calma sobre la cama, nuestra actividad corporal y mental disminuye. Sin embargo, a muchos de nosotros nos resulta extremadamente difícil cerrar los ojos en paz y tranquilidad. Durante el día, nos sentimos inquietos, ansiosos, impacientes y agitados. No estamos donde nos encontramos y nuestra mente divaga constantemente. Nunca estamos realmente presentes en mente, alma y cuerpo en lo que hacemos.

El zen es una vía de realización sumamente sabia y sencilla. Recomienda que vivamos en el momento de la vida y que muramos en el momento de la muerte. Vivir se refiere a ser la totalidad de lo que somos, como entes manifestados, entregando plenamente nuestras mentes y cuerpos y estando sumidos en la labor presente. Al anochecer, nos retiramos a descansar. Junto con nuestra entrega al reposo en lo no manifestado, muere el mundo manifestado de nombres y formas.

Si estamos preparados para morir, estamos preparados para vivir; si aceptamos lo inmanifestado, podemos actuar dentro de lo manifiesto. Nuestra actividad en lo manifestado debe estar siempre enraizada en lo inmanifestado. Esto significa actuar desde la paz y movernos desde el silencio. Desde la perspectiva de la muerte, la vida adquiere un nuevo sentido. De lo no manifestado, lo manifestado se vuelve mágico y fresco.

«Todo esto ha sido escuchado de boca de los sabios que nos lo impartieron».

En este mantra, vemos el espíritu del discípulo, quien atribuye toda sabiduría a la gracia de su maestro. Desde la perspectiva del discípulo, la sabiduría que comparte fluye directamente de los labios de su maestro. Si alguien se ve beneficiado, se lo atribuyen a su gurú. Los discípulos se consideran la obra de su maestro.

Resulta difícil definir el misterioso fenómeno del discipulado. En el mundo occidental, la gente suele confundir discípulos y maestros con alumnos y profesores. Esto es un grave error, porque estas dos relaciones son completamente diferentes. Los fundamentos de la relación profesor-estudiante son la instrucción, la información y el conocimiento. En cambio, la relación maestro-discípulo se basa en el silencio, la meditación y la sabiduría. El estudiante estudia, pero el discípulo aprende. Estudiar significa memorizar una determinada materia que luego se utilizará con fines académicos. A menudo, el estudiante estudia solo para aprobar los exámenes. Estudiar implica almacenar cierta información en un rincón de la mente. Aprender es digerir la sabiduría, hacerla parte de uno mismo y aplicarla a nuestra vida cotidiana. No conocemos la sabiduría que aprendemos; nos convertimos en esta sabiduría.

Puedes poner a los estudiantes frente a Jesús, Buda o Lao Tzu, pero no reconocerán al maestro. Solo verán al pedagogo. Los estudiantes no pueden conectarse con un maestro si están cargados de conceptos, creencias y conclusiones. El discipulado significa estar predispuesto a adquirir sabiduría, lo que requiere dejar de lado todas las ideas preconcebidas.

तद्विद्धि प्रणिपातेन परिप्रश्नेन सेवया ।
उपदेक्ष्यन्ति ते ज्ञानं ज्ञानिनस्तत्त्वदर्शिनः ॥

tad viddhi praṇipātena
paripraśnena sevayā
upadekṣyanti te jñānaṁ
jñāninas tattva-darśinaḥ

Tan solo trata de aprehender la Verdad acudiendo a un maestro espiritual. Hazle preguntas de un modo sumiso y préstale servicio. Las almas autorrealizadas pueden impartirte conocimiento, porque han visto la Verdad.

(*Bhagavad-gītā*, 4.34)

Para acercarse a un *tattva-darśinaḥ*, es esencial ser un discípulo, porque los estudiantes no pueden conectar con un maestro. Pueden acercarse físicamente, pero nunca habrá un encuentro entre ambos.

जननमरणादिसंसारनलसन्तप्तो दीप्तशिरा जलराशिमिव
उपहारपानिः श्रोत्रियं ब्रह्मनिष्ठंगुरुमुपसृत्य तमनुसरति ॥

janana-maraṇādi-saṁsāra-nala-santapto dīpta-śirā jala-rāśim iva upahāra-pāniḥ śrotriyaṁ brahma-niṣṭhaṁ gurum upasṛtya tam anusarati.

Así como una persona cuya cabeza está en llamas corre hacia el agua, alguien que se quema por el fuego de la existencia material —nacimiento, muerte, vejez y enfermedad— debe acudir a un gurú en busca de alivio. Ese gurú debe estar instalado en la Verdad absoluta y estar bien versado en las escrituras. Uno debe acercarse a él con todo lo necesario para sacrificarse, someterse a él y estar listo para poner en práctica sus instrucciones.

(*Śrī Gauḍīya Kaṇṭha-hāra*, *Guru-tattva*, 1.6)

El fenómeno del maestro espiritual siempre será un enigma para los estudiantes racionales. Para ellos, lo que importa son las palabras y las enseñanzas del profesor. Para los discípulos, lo esencial es el maestro. El discípulo no ve ninguna diferencia entre el maestro y sus enseñanzas. El maestro es el camino y la Verdad. Basta con permanecer en silencio en presencia del maestro porque el silencio es el mensaje y la respuesta. En presencia del maestro, no hay preguntas ni dudas.

Algún día, los estudiantes se convertirán en profesores y declamarán la misma información a los más jóvenes. Sin embargo, todo ese conocimiento será reciclado. Tal vez incluso impartan religión, pero sin haber experimentado qué es la religión, únicamente hablarán de teología y mitología. Tal vez sean capaces de disertar sobre Dios, pero sin que Dios les haya ocurrido, será un conocimiento de segunda mano. Sin que nada divino haya tocado su corazón, contarán historias sobre lo que le ocurrió a algún santo hace miles de años. Puede que escriban libros sobre el amor, sin haber amado nunca a nadie, ni siquiera a sí mismos.

El profesor declama ideas, conceptos, explicaciones y argumentos sin tener idea alguna de la Verdad. El estudiante oye hablar de escrituras, filosofías, teologías e ideologías, pero nada sobre la Verdad. El discípulo no está interesado en escuchar palabras sobre ninguna cuestión, sino en ser aquello de lo que se habla. El estudiante oye las palabras del maestro, mientras que el discípulo escucha al maestro. Oír a un maestro y escuchar al maestro son dos procesos diametralmente distintos. Oír las palabras de un maestro cambia la periferia, pero tu interior sigue siendo exactamente el mismo. Escuchar a un maestro no añade información, sino que provoca una transformación.

Los estudiantes desean conocer la Verdad, mientras que los discípulos aspiran a ser la Verdad; esta es la principal diferencia entre ellos. Para el discípulo, las palabras «acerca de Dios» están muy distantes de Dios; las palabras «acerca de la Verdad» se distancian años luz de la Verdad. «Acerca de» no es conocimiento de nada, sino solo una mano de laca sobre la ignorancia. La actitud del estudiante es la de adquirir, obtener, conseguir, sacar, acumular, comprar, apropiarse, adueñarse, tomar, coger, acaparar y apoderarse. El estudiante es codicioso porque sus esfuerzos persiguen apoderarse de la riqueza del conocimiento. En cambio, el espíritu del discípulo es experimentar, sentir, percatarse, percibir, distinguir, observar, ver, examinar, investigar y explorar. El discipulado está exento de avaricia y codicia, puesto que su intención no es obtener o apoderarse de algo, sino experimentarse a sí mismo en realidad.

La relación maestro-discípulo también difiere de la relación líder-seguidor. El discípulo no es un seguidor. Los seguidores son como péndulos que pueden oscilar del fanatismo a la enemistad. Quien es capaz de seguir al líder ciegamente, también puede odiarlo. La relación líder-seguidor no es religiosa ni espiritual, sino política. Mientras que el seguidor sigue ciegamente al líder, el discípulo intenta comprender al maestro. El seguidor se vincula con el líder mediante el apego fanático, mientras que el discípulo mediante el amor y la devoción. El apego es un fenómeno netamente mental. El discípulo y el maestro no se encuentran en la mente, sino en el corazón. Su relación amorosa es la más elevada que existe dado que trasciende el cuerpo y la mente. Sin embargo, para quienes asocian el amor con las telenovelas románticas, esta relación es incomprensible. Idealizamos el amor entre Romeo y Julieta, pero verdadero amor es el que hubo entre Moisés y Josué, Arjuna y Kṛṣṇa, Rabí Najmán y Rabí Natán, Jesús y María Magdalena.

Una vida centrada en nuestras propias necesidades y caprichos nos aboca al sufrimiento. Si nuestro único propósito es satisfacer nuestras demandas egoicas estamos destinados a la frustración. Al tomar consciencia del sufrimiento que conlleva el fenómeno egoico, buscamos la manera de trascenderlo. El maestro es la percha donde podemos simplemente colgar nuestro ego.

तद्विज्ञानार्थं स गुरुमेवाभिगच्छेत्समित्पाणिः श्रोत्रियं ब्रह्मनिष्ठम् ॥

tad vijñānārthaṁ sa gurum evābhigacchet samit-pāṇiḥ śrotriyaṁ brahma-niṣṭham.

Para aprender la ciencia trascendental, uno debe acercarse al maestro espiritual genuino en sucesión discipular, quien está instalado en la Verdad absoluta.

(*Muṇḍaka Upaniṣad*, 1.2.12)

यस्य देवे परा भक्तिः यथा देवे तथा गुरौ ।
तस्यैते कथिता ह्यर्थाः प्रकाशन्ते महात्मनः ॥

yasya deve parā bhaktir
yathā deve tathā gurau
tasyaite kathaitā hy arthāḥ
prakaśante mahātmanaḥ

La importancia de los Vedas solo se revela plenamente a aquellas grandes almas que sirven a un gurú y a la divinidad con una fe implícita.

(*Śvetāśvatara Upaniṣad*, 6.23)

El amor es la base del discipulado. A falta del amor, la entrega no será auténtica. El amor del discípulo debe ser tan auténtico que el maestro sea el centro de su vida y abandone todo por él. El discípulo renuncia a todas sus defensas hasta alcanzar la posición de máxima vulnerabilidad. Al lograr el amor incondicional y la entrega total, se produce la fusión maestro-discípulo. Solo en la entrega amorosa, el discípulo se funde como una muñeca de sal en el océano del maestro hasta que se convierte en nadie. Su entrega es como morir, porque a partir de ese momento, el maestro vive a través de él. El discípulo se convertirá en la sombra de alguien que es nadie o que es el Todo manifestado en una forma. Y eso es tan solo el principio, porque le seguirá la entrega a lo inmanifestado. Como un río que fluye hacia el mar, el discípulo fluye hacia el maestro. Como un gusano de seda, el discípulo muere a los pies del maestro para renacer como mariposa. Si en tu interior se despierta un sincero deseo de trascenderte, confía en que la existencia pondrá al maestro en tu camino.

Mantra 14

सम्भूतिं च विनाशं च यस्तद्वेदोभयꣳसह ।
विनाशेन मृत्युं तीर्त्वा सम्भूत्याऽमृतमश्नुते ॥

sambhūtiṁ ca vināśaṁ ca
yas tad vedobhayaṁ saha
vināśena mṛtyuṁ tīrtvā
sambhūty-āmṛtam aśnute

Aquel que adora a Dios en su aspecto manifestado y en su aspecto inmanifestado simultáneamente supera la muerte mediante la adoración a lo manifestado y realiza la inmortalidad a través de la adoración a lo inmanifestado.

Comentario:

Debido a que creemos ser una entidad separada que reside dentro un cuerpo sólido, experimentamos la aparente dualidad de dos realidades: una manifestada y otra inmanifestada. La primera es empírica y la segunda subjetual. Creemos que un observador reside dentro de nuestro cuerpo y observa un universo separado a través de los sentidos. Esa deducción se basa en la idea de que existe una entidad llamada «yo» que vive dentro de una estructura sólida y experimenta una diversidad de nombres y formas diferentes de sí misma. De ese modo, se experimenta una realidad fracturada, dividida en observador y observado, en sujeto y objeto, en inmanifestado y manifestado.

Este texto trae a colación la ancestral controversia entre el sendero objetual y el subjetual, entre la divinidad manifestada y la no manifestada. Este es el eterno debate entre el sendero devocional y el sendero intelectual, o el *bhakti* y el *jñāna*. El Dios de lo manifestado es el creador del universo que participa en los pasatiempos de las distintas religiones. Este Dios personal tiene atributos y cualidades, como Īśvara o Bhagavān. Este es el Dios que liberó al pueblo de Israel de la esclavitud en Egipto y el Padre al que oró Jesús. Para el sabio Parāśara Muni Bhagavān, Dios es el único poseedor de la completa belleza, riqueza, fama, fuerza, conocimiento y renuncia. Es el aspecto de Dios al que los ateos más se resisten y es centro de innumerables controversias. Por su parte, el Dios de lo inmanifestado es el absoluto inconcebible e indescriptible. Si hemos entendido esta tríada de mantras, sabemos que el corazón y el intelecto, lejos de ser contradictorios, se complementan. Ambos comparten la misma meta de acariciar y saber la Verdad última.

Pero no nos referimos a información, sino a un conocimiento existencial. Para el *bhakta*, ese conocimiento solo es posible cuando se ama; para el *jñānī*, saber es convertirse en lo sabido. Para los *bhaktas*, amar es sinónimo de saber. El conocimiento íntimo solo es posible a través del amor; por lo tanto, buscarán ante todo el amor en su expresión más depurada. Para los *jñānīs*, es imposible amar sin conocer realmente.

La Biblia utiliza el término hebreo *iada*, o 'supo,' para describir la conexión más íntima entre los primeros seres humanos que fueron creados: *Adam iada et java*, es decir, «Adam supo a Eva». La misma palabra se utiliza para describir el conocimiento de Dios: *ve'yadata hayom va'hashevota el levabeja,* «y sabrás este día y retornarás a tu corazón». Kṛṣṇadāsa Kavirāja Gosvāmī expresa la misma idea:

অনর্পিতচরীং চিরাৎ করুণয়াবতীর্ণঃ কলৌ
সমর্পয়িতুমুন্নতোজ্জ্বলরসাং স্বভক্তিশ্রিয়ম্ ।
হরিঃ পুরটসুন্দরদ্যুতিকদম্বসন্দীপিতঃ
সদা হৃদয়কন্দরে স্ফুরতু বঃ শচীনন্দনঃ ॥

anarpita-carīṁ cirāt karuṇayāvatīrṇaḥ kalau
samarpayitum unnatojjvala-rasāṁ sva-bhakti-śriyam
hariḥ puraṭa-sundara-dyuti-kadamba-sandīpitaḥ
sadā hṛdaya-kandare sphuratu vaḥ śacī-nandanaḥ

Que el Señor Supremo, a quien se conoce como el hijo de Śrīmatī Śacī-devī, se sitúe trascendentalmente en lo más íntimo de tu corazón. Resplandeciente como el brillo del oro fundido, ha descendido en la era de Kali, por su misericordia inmotivada, para otorgar lo que ninguna encarnación ha ofrecido jamás: la más elevada dulzura del servicio devocional, la dulzura del amor conyugal.

(*Śrī Caitanya-caritāmṛta*, «*Ādi-līlā*», 3.4)

Obviamente, dicho amor conyugal trae consigo el más íntimo de los conocimientos acerca del amado.

La Torá afirma:

וְאָהַבְתָּ אֵת ה' אֱלֹקֶיךָ בְּכָל לְבָבְךָ וּבְכָל נַפְשְׁךָ וּבְכָל מְאֹדֶךָ.
(דברים ו', ה')

We'ahávta ét adonai elokéja bejól levavejá uvejól nafshejá uvejól me'odéja.

Y amarás al Señor tu Dios con todo tu corazón, con toda tu alma y con todas tus fuerzas

(Deuteronomio, 6:5)

Los sabios a lo largo de la historia comentaron esta frase de la Torá. A continuación, algunos de estos comentarios:

El rabino Avraham Ibn Ezra dice:

"בְּכָל לְבָבְךָ וּבְכָל נַפְשְׁךָ" - הַלֵּב הוּא הַדַּעַת, וְהוּא כִּנּוּי לָרוּחַ הַמַּשְׂכֶּלֶת, כִּי הוּא הַמֶּרְכָּבָה הָרִאשׁוֹנָה; וְכֵן "חֲכַם לֵב" (שמות ל"א, ו'); "קוֹנֶה לֵּב" (משלי ט"ו, ל"ב).
(פירוש רבי אברהם אבן עזרא על התורה, דברים ו', ה')

«Con todo tu corazón y con toda tu alma». *Be'jol levavja uvejol nafsheja.* El corazón se refiere al conocimiento, denotando al espíritu inteligente [el alma racional], porque el corazón es su primer vehículo. Lo mismo se expresa en los versos «los sabios de corazón» (Éxodo, 36:1) y al «que adquirió corazón (=sabiduría)» (Proverbios, 19:8).

El rabino Ramban, Moshé Ben Najmán dice:

"בְּכָל לְבָבְךָ"- עַל דַּעַת הַמִּדְרָשׁ (ספרי ואתחנן, ו') הַלֵּב הַנִּזְכָּר כָּאן הוּא הַכֹּחַ הַמִּתְאַוֶּה, כְּעִנְיַן "תַּאֲוַת לִבּוֹ נָתַתָּ לּוֹ" (תהלים כ"א, ג') "אַל תַּחְמֹד יָפְיָהּ בִּלְבָבֶךָ" (משלי ו', כ"ה) אִם כֵּן, "בְּכָל נַפְשְׁךָ"- הַנֶּפֶשׁ הַמַּשְׂכֶּלֶת...

ור"א אָמַר כִּי "נַפְשְׁךָ"- הַמִּתְאַוָּה. כְּמוֹ "כְּנַפְשְׁךָ שָׂבְעֶךָ" (דברים כ"ג, כ"ה), "נֶפֶשׁ שְׂבֵעָה תָּבוּס נֹפֶת" (משלי כ"ז, ז'), "אַל תִּתְּנֵנִי

בְּנֶפֶשׁ צָרָי" (תהלים כ"ז, י"ב). "וּבְכָל לְבָבְךָ" הוּא הַדֵּעַת, וְהוּא כִּנּוּי לָרוּחַ הַמַּשְׂכֶּלֶת, כִּי הִיא הַמֶּרְכָּבָה הָרִאשׁוֹנָה לוֹ, וְכָמוֹהוּ "חֲכַם לֵב יִקַּח מִצְוֹת" (משלי י', ח'). וּדְבָרוֹ קָרוֹב בְּפֵרוּשׁ "בְּכָל לְבָבְךָ", מִמָּה שֶׁאָמַר "וְהָיוּ הַדְּבָרִים הָאֵלֶּה וגו' עַל לְבָבֶךָ".

וְטַעַם "וּבְכָל מְאֹדֶךָ" כְּלוֹמַר: מְאֹד מְאֹד וְהַטַּעַם: רַב רַב אֱהֹב אוֹתוֹ. וְעַל דַּעַת רַבּוֹתֵינוּ (ברכות נ"ד, א') "בְּכָל מָמוֹנְךָ" וְיִקָּרֵא הַמָּמוֹן "מְאֹד" כִּי יְכַנֶּה אוֹתוֹ בְּרִבּוּי כְּמוֹ שֶׁקּוֹרֵא לוֹ "הָמוֹן": "טוֹב מְעַט לַצַּדִּיק מֵהֲמוֹן רְשָׁעִים רַבִּים" (תהלים ל"ז, ט"ז) "וְהִנָּם כְּכָל הֲמוֹן יִשְׂרָאֵל" (מלכים ב' ז', י"ג)...
(רמב"ן על התורה, דברים ו', ה')

«Con todo tu corazón». En opinión del *Midrash Sifre*, (*Va'etjanan*, 32); el corazón aquí mencionado es el poder del deseo, similar a las expresiones: «Le has dado el deseo de su corazón» (Salmos, 21:3); «no codicies su hermosura en tu corazón» (Proverbios, 6:25). Y por eso, «con toda tu alma» denota la capacidad intelectual [en lugar de la capacidad sensual] del alma… Pero el rabino Eliezer [en el mismo *midrash*] sostiene lo contrario: que «Con toda tu alma» denota el poder del deseo, como se dice: «Hasta que tu alma se sacie» (Deuteronomio, 23:25), «Un alma saciada desdeña la miel» (Proverbios, 27:7), y «No me sometas a la voluntad (lit. 'alma') de mis enemigos» (Salmos, 27:12), Y «con todo tu corazón" es el conocimiento, y está denotando el alma intelectual, pues el corazón es su primer vehículo, y esto se apoya en el verso «Aquel cuyo corazón es sabio acepta los mandamientos» (Proverbios, 10:8).

Y el significado de «Con todas tus fuerzas» es muchísimo. Significa: ámalo mucho. Y según nuestros rabinos (*Berajot*, 54) «Con todas tus fuerzas» es la riqueza, y la riqueza se llama muchísimo por su cantidad...

Ralbag, el rabino Levi Ben Gershom, dice:

בְּכָל לְבָבְךָ - יָדוּעַ כִּי הַלֵּב יֵאָמֵר עַל הָרָצוֹן. וְהִנֵּה בָּאָדָם שְׁנֵי מִינִים מֵהָרָצוֹן וְהַחֵפֶץ; הָאֶחָד הוּא הַכֹּחַ הַמִּתְעוֹרֵר שֶׁהוּא נִמְשָׁךְ לְצִיּוּר הַדִּמְיוֹן, וְהַשֵּׁנִי הוּא הַכֹּחַ הַמִּתְעוֹרֵר שֶׁהוּא נִמְשָׁךְ לְצִיּוּר הַשֵּׂכֶל. וּכְבָר יִרְאֶה הָאָדָם בְּעַצְמוֹ לִפְעָמִים שְׁנֵי אֵלּוּ הַכֹּחוֹת יַחַד, וְיַחֲלֹק זֶה עַל זֶה. וּבָרָעִים יִגְבַּר הַיֵּצֶר הָרַע וּבַטּוֹבִים יְנַצֵּחַ הַיֵּצֶר הַטּוֹב. וּכְאִלּוּ הִזְהִיר בָּזֶה, וְצִוָּה שֶׁיַּכְנִיעַ הָאָדָם כָּל מִינֵי רְצוֹנוֹ לְאַהֲבַת הַשֵּׁם יִתְעַלֶּה; וְיִמָּשֵׁךְ מֵהָאַהֲבָה הַזֹּאת שֶׁיִּשְׁמֹר מִצְוֹתָיו, כִּי הָאוֹהֵב יִשְׁתַּדֵּל לַעֲשׂוֹת רְצוֹן אוֹהֲבוֹ כְּפִי הַיְכֹלֶת.

«Con todo tu corazón». Se sabe que la palabra *corazón* indica el poder de la voluntad, y en los humanos encontramos dos tipos de voluntad: la primera es el poder que despierta, que es atraída a las formas de la imaginación y la segunda es el poder que despierta, que se ve atraído a las formas del intelecto. Y uno puede observar en sí mismo estos dos poderes oponiéndose entre sí.

Y en las malas [personas], la mala inclinación dominará, mientras que en las buenas vencerá la buena inclinación. Y parece que [lo divino] nos advirtió aquí y nos guio en el sentido de que un hombre debe someter su voluntad para amar al Señor Divino. Como resultado de este amor, guardará sus preceptos, porque el amante siempre intentará hacer la voluntad de su amado tanto como pueda.

"וְאָהַבְתָּ אֵת ה' אֱלֹקֶיךָ"- צִוָּנוּ בְּזֶה הַמַּאֲמָר לֶאֱהֹב הַשֵּׁם יִתְעַלֶּה. וּלְפִי שֶׁהָאַהֲבָה, מְבֹאָר מֵעִנְיָנָהּ שֶׁלֹּא תִּהְיֶה לְדָבָר שֶׁאֵין לָנוּ בּוֹ שׁוּם הַשָּׂגָה, כָּל שֶׁכֵּן כְּשֶׁלֹּא תִּהְיֶה בְּזֶה הָאֹפֶן הַשָּׁלֵם אֲשֶׁר זָכַר פֹּה, הִנֵּה יְחַיֵּב זֶה הַצִּוּוּי, שֶׁנַּעֲשֶׂה בְּדֶרֶךְ שֶׁתִּהְיֶה לָנוּ הַשָּׂגָה מָה בְּזֶה הַשֵּׁם הַנִּכְבָּד, כְּדֵי שֶׁנִּתְעוֹרֵר מִפְּנֵי זֶה לְאַהֲבוֹ; וְכָל מָה שֶׁנּוֹסִיף הַשָּׂגָה בּוֹ יִתְעַלֶּה, נוֹסִיף לְאַהֲבָה אוֹתוֹ. וְהִנֵּה זֶה יֻשַּׂג לָנוּ מִצַּד שָׁקְדֵנוּ עַל מִצְוֹת הַתּוֹרָה, כִּי הֵם יְיַשְּׁירוּנוּ אֶל הַשָּׂגָתוֹ יִתְעַלֶּה, כְּמוֹ שֶׁבֵּאַרְנוּ בְּזֶה הַסֵּפֶר, וּמִצַּד הַחֲקִירָה עַל פְּעֻלּוֹת הַשֵּׁם יִתְעַלֶּה הַנִּפְלָאוֹת הַמֻּשָּׂגוֹת לָנוּ מֵעִנְיַן אֵלּוּ הַנִּמְצָאוֹת אֲשֶׁר אֶצְלֵנוּ. וְהוּא מְבֹאָר, כִּי כְּשֶׁיַּעֲמֹד הָאָדָם עַל זֶה, תִּהְיֶה אַהֲבָתוֹ הַשֵּׁם יִתְעַלֶּה הַיּוֹתֵר חֲזָקָה שֶׁבְּכָל הָאַהֲבוֹת אֲשֶׁר אֶצְלוֹ, כִּי סִבּוֹת הָאַהֲבָה הֵם הַשְּׁלֵמוּת וְהַמַּעֲלָה וְהָעַרְבוּת וְהַתּוֹעֶלֶת, כְּמוֹ שֶׁנִּזְכַּר בְּסֵפֶר הַמִּדּוֹת. וּלְפִי שֶׁהַשֵּׁם יִתְעַלֶּה הוּא בְּתַכְלִית הַשְּׁלֵמוּת וְהַמַּעֲלָה, עַד שֶׁשְּׁלֵמוּת כָּל נִמְצָא זוּלָתוֹ - חִסָּרוֹן בְּיַחַס אֶל שְׁלֵמוּתוֹ יִתְעַלֶּה, הִנֵּה יִהְיֶה הַיּוֹתֵר נֶאֱהָב לְאֵין שִׁעוּר מִזֶּה הַצַּד.

(רלב"ג על התורה, דברים ו', ה')

«Y amarás al Señor tu Dios». En esta declaración se nos instruye a amar al Divino Señor.

Y debido a que se explica, el amor, por su naturaleza, no puede dirigirse hacia algo que no podemos comprender en absoluto, y, además, no puede ser tan completo, como se describe aquí [en nuestro verso]. En consecuencia, esto implica que lo hagamos actuar de manera que nos proporcione una ligera comprensión del bendito Señor, para que despertemos a amarlo. Y esto se puede lograr por la vía de un esfuerzo serio por mantener los preceptos (*mitzvot*) de la Torá, porque nos dirigirán a conocerlo, bendito sea Él, como explicamos en este libro, y por la vía de la exploración de las maravillosas acciones incognoscibles del Divino Señor, que son comprensibles para nosotros de alguna manera desde nuestra realidad. Y se explica que cuando una persona lo alcance, su amor por el Divino Señor crecerá más que cualquier otro de sus amores. Porque, como se menciona en el *Libro de la Ética* [de Aristóteles], (libro 8, capítulo 8): las causas del amor son: excelencia y superioridad, placer y beneficio. Y debido a que la excelencia y superioridad del Divino Señor es absoluta y completa, que la excelencia de cualquier otra cosa que existe es incompleta comparada con Su excelencia y, por consiguiente, desde este aspecto será amado sin medida.

El Nuevo Testamento cita este versículo de la Torá y lo define como el principal mandamiento. Ambas escrituras nos aconsejan abrazar el corazón (*bhakti*) y la mente (*jñāna*) simultáneamente.

> Y amarás al Señor tu Dios con todo tu corazón, y con toda tu alma, y con toda tu mente, y con todas tus fuerzas. Este es el principal mandamiento.
>
> (Marcos, 12:30)

Aunque amar y saber no son diferentes, saber es el fruto del amor. Mediante el *bhakti* se supera la muerte, porque amar es morir un poco. Y los que han amado saben que hay vida después de morir de amor: vida en abundancia. A través del *jñāna*, sabes que eres lo único que puedes ser.

«...supera la muerte mediante la adoración a lo manifestado y realiza la inmortalidad a través de la adoración a lo inmanifestado».

Si tuviera que resumir todas mis enseñanzas en una sola palabra, sin duda elegiría *observación*. La observación sin la intervención de la mente nos sitúa frente a la realidad desnuda, como el niño del cuento «El traje nuevo del emperador» del autor danés Hans Christian Andersen, quien muestra que lo que piensa el público no es necesariamente verídico. La observación nos despoja de cualquier tipo de condicionamiento, sacando a relucir nuestra autenticidad. Lo aparente y falso desaparece y queda lo auténtico y real. Al observar la realidad empírica, concluimos que no somos los objetos que percibimos. Mientras ellos van y vienen, nosotros permanecemos. Asimismo, al observar el cuerpo, la respiración, la mente y las emociones también advertimos que no somos nada de eso. La observación es la llave maestra que nos permite abrir las puertas de la vida y acceder al misterio.

Demasiados seres humanos viven en la ignorancia, sin saber ni siquiera lo que ignoran. Basándose en su propia interpretación de la realidad, se identifican con el cuerpo y creen ser estadounidenses, hindúes, chilenos o brasileños. Se identifican con la mente y se definen como comunistas, sionistas, capitalistas, derechistas o izquierdistas. Desde nuestra ilusión, creemos ser un cuerpo y una mente que observa un universo de objetos sólidos. Sin embargo, contemplando con atención lo manifestado y su diversidad objetual, veremos que la experiencia del universo empírico es solo percepción. Lo que consideramos nuestro cuerpo físico es un mero conjunto de sensaciones, mientras que la mente es un flujo de pensamientos. Obviamente, ni sensaciones ni pensamientos pueden percibir lo manifestado. Estos no forman parte del sujeto observador, sino de la plataforma manifestada o el mundo de lo observado. Tanto el cuerpo como la mente son parte integral de lo percibido. Lo que observa o percibe está completamente desprovisto de cualidades, atributos objetuales o dimensiones; de lo contrario, sería otro objeto observable. Es importante comprender que, si la percepción tuviera cualidades y dimensiones, sería parte de la realidad manifestada perceptible, en lugar de ser el testigo o sujeto.

El perceptor no se ausenta ni por un momento. Está siempre presente y es consciente de toda experiencia. Aunque constituye el fundamento de toda experiencia, pasa completamente desapercibido porque carece de cualidades. Ni siquiera comenzó a existir en un determinado instante. Sin embargo, lo ignoramos o pasa desapercibido debido a su completa falta de atributos y dimensiones. Al identificarnos con el cuerpo y la mente, nos creemos los testigos de lo manifestado u observado. Incluso desde una realidad relativa, nos referimos a la consciencia como el observador de lo manifestado. Nos consideramos el testigo del cuerpo, la mente y el universo de nombres y formas. Por lo tanto, en este nivel de observación prevalecen las dualidades sujeto-objeto y observador-observado. Aquello que observa y conoce solemos bautizarlo con el nombre «yo». La idea de que existe un testigo es un *upādhi*, o 'condicionamiento', que se proyecta sobre la consciencia cuando pensamos que somos un testigo separado y diferente de lo observado.

Poco a poco, a través de la observación nos vamos aproximando a la realidad última. En un determinado momento de nuestro proceso, es esencial despertar a la existencia de aquello que reside con plena presencia y consciencia en la base de toda experiencia. Es aquello que reconoce cualquier experiencia objetual sin ser un objeto dentro de ella. No es un objeto, porque carece por completo de dimensiones o atributos objetuales. Debe estar presente y existir para que todo objeto sea percibido o experimentado en el plano manifestado. Es decir, la consciencia es el trasfondo de la experiencia objetual. Nuestra auténtica naturaleza es la presencia consciente que percibe e ilumina la objetualidad manifestada. Cuando nos preguntamos si existimos, la respuesta afirmativa no proviene del pensamiento; se origina en el reconocimiento consciente de la consciencia misma. Si seguimos indagando en esta dirección, no encontraremos ninguna limitación ni dependencia de nada ni de nadie fuera de la propia consciencia. Del mismo modo que sabe que existe, también sabe que carece de límites en el tiempo y el espacio. Resulta obvio que dicho testimonio solo puede provenir de la consciencia misma.

Se suele ignorar la realidad de la consciencia debido a las falsas identificaciones con pensamientos, emociones, cuerpo o mente. Las identificaciones equivocadas nos impiden percibir la percepción o ser conscientes de la consciencia misma. Al ignorar la consciencia, creemos que la realidad manifestada se despliega ante la consciencia y es completamente diferente de esta. Sin embargo, un análisis de la experiencia empírica demuestra que resulta imposible delimitar el comienzo del objeto observado y el final del observador consciente. Las fronteras entre sujeto y objeto en la experiencia son inverosímiles. Al escuchar una melodía, es improbable establecer el final del auditor consciente y el comienzo de la melodía. No existen límites claros entre nosotros como observadores y el universo de la experiencia objetual.

Incluso mientras soñamos, experimentamos un mundo dual de sujeto-objeto, aunque toda persona, animal o cosa existe solo en nosotros. Sin embargo, al despertar, nos resulta obvio que las personas del sueño, junto con el espacio donde aparecían, formaban parte de nosotros. Dentro de tus sueños, parece haber distancia entre el sujeto y los objetos. Sin embargo, cuando te despiertas y recuerdas tu sueño, te percatas de que la estrella que viste no estaba más lejos que tus pestañas.

Lo cierto es que también en nuestra experiencia diaria. No hay distancia entre el Ser como consciencia y el objeto observado. Desde nuestra perspectiva dual y relativa, pensamos que la realidad objetual emerge frente a la consciencia. Sin embargo, lo que ocurre es que la realidad de nombres y formas se hace presente en el interior de la consciencia. Como dijimos, uno de los nombres sagrados de Dios en la Torá es *Ha Makom*, o 'el Lugar'. Es decir, Dios es el lugar o espacio donde ocurre toda experiencia. La consciencia consiste en un espacio infinito dentro del cual los objetos aparecen y desaparecen cual burbujas en el océano. Si antes pensábamos que éramos testigos lejanos de los objetos, basta observar atentamente para darnos cuenta de la intimidad de la experiencia. La observación va revelando los misterios de la realidad.

Muchos están atrapados en una concepción dual de la experiencia y piensan que el espacio infinito es el sujeto y su contenido el objeto. Dicha creencia no nos permite trascender la dualidad relativa de sujeto y objeto, manifestado e inmanifestado. Para superar dicha creencia, debemos descubrir que tanto la realidad objetual como el espacio infinito donde se manifiesta están hechos de la misma materia prima. Lo manifestado comparte la misma sustancia esencial con la consciencia que lo percibe. Si observamos con atención, veremos que el único componente de todo objeto es la percepción, sin importar si el objeto es físico, mental o emocional. No existe absolutamente nada dentro de nuestra experiencia que vaya más allá de la percepción y de nuestro conocimiento de ella.

Nuestra respetada comunidad científica investiga la materia; sin embargo, nadie sabe qué es realmente la materia. La explicación que ofrece la ciencia se asemeja a la información que tenemos sobre Papá Noel. Sabemos cómo se viste, que monta en trineo, que tiene barba blanca y que reparte regalos a los niños en Navidad, pero no sabemos si existe, y, de hecho, dudamos de su existencia.

La mayoría de los seres humanos no cuestiona la existencia de la materia sólida. Sin embargo, nunca hemos conocido ningún objeto, animal, persona o estrella, sino que solo hemos conocido nuestra propia percepción de ellos. No conocemos nada más que el conocimiento, ni hemos percibido nunca nada más que nuestra percepción. Todo objeto que aparece en la realidad manifestada comparte exactamente la misma sustancia que quien lo percibe. Sin embargo, persiste la convicción de que hay dos realidades: una manifestada y otra no manifestada. Creemos en una dualidad compuesta por dos elementos de naturaleza radicalmente diferente, el sujeto y el objeto. Pero, de hecho, la experiencia es consciencia.

Espero no desilusionar a nadie al afirmar que no se trata de un descubrimiento novedoso, como ciertos satsanguistas tratan de presentarlo. Es parte de la antiquísima revelación *advaita* de Ādi Śaṅkarācārya en su famoso *Brahma-jñānāvalī-mālā*:

ब्रह्म सत्यं जगन्मिथ्या जीवो ब्रह्मैव नापरः ।

brahma satyaṁ jagan mithyā
jīvo brahmaiva nāparaḥ

Brahman es real. El universo es falso. La *jīva* en sí misma es Brahman: no es diferente de Brahman.

(*Brahma-jñānāvalī-mālā*, 20a)

Sin dejar de ser lo que es, ni siquiera por un momento, la consciencia asume la forma de una diversidad manifestada que percibimos como el universo. Los *mahā-vākyas* upanishádicos como «Yo soy Brahman» (*ahaṁ brahmāsmi*) o «Tú eres Eso» (*tat tvam asi*) nos muestran que, en lugar de ser espectadores de la realidad manifestada, somos su esencia misma.

La iluminación ocurre al desplomarse los límites entre lo manifestado y lo inmanifestado. Es la realización de ser el Todo mientras que, en realidad, no hay nada. Es despertar a la nadeidad o la seidad. El *Suñña Sutta*, parte del canon pali, relata que el monje Ānanda, asistente de

Buda, le preguntó:

> Se dice que el mundo está vacío, el mundo está vacío, señor. ¿En qué sentido se dice que el mundo está vacío?». El Buda respondió: «En la medida en que está vacío de un yo o de cualquier cosa perteneciente a un yo. Así se dice, Ānanda, que el mundo está vacío.

La experiencia y la consciencia no son dos factores distintos, al igual que cuando se sueña, el soñador adopta la forma de un mundo onírico y crea un personaje para experimentarlo. En nuestra realidad, es la percepción la que adopta la configuración de un universo. Es la consciencia la que asume la forma de una mente y un cuerpo. Es la consciencia la que se localiza como un personaje para percibir el mundo imaginado. Al igual que el agua adopta la forma del vaso o de la botella que la contiene, la consciencia adopta la forma del pensamiento para transformarse en mente. Adoptando la forma de ciertas sensaciones, se manifiesta como cuerpo. Según nuestra interpretación mental, nuestro cuerpo es una forma; sin embargo, nuestro cuerpo es ante todo una serie de sensaciones. La materia prima tanto de lo manifestado como de lo inmanifestado es una y la misma. Dicha sustancia es la esencia de lo que somos.

Mantra 15

हिरण्मयेन पात्रेण सत्यस्यापिहितं मुखम् ।
तत्त्वं पूषन्नपावृणु सत्यधर्माय दृष्टये ॥

hiraṇmayena pātreṇa
satyasyāpihitaṁ mukham
tat tvaṁ pūṣann apāvṛṇu
satya-dharmāya dṛṣṭaye

El rostro de la Verdad, en su resplandor deslumbrante, está cubierto por un disco brillante. Por favor, ¡oh, Sol!, elimínalo y muéstrate ante este buscador de la Verdad.

Comentario:

Este *upaniṣad* ha sido conservado durante generaciones por dos líneas de sucesión discipular. La línea iniciada por el sabio Kāṇva conservó una versión con 18 mantras. Los cuatro últimos son excluidos por la línea Mādhyandina, que mantiene una versión de solo 14 mantras. En el mantra 15, escrito por Dadhyannatharvana, el metro es *anuṣṭubh* y la deidad es el sol.

Los términos importantes utilizados en este texto son *pūṣan*, que significa 'aquel que nutre'. Por su parte, *ṛṣi* quiere decir 'veedor' y se refiere a veedores de la realidad última. *Mukham* significa 'la auténtica naturaleza de la Verdad'. *Apihitam* quiere decir 'está cubierta'. *Hiraṇmayena* se refiere al tono dorado y el término *pātreṇa* es la forma circular de la luz visible que cubre la Verdad. Por último, la frase *hiraṇmayena-pātreṇa* significa 'la luz dorada refulgente'.

El *Bṛhad-āraṇyaka Upaniṣad* declara:

तद्यत्तत्सत्यमसौ स आदित्यः—य एष एतस्मिन्मण्डले पुरुषः, यश्चायं दक्षिणेऽक्षन्पुरुषः; तावेतावन्योऽन्यस्मिन्प्रतिष्ठितौ; रश्मिभिरेषोऽस्मिन्प्रतिष्ठितः, प्राणैरयममुष्मिन्; स यदोत्क्रमिष्यन्भवति शुद्धमेवैतन्मण्डलं पश्यति; नैनमेते रश्मयः प्रत्यायन्ति ॥

tad yat tat satyam asau sa ādityaḥ—ya eṣa etasmin maṇḍale puruṣo yaś cāyaṁ dakṣiṇe 'kṣan puruṣas tāvetāv anyo 'nyasmin pratiṣṭhitau raśmibhir eṣo 'smin pratiṣṭhitaḥ prāṇair ayam amuṣmin sa yadotkramiṣyan bhavati śuddham evaitan maṇḍalaṁ paśyati nainam ete raśmayaḥ pratyāyanti.

Lo que es *satya* es ese sol, el ser que está en ese orbe y el ser que está en el ojo derecho. Estos dos descansan el uno sobre el otro. El primero descansa sobre el segundo a través de los rayos y el segundo descansa sobre el primero a través de la función de los ojos. Cuando una persona está a punto de dejar el cuerpo, ve el orbe solar con claridad. Los rayos ya no le llegan.

(*Bṛhad-āraṇyaka Upaniṣad*, 5.5.2)

Estos últimos cuatro mantras, (15-18), consisten en oraciones para los buscadores de la Verdad en el momento de la muerte. Cada tradición posee su propia manera de orar. Los creyentes de diferentes religiones rezan imitando a sus respectivos profetas. Los cristianos intentan orar como lo hacía Jesús, y los musulmanes como Mahoma. Por su parte, los judíos oran tres veces al día como lo hicieron Abraham, Isaac y Jacob. Y así tenemos masas de feligreses imitando a Buda, Lao Tzu, Mahavira, Kabir y demás. Muchos creen que saben rezar, pero quizás solo fingen rezar. Tal vez hayan aprendido el comportamiento correcto durante la plegaria, pero su alma no siempre se encuentra en un estado de oración. Mientras rezan con el cuerpo y los labios, no lo hacen con el alma. Nuestra actitud interior de devoción y sumisión es lo principal. La verdadera oración no puede ser adquirida con palabras y gestos vacíos. Si no va acompañada de un estado interior de devoción, intención, gratitud, humildad y entrega, la oración es solo la imitación inerte de un ritual.

Este mantra consiste en oraciones dirigidas al Satyātman, o 'Ātman de la Verdad', en el momento de la muerte. No se refiere necesariamente a la muerte física, sino a la muerte del ego. La oración vedántica es un esfuerzo egoico para pasar de la consciencia individual a la transcendental. Nace de la dimensión dual y aspira a fundirse en lo absoluto. Es la parte que aspira a armonizar con el Todo. Es el deseo de la gota de desaparecer en el océano. Es la entrega de lo personal a lo universal.

En nuestros días, los «instructores» y «guías» de las diferentes metodologías de autoayuda promocionan sus métodos, señalando sus beneficios y recompensas. Muchos de ellos afirman que sus técnicas de meditación cumplirán las más ambiciosas fantasías de sus practicantes. Sin embargo, la senda divina consiste en un suicido egoico, ya que atenta directamente contra los fundamentos de lo que creemos ser. Amenaza la base misma de nuestra construcción egoica. El camino hacia la Verdad siempre será destructivo porque busca matar la falsedad. El sendero auténtico se diferencia del negocio espiritual que se vende en la feria del misticismo mundano. El primero proviene de seres iluminados que educan a sus discípulos, el segundo de mercachifles que atienden a clientes que siempre tienen la razón.

La expresión sufí «morir antes de morir» puede

parecer un tanto paradójica. Rumi escribe en su famoso *Masnavi-ye-Ma'navi* (IV): «¡Oh, dichosos quienes mueren antes de morir, porque han olido el perfume del origen de este huerto!». En realidad, esta alegoría se refiere a la extinción de nuestra identidad condicionada. Se trata de una muerte voluntaria, previa a la muerte física. A esto se refiere también Saulo de Tarso en la Epístola de los Gálatas (2:20): «Y ya no vivo yo, sino que vive Cristo en mí».

Tomas de Kempis, en su célebre obra, *Imitación de Cristo* (2.12) hace alusión a esta muerte mística: «Debes estar persuadido de que tu vida debe ser un continuo morir. Y cuanto más muere uno a sí mismo, tanto más comienza a vivir para Dios».

También leemos en Romanos:

> Porque ninguno de nosotros vive para sí, y ninguno muere para sí. Si vivimos, para el Señor vivimos; y si morimos, para el Señor morimos. Así que, ya sea que vivamos, o que muramos, del Señor somos.
>
> (Romanos, 14:7-8)

> Y si morimos con Cristo, creemos que también viviremos con él, sabiendo que Cristo, habiendo resucitado de entre los muertos, ya no muere; la muerte no se enseñorea más de él. Porque al haber muerto, murió al pecado de una vez y para siempre; mas al vivir, para Dios vive.
>
> (Romanos, 6:8-10)

El islam describe la muerte espiritual con la palabra *fanā* que significa 'disolución del yo' seguida por el término *baqa*, o 'la subsistencia en Dios'. Dicha terminología proviene del Corán (*sura* 55, *aleyas* 26-27): «Todo lo que está sobre la tierra perece y lo único que permanece es el rostro del Señor, lleno de potencia y gloria».

También se basa en un bellísimo *hadiz* de Mahoma, recogido por Al Tirmidhi, que dice así: «Morid antes de morir y pedíos cuentas a vosotros mismos antes de que se os pidan».

El poeta y místico persa Sanai escribió un poema *masnavi* en El jardín amurallado de la Verdad (*Hadiqat al haqiqa*).

> Mientras sigas adherido a tu ego, vagarás a derecha e izquierda,
> día y noche, durante mil años;
> y, cuando tras todo ese esfuerzo,
> finalmente abras tus ojos,
> verás a tu ego, a través de los defectos inherentes,
> vagando alrededor de sí mismo
> como un buey en la noria;
> pero, si liberado de tu ego, finalmente te pones a trabajar,
> esta puerta se te abrirá en dos minutos.
> Magulla tu ego durante meses y años sin fin;
> déjalo como muerto y cuando hayas acabado con él, habrás alcanzado la vida eterna.
> Cuando en el sendero hayas matado a tu ego,
> de inmediato se te mostrará el favor de Dios.

Este mantra no transmite las oraciones de un anciano en su lecho de muerte. Los versos 15-18 son las oraciones finales de un buscador muy avanzado en profunda meditación frente al último velo que cubre la realidad última. Esta persona es un auténtico *mumukṣutva* que ora por la completa eliminación del velo dorado que cubre la Verdad.

La literatura upanishádica no contiene información reciclada o conocimiento de segunda mano. Transmite testimonios directos de quienes trascendieron lo personal y despertaron al Todo, de seres que murieron a lo temporal y renacieron en lo eterno al trascender la dimensión relativa.

«Por favor, ¡oh, Sol!, elimínalo».

Encontramos un atisbo de esta idea en el *Ṛg Veda*, cuando el sabio Śrutavid Ātreya se dirige a los *devas* Mitrā y Varuṇa, declarando:

ऋतेन ऋतमपिहितं ध्रुवं वां सूर्यस्य यत्र विमुचन्त्यश्वान् ।
दश शता सह तस्थुस्तदेकं देवानां श्रेष्ठं वपुषामपश्यम् ॥

ṛtena ṛtam api hitaṁ dhruvaṁ
vāṁ sūryasya yatra vimucanty aśvān
daśa śatā saha tasthus tad ekaṁ
devānāṁ śreṣṭhaṁ vapuṣām apaśyam

> El rostro de tu divina Verdad está permanentemente cubierto por la Verdad. Allí donde los dioses desatan los caballos de Sūrya. Allí se juntan diez mil rayos de luz. Allí vi el *ekam tat* (un Eso), el más maravilloso de todos los *devas*.
>
> (*Ṛg Veda*, 5.62.1)

Encontramos una descripción similar en el *Chāndogya Upaniṣad*:

त इमे सत्याः कामा अनृतापिधानास्तेषाꣳ सत्यानाꣳ
सतामनृतमपिधानं यो यो ह्यस्येतः प्रैति
न तमिह दर्शनाय लभते ॥

ta ime satyāḥ kāmā anṛtāpidhānās teṣāṁ satyānāṁ
satām anṛtamapidhānaṁ yo yo hy asy etaḥ
praiti na tam iha darśanāya labhate

> Pero todos estos verdaderos deseos están bajo una falsa cubierta. Aunque descansan en el Ser, todos son falsos. Por eso, si muere un familiar, no se le vuelve a ver en este mundo.
>
> (*Chāndogya Upaniṣad*, 8.3.1)

El buscador suplica para que se le revele la Verdad. El *ṛṣi* sabe que está allí oculta tras un disco brillante, inalcanzable para él.

El Padre de Jesús reside en los cielos; no está en la dimensión terrenal, dual y relativa, sino más allá de lo mental y mundano. Jesús se dirige a Él de la siguiente manera:

> Yo te bendigo Padre, Señor del cielo y de la tierra, porque has ocultado estas cosas a los sabios e inteligentes y se las has revelado a la gente sencilla.
>
> (Mateo, 11:25)

La Verdad permanece oculta solo para aquellos que desean percibirla mediante su mente. Tal como señala Patañjali:

> द्रष्टा दृशिमात्रः शुद्धोऽपि प्रत्ययानुपश्यः॥
>
> *draṣṭā dṛśimātraḥ śuddho 'pi pratyayānupaśyaḥ*
>
> El que ve, aunque sea pura consciencia, ve a través de la distorsión de la mente.
>
> (*Yoga Sūtra*, 2.20)

Toda observación realizada a través de prismas coloreados por nuestro condicionamiento mental será necesariamente defectuosa. Mirando a través de una mente condicionada por organizaciones políticas y religiosas, culturas y tradiciones, es imposible acceder a lo verdadero. Si utilizamos un instrumento atestado de conceptos, conclusiones, doctrinas, conjeturas y prejuicios, es claramente imposible acceder a lo que realmente es. La mente es ilusión y falsedad desde sus mismas simientes, ya que se basa en una falsa conclusión sobre nuestra propia existencia. La mente es la convicción de que soy una entidad desconectada, aislada de todas las cosas y de todos los seres. Nuestros esfuerzos por alcanzar la Verdad a través de la falsedad son inútiles.

El ser humano no percibe el mundo tal como es, sino tal como le parece. Muchos tenemos la impresión errónea de que todas las personas vivimos en el mismo mundo. Sin embargo, la Verdad es que todos vivimos y actuamos en nuestros propios mundos. En lugar de observar, nos movemos por el mundo proyectando nuestro contenido mental y nuestro pasado sobre lo observado. En sánscrito, la mente se llama *antaḥkaraṇa*, o 'instrumento interior', porque a través de esta, la realidad es percibida como algo externo. La mente consta de cuatro aspectos diferentes: *manas*, *buddhi*, *citta* y *ahaṅkāra*. *Manas* es la capacidad de pensar, *buddhi*, de discriminar, *citta*, de almacenar impresiones y recuerdos, y *ahaṅkāra*, de preservar nuestra propia existencia. *Ahaṅkāra*, el ego, se atribuye lo ocurrido y lo observado. En dimensiones más profundas, encontramos el cuerpo sutil, *sūkṣma-śarīra,* y en la dimensión más subconsciente, el cuerpo causal, *kāraṇa-śarīra.*

Los planos más profundos de la consciencia se caracterizan por una actividad mental más sutil. El término védico *hiraṇyagarbha* se refiere a la actividad mental en todos los niveles. Para trascender las capas que cubren a *hiraṇyagarbha,* cada una de ellas debe ser observada. En este proceso meditativo, nos detenemos en cada nivel para observar las envolturas. Solo después de tomar plena consciencia de cada envoltura, continuamos con la siguiente. Progresamos de lo denso a lo sutil, de lo físico a lo causal. Poco a poco identificamos nuestro egoísmo consciente e inconsciente. Gradualmente, dejamos de ser víctimas de nuestros propios condicionamientos, que albergamos en las profundidades de la mente.

«... muéstrate ante este buscador de la Verdad».

Los últimos versos de la escritura respetan el estilo upanishádico tradicional, que exigen una cierta coherencia entre el principio y el final. Recordemos que el libro comenzó con: «Todo esto, ya sean seres vivos o materia inerte, está envuelto por el Señor». Siguiendo este estilo, la obra termina dirigiéndose al Señor con esta hermosa oración.

Para la mayoría de los lectores, puede parecer extraño que el sabio védico afirme que la Verdad está cubierta por un disco de luz dorado. Parecería más lógico que la Verdad estuviese oculta tras la oscuridad. No obstante, quien ha recorrido el sendero completo sabe por experiencia propia, que la luz no solo ilumina, sino que también puede encandilar y, en consecuencia, ocultar. La luz puede tanto alumbrar como cegar. Bajo ciertas circunstancias, cumple la función de las tinieblas. No podemos ver el sol porque es demasiado brillante.

Mirándolo objetualmente, el sol no está cubierto, pero nuestros ojos son demasiado delicados para observarlo. Debido a nuestras limitaciones ópticas, concluimos que el sol está cubierto por su brillo. La Verdad no está cubierta, sino que es el instrumento de observación el que altera lo observado. La mente es un instrumento en el que se combinan conceptos, ideas y conclusiones, sentando los fundamentos de la construcción egoica ilusoria. El problema es que vemos mediante una mente completamente condicionada que solo percibe lo aparente. No podemos apreciar adecuadamente el presente a través de un instrumento que solo ve los recuerdos y el pasado.

Cuanto más seamos capaces de observar, y no solo de pensar, mayor será la claridad. En la medida en que la mente se ausente de nuestro proceso de observación, mayor será la luminosidad. El esplendor aumenta en proporción directa a la profundidad con la que somos bendecidos en la meditación. En niveles más profundos de consciencia, nuestros retos serán muy diferentes. La oscuridad es un problema de principiantes; para los buscadores avanzados, es la luz. Al principio, el problema es la penumbra; al final, el encandilamiento. Damos nuestros primeros pasos en el camino en una noche oscura sin luna, pero, a medida que avanzamos, el sol brillante estará más cerca de nosotros que nosotros mismos.

El sol ilumina el interior de nuestras casas sin estar dentro de ellas. Su luz nos permite observar las paredes, adornos, muebles y personas que hay en las habitaciones. Asimismo, aunque la luz de la consciencia no forma parte de la experiencia, ilumina cada una de nuestras experiencias. Toda experiencia cuenta con este elemento cognitivo que conoce y sabe la experiencia. Cada experiencia se torna cognoscible por la luz del saber. Prácticamente todos los seres humanos nos referimos al elemento cognitivo de nuestras experiencias como «yo». Sabemos que somos los únicos conocedores de nuestras experiencias. Al investigar acerca del «yo», descubrimos que este no es «algo» o «alguien», sino que se trata solo del conocer de cada experiencia. Es imposible iluminar esta presencia consciente del mismo modo que las experiencias objetuales, porque esta presencia es luz. Dicho elemento cognoscitivo que conoce cada experiencia es solo «conocer» o «saber». Se trata del fundamento mismo de la experiencia.

Este conocer es la esencia misma de los pensamientos, sentimientos, sensaciones y percepciones. En última instancia, este saber es lo que realmente somos o nuestra auténtica naturaleza. Es el espacio donde toda experiencia ocurre, el conocedor de las experiencias y la sustancia misma de cada experiencia. Es posible eliminar cualquier objeto de nuestra experiencia y esta continuará existiendo. Podemos eliminarlo todo y dejar la experiencia completamente vacía de contenido. Entonces, diremos que no hay absolutamente nada. Pero si fuera posible extraer el elemento cognitivo de la experiencia, sería imposible imaginar lo que quedaría.

Si pudiéramos extraer solo el elemento cognitivo de la experiencia, que es su propia base, no habría experiencia. Porque incluso para decir que no queda absolutamente nada, la experiencia tiene que ser conocida. Para decir que no experimentamos nada, también necesitamos ser conscientes de ello. En realidad, la luz de la consciencia, o el conocer la experiencia, es lo único que realmente es. La revelación hebrea dice *Ein od milvado,* o 'no hay nada excepto Él'. La luz de la consciencia jamás puede conocer nada aparte de sí misma. Todo lo que existe es consciencia infinita y todo lo experimentado es esa misma consciencia en diferentes grados y tonalidades, al igual que H_2O a diferentes temperaturas se percibe como líquido, hielo, nieve, vapor, y demás. Jamás ha habido un objeto que exista fuera de la consciencia.

«El rostro de la Verdad, en su resplandor deslumbrante está cubierto por un disco brillante».

Muchas personas se estancan en este grado durante varias reencarnaciones. Se trata de un obstáculo particularmente difícil de superar. Obviamente, es mucho más fácil renunciar al sufrimiento que a la felicidad. Abandonar nuestras tendencias pecadoras no es tan arduo como renunciar a la santidad. Renunciar a lo negativo es más sencillo que renunciar a lo positivo y lo bueno. Aunque ambos nos mantengan igualmente prisioneros, los brillantes barrotes de platino nos proporcionan la sensación ilusoria de que poseemos algo valioso. La belleza de los barrotes nos hace olvidar que aún estamos presos. En el sendero hacia la Verdad, no basta con renunciar solo a lo negativo. También debemos trascender lo que es positivo, que generalmente es más difícil de abandonar. Cuando nos apegamos a algo positivo, automáticamente se convierte en negativo. Este apego es una barrera que limita nuestra libertad y nos aleja de la Verdad. En definitiva, se trata de trascender tanto la oscuridad como la luz. La Verdad reside más allá del día y la noche. En la Hagadá de Pesaj judía, se encuentra un himno escrito por Yanai, un autor de la tierra de Israel del siglo sexto. La letra dice:

קָרֵב יוֹם אֲשֶׁר הוּא לֹא יוֹם וְלֹא לַיְלָה
רָם הוֹדַע כִּי לְךָ הַיּוֹם אַף לְךָ הַלַּיְלָה
שׁוֹמְרִים הַפְקֵד לְעִירְךָ כָּל הַיּוֹם וְכָל הַלַּיְלָה
תָּאִיר כְּאוֹר יוֹם חֶשְׁכַת לַיְלָה.

Pronto llegará un día que no es día ni noche,
Altísimo, haz saber que tuyo es el día y también tuya es la noche,
designa guardias para tu ciudad todo el día y toda la noche,
Alumbra la oscuridad de la noche con luz diurna.

Al superar la oscuridad y la luz, despertamos al plano absoluto o la realidad del Uno sin segundo.

न तद्भासयते सूर्यो न शशाङ्को न पावकः ।
यद्गत्वा न निवर्तन्ते तद्धाम परमं मम ॥

na tad bhāsayate sūryo
na śaśāṅko na pāvakaḥ
yad gatvā na nivartante
tad dhāma paramaṁ mama

Aquello que no alumbra el sol, ni la luna, ni el fuego, esa es mi morada suprema. Habiendo logrado eso, no hay retorno.

(*Bhagavad-gītā*, 15.6)

Entonces, hay un despertar a la dimensión del Absoluto, que no tiene dualidad ni relatividad. No permite divisiones como oscuridad y luz, muerte y vida, prosaico y sagrado, sufrimiento y felicidad y demás. Despertar a la realidad no-dual implica disolver el conflicto. Maestros de diversas tradiciones se han referido a lo no-dual de muchas maneras. En la Biblia, Zacarías afirma:

וְהָיָה בַּיּוֹם הַהוּא לֹא יִהְיֶה אוֹר יְקָרוֹת וְקִפָּאוֹן. וְהָיָה יוֹם אֶחָד הוּא יִוָּדַע לַה' לֹא יוֹם וְלֹא לָיְלָה וְהָיָה לְעֵת עֶרֶב יִהְיֶה אוֹר. (זכריה י"ד, ו'-ז')

En ese día, no habrá ni luz solar ni lunar, sino que será un día continuo —solo el Señor sabe cuándo—, ni día ni noche, y se iluminará por la tarde.

(Zacarías, 14:6-7)

La mente humana se resiste a trascender la bondad. Solo cuando intentamos dar unos pasos, nos damos cuenta de nuestras cadenas. El ser humano no será realmente libre mientras no desee y decida sinceramente serlo. Cuando de libertad se trata, no existen cadenas buenas. En este punto del camino, surge un gran conflicto entre nuestra naturaleza inferior y la naturaleza divina. La tentación de adornar la celda y el ansia de libertad se enfrentan. En general, es más difícil renunciar a las cadenas de oro que a las de hierro. Este conflicto da origen a la plegaria de este versículo.

En el seno de una realidad dual, solo encontraremos felicidad y libertad relativas. Experimentamos la libertad de un fin de semana o de unas vacaciones, pero la libertad absoluta y la más importante es ser lo que realmente somos. El sendero «de aquí a aquí» que conduce al Ser está plagado de tentaciones luminosas. El camino de regreso al lugar que jamás abandonamos rebosa de fuegos artificiales y distracciones momentáneas.

Cuanto más burdo es el placer, más fácil es abandonarlo. Los apetitos sutiles son más difíciles de superar. Los más difíciles son los placeres místicos que se originan en nuestra intimidad astral. Los placeres procedentes de planos más sutiles nos convencen de que hemos llegado a la meta, de que nuestro largo peregrinaje ha concluido. Para dejar atrás dichos «logros», nuestra fuerza de voluntad es de escasa utilidad. Porque no hay voluntad alguna capaz de trascenderlos. Las experiencias místicas coloridas y provisionales pueden estancarnos, despertar nuestra vanidad, y persuadirnos de que somos grandes iluminados. La energía para continuar nuestro camino a partir de este punto solo puede venir de la entrega. Después de haber hecho todo lo humanamente posible, solo la gracia divina puede ayudar. El sabio la invoca en este mantra.

La fuerza de voluntad y la determinación son muy útiles para trascender la oscuridad, pero no la luz. Trascender las tinieblas implica sacrificios; no obstante, el esfuerzo humano es insuficiente para superar la luz. Mediante mucho denuedo, el sabio ha logrado dejar atrás la oscuridad y acceder a la luz. Esto es lo más lejos que pueden llevarnos nuestros esfuerzos. La meditación nos conduce de la oscuridad a la luz, pero no es suficiente para trascender la luz.

ॐ असतोमा सद्गमय ।
तमसोमा ज्योतिर्गमय ।
मृत्योर्मामृतं गमय ॥
ॐ शान्ति शान्ति शान्तिः ॥

oṁ asato mā sad gamaya
tamaso mā jyotir gamaya
mṛtyor mā amṛtaṁ gamaya
oṁ śānti śānti śāntiḥ

Llévame de la inexistencia a la existencia. Guíame de la oscuridad a la luz. Condúceme de la muerte a la inmortalidad. *Oṁ* paz, paz, paz. (*Pavamāna Mantra* del *Bṛhad-āraṇyaka Upaniṣad*, 1.3.28)

De aquí en adelante, dependemos de la gracia divina. Solo queda rezar y entregarnos por completo a la existencia. Has llegado a esta etapa mediante el estudio, las técnicas, los métodos, la práctica, la determinación y la fuerza de voluntad. Pero aquí estarás obligado a rezar con una entrega total y absoluta. Por eso, al final de la *upaniṣad*, después de haber comprendido lo que el ser humano puede hacer para armonizarse con el Todo, solo puedes implorar la gracia y entregarte en las manos de Dios.

> ¿A qué playa te encaminarás, corazón mío?
> Nadie te precede; no hay camino.
> ...
> No hay agua, ni barca, ni barquero.
> No hay ni siquiera una cuerda para remolcar la barca,
> ni barquero para jalarla.
> ...
> Sé fuerte y entra en tu propio cuerpo,
> pues ahí es firme tu asidero.
> Allá,
> no hay lluvia,
> océano, sol, ni sombra.
> Allá,
> no hay creación ni destrucción,
> ni vivos ni moribundos,
> ni la huella de la tristeza o la alegría.

Allá,
no hay ni soledad ni meditación.
Nada es medido, nada desperdiciado,
nada es ligero, nada pesado.
Allá, nadie es poderoso ni débil.
Allá, no hay ni noche ni día.
Allá, no hay agua, aire, ni fuego.
Allá, solo el verdadero gurú
lo permea todo.

Kabir

Mantra 16

पूषन्नेकर्षे यम सूर्य प्राजापत्य व्यूह रश्मीन् समूह तेजः ।
यत्ते रूपं कल्याणतमं तत्ते पश्यामि योऽसावसौ पुरुषः सोऽहमस्मि ॥

pūṣann ekarṣe yama sūrya prājāpatya
vyūha raśmīn samūha
tejo yat te rūpaṁ kalyāṇa-tamaṁ
tat te paśyāmi yo 'sāvasau puruṣaḥ so 'ham asmi

¡Oh, nutriente! ¡oh, único veedor! ¡oh, ordenador de la Verdad! ¡oh, sol iluminador! ¡oh, hijo de Prajāpati! Retira tus rayos y recoge tu luz brillante, para que pueda contemplar tu forma más gloriosa. El Puruṣa dentro de ti soy yo.

Comentario:

«¡Oh, sol iluminador!».

Este verso fue revelado por el ṛṣi Dadhyannathurvaṇa y fue escrito en el metro védico *uṣṇih.* La oración del sabio se dirige al viajero solitario del cielo, también conocido como el controlador y alimentador de la energía vital (*prāṇa*) y la esencia (*rasa*) de todo, el hijo de Prajāpati el creador.

En la mitología griega, la personificación del sol era Helios, uno de los dioses titanes e hijo de Hiperión y Teia. Sus hermanos eran Selene (la luna) y Eos (la aurora). En el imperio Inca, el sol era la principal deidad del plano celeste, llamada Inti, término tomado de la lengua puquina. En la India, los Vedas proclamaban que el dios sol es el maestro espiritual del sabio Yājñavalkya, el compilador del *Śukla Yajur Veda Saṁhitā*, que incluye el *Īśāvāsya Upaniṣad.*

A simple vista, esta oración se dirige a Sūrya, la deidad solar, utilizando uno de sus muchos nombres sagrados, Pūṣan. Este nombre aparece en el *Yajur Veda* y se deriva del verbo *puṣ*, que significa 'hacer prosperar'. Los sabios védicos consideraban a Pūṣan como el sustentador y nutriente de la manifestación cósmica. Es la fuente de energía luminosa del cosmos. Los Vedas se refieren al poder revelador de Pūṣan como 'vista' o 'visión'. En el *Ṛg Veda,* encontramos ocho himnos dedicados a él que le invocan para que proteja al ganado. En el *Taittirīya Saṁhitā*, que consta de ocho *kāṇḍas*, encontramos una narración de

Rudra excluido de una ceremonia de sacrificio. Furioso, disparó una flecha que atravesó la ofrenda y rompió los dientes de Pūṣan justo cuando iba a comer una oblación. Por eso, uno de los nombres del Señor Śiva es Pūṣa-danta-hara, o 'aquel que le quitó la dentadura a Pūṣan'. Otro nombre es Pūṣa-asuhṛd, o 'el que no es muy querido por Pūṣan'. Esta historia también aparece en el *Rāmāyaṇa* y el *Mahābhārata*, así como en otros *purāṇas*.

Pūṣan es uno de los doce *ādityas*, o formas de Sūrya, el dios sol. El Señor Brahmā mencionó los 108 nombres del dios sol a los sabios. El *Śrīmad-bhāgavatam* (12.11.27-49) enumera sus sagrados nombres y también se mencionan en el *Mahābhārata* («*Vana-parva*», sección 3.10).

Según la ciencia moderna, el sol es una estrella situada en el centro del sistema solar. Es una gran masa de gas caliente que brilla debido a la radiación electromagnética. Nuestro sistema planetario es solar porque ocho planetas, incluida la Tierra, orbitan alrededor del sol. El sol es el único cuerpo del sistema solar que emite luz propia, que proviene de la fusión termonuclear del hidrógeno y su transformación en helio. Cuando el sol agote todo su hidrógeno, dejará de enviar luz a nuestro planeta y la Tierra se convertirá en una roca inerte.

Evidentemente, el sabio del mantra no reza a lo que entendemos por sol, ni al dios griego Helios, ni al dios inca Inti. En realidad, se refiere al sol como el centro de nuestra existencia. Cada uno de nosotros es un centro alrededor del cual giran pensamientos, ideas, conclusiones, recuerdos, emociones, sentimientos, sensaciones y percepciones.

El centro consciente se considera análogamente el sol, mientras que nuestras actividades son como las órbitas de los planetas. Según la teoría de Newton, los planetas se mueven gracias a la atracción de la fuerza de gravedad del Sol. Su movimiento es real, pero depende del sol. No es independiente ya que toma prestada su seidad del centro.

Sin duda, la realidad objetual es real y existe. Los objetos y los cuerpos existen, pero no existen de forma independiente. La realidad objetual toma prestada su existencia de la consciencia, la cual es el *El Jai ve Kaiam*, que en hebreo significa «Dios como la vida y la existencia misma». El Rambam (Maimonides) se refirió a este tema en su famoso *Mishné Torá*:

> יְסוֹד הַיְסוֹדוֹת וְעַמּוּד הַחָכְמוֹת, לֵידַע שֶׁיֵּשׁ שָׁם מָצוּי רִאשׁוֹן.
> וְהוּא מַמְצִיא כָּל הַנִּמְצָא; וְכָל הַנִּמְצָאִים מִן שָׁמַיִם וָאָרֶץ וּמַה
> בֵּינֵיהֶם, לֹא נִמְצְאוּ אֵלָּא מֵאֲמִתַּת הִמָּצְאוֹ. וְאִם יַעֲלֶה עַל הַדַּעַת
> שֶׁהוּא אֵינוּ מָצוּי, אֵין דָּבָר אַחֵר יָכוֹל לְהִמָּצְאוֹת.
> (משנה תורה, הלכות יסודי התורה, פרק א', הלכות א'-ב')
>
> El fundamento de todos los fundamentos y el pilar de la sabiduría es saber que hay una existencia primaria que trajo a la existencia toda la existencia. Todo lo que existe, desde los cielos, la tierra y lo que hay entre ellos llegaron a existir solo desde la verdad de Su existencia. Si uno imaginara que Él no existe, ninguna otra cosa podría existir.
>
> (*Mishné Torá*, *Hiljot Yesodei Ha'torah*, «Los fundamentos de la Torá», 1.1-2)

Tal como se menciona en *Pirkei Avot*, o 'Ética de los Padres':

> רַבִּי אֶלְעָזָר אִישׁ בַּרְתּוֹתָא אוֹמֵר: תֶּן לוֹ מִשֶּׁלּוֹ, שֶׁאַתָּה וְשֶׁלְּךָ שֶׁלּוֹ. וְכֵן בְּדָוִד הוּא אוֹמֵר (דברי הימים א' כ"ט, י"ד): כִּי מִמְּךָ הַכֹּל, וּמִיָּדְךָ נָתַנּוּ לָךְ.
>
> (פרקי אבות, ג', ז')
>
> Rabí Elazar de Bartotha dijo: «Dale de lo que es Suyo, porque tú y lo que es tuyo es Suyo»; y de así dice David (I Crónicas, 29:14): «Porque todo viene de Ti, y de Tu propia mano te hemos dado».
>
> (*Pirkei Avot*, 3.7)

Somos una supuesta actividad periférica alrededor de un centro omnipresente. La apreciación del sol en las culturas antiguas refleja el anhelo del ser humano de volver a su centro original. Al igual que el centro solar es fuente de energía y el motor de otras energías renovables, nuestra actividad energética, emocional, mental o física toma prestada su existencia del centro. Este verso se refiere metafóricamente a *ātman* como el sol, el nutriente, veedor, controlador, el único centro de todas las cosas y de todos los seres.

El proceso retroprogresivo es una búsqueda del centro y un intento de centrarnos. La mayoría de los humanos somos excéntricos porque vivimos descentrados. En lugar de orbitar alrededor de nuestro sol interior, giramos en torno a fantasías, sueños, ilusiones, deseos, anhelos y ambiciones. Aunque creemos que el centro que llamamos ego reside en nosotros, somos incapaces de encontrarlo. Nadie jamás ha encontrado su ego. Nuestra inexplicable apatía nos permite vivir sin buscar quiénes somos, lo cual tonifica la creencia en la existencia de un centro privado.

Somos consciencia pura libre de atributos objetuales. Pero como hemos estado encerrados en nuestra jaula mental durante tanto tiempo, hemos olvidado cómo volar. Confundidos sobre quiénes somos, hemos asumido falsas identidades como entidades separadas e independientes. Nos identificamos con el fenómeno egoico que consiste en un «yo» pensado, aunque es muy diferente **pensar** el «yo» que **ser** el «yo».

«¡Oh, único veedor!».

Este mantra se refiere a la Verdad última como *ekarṣi*, un término que significa 'el único veedor'. Para entender su significado, aclaremos que toda experiencia cuenta con un elemento cognitivo que es el conocer la experiencia. El elemento cognitivo, o la conoceidad, consiste en la luz de la consciencia. Aunque es el saber de cada experiencia, no es parte integral de la experiencia misma ya que no puede ser localizado como otro objeto dentro de la experiencia. Por lo general, bautizamos a dicho elemento cognitivo como «yo». Cada ser humano se conoce a sí mismo como el único conocedor de sus más íntimas experiencias. Pero, cuando investigamos este elemento cognitivo, descubrimos que no se trata de un «algo» dotado de cualidades. Carece por completo de atributos y dimensiones objetuales. Ese elemento cognoscitivo es solo «saber» o «conocer»; es la luz de la consciencia, la base y el fundamento de toda experiencia.

La consciencia, nuestra auténtica naturaleza, es el espacio donde se produce toda experiencia. Es la sustancia misma de la experiencia y mediante lo cual la experiencia se conoce a sí misma. Es el único elemento inmutable que, si intentamos extraerlo de la experiencia, esta no tendría ningún fundamento. Los objetos pueden ser eliminados sin que la experiencia como tal se vea afectada. Si arrancáramos todos los objetos de la experiencia y la dejáramos vacía, podríamos decir que no hay nada que carezca de contenido. Pero esto seguiría siendo una experiencia, porque no se habría destruido. Es imposible destruir la pantalla desde dentro de la película. Si fuera posible eliminar el elemento cognitivo de la experiencia, no podríamos ni imaginar lo que quedaría después. Si extrajéramos solo el conocimiento de una experiencia, simplemente no habría experiencia porque la conoceidad es su fundamento. Sin la presencia del elemento cognitivo, no podemos percatarnos de que no hay contenido.

Dios es el único conocedor, porque el elemento cognitivo nunca puede conocer nada separado de sí mismo. Sabe tan solo el saber, conoce solo el conocer y percibe solo la percepción. Todo lo que existe es la consciencia infinita. Todas las experiencias, mentales o físicas, son diferentes matices de la misma consciencia. Es imposible que exista un objeto independiente de la consciencia. Dios es *ekarṣi*, el único veedor y experimentador de toda experiencia.

«¡Oh, ordenador de la Verdad!».

Obsesionados por encontrar nuestro ego, lo buscamos en nuestro interior. No obstante, nuestra verdadera naturaleza no puede encontrarse en la realidad objetual. Para la mente, la consciencia carente de atributos es simplemente vacío. Esta sensación de vacío se debe a una infructuosa búsqueda del ego.

Sin embargo, la mente es muy sofisticada y cuando percibe tal vacío, reivindica cualquier paz o silencio como propio. El «yo» separado reaparece objetualizando el vacío como uno de sus más preciados logros y posesiones. Cuando el ego piensa sobre el vacío, lo incorpora a su realidad objetual como un objeto mental y emocional. Conceptualiza dicho vacío y lo transforma en una «nada mental». Esta es una de las principales estrategias de la mente para crear la meditación mental, la iluminación mental, y para transformar a Dios en un objeto mental y emocional.

La realidad pensada no es real sino subjetual. La realidad absoluta no puede ser alcanzada a través de la realidad subjetual. Cualquier reacción al vacío será una prueba irrefutable de que la vacuidad se ha esfumado y de que ha vuelto el «yo» separado o pensado, esta vez con su propia versión del vacío. La respuesta egoica significa que la vacuidad es como un estímulo objetual. Junto con la reaparición del ego, el vacío ilusorio simplemente se desvanecerá. La autenticidad de una nadeidad lograda es muy dudosa, porque es solo una conceptualización o verbalización del vacío.

La auténtica vacuidad puede ser concebida pero no percibida por el fenómeno egoico. Si podemos pensar en la vacuidad, apreciarla y admirarla, entonces no es vacuidad auténtica; es vacuidad objetualizada. En lugar de identificarnos con un ente-sujeto independiente, debemos permitir que la atención regrese por sí misma a su fuente y origen. Entonces encontraremos la vacuidad misma y no habrá un «yo» separado que la perciba.

La nada se revelará solo después de que el ego fracase en una larga búsqueda. El ego comienza a evaporarse cuando se desencanta por no encontrar lo que buscaba. Imagina que tu salón tiene una alfombra gris desde hace muchos años. Tu pareja quiere sorprenderte y la sustituye por una marrón. La próxima vez que entres a tu apartamento, no verás la alfombra marrón; verás la ausencia de la alfombra gris. Verás lo que falta en lugar de lo que está. Del mismo modo, las primeras etapas del vacío son la ausencia del ego. Aunque el ego ha desaparecido, todavía no se ha trascendido totalmente porque estás apegado a su ausencia. Es un vacío que es lo contrario de la realidad objetual o su aspecto negativo; es la ausencia de un universo objetual.

La búsqueda comienza en la aceptación de un centro falso e ilusorio. Pasará por la desaparición de ese centro, luego por la realización de ser todo y, finalmente, la centralización. En la primera etapa, creemos que somos algo; luego, nos experimentamos como la esencia de todo. Por último, los objetos se revelan como inexistentes; por tanto, no hay cosas de las que ser la esencia. Es un proceso identificativo desde lo que creemos ser hasta la realización de lo que realmente somos; desde un «yo» pensado hasta ser el «yo».

La vacuidad que describe Buda, o *śūnyatā*, es más que la ausencia de ego. Descubrir nuestro núcleo no es encontrar algo, sino encontrarnos a nosotros mismos. No es alcanzar nuestro centro sino centrarnos. Al centrarnos, los pares de opuestos desaparecen.

La existencia solo se despliega plenamente cuando la inexistencia de la materia es revelada. En la centralización, desaparecemos como un núcleo particular para renacer como el centro de la vida misma. La personalidad se basa en un centro falso, mientras que la individualidad es la expresión del centrado genuino. Entonces, dejamos de actuar desde nuestro centro particular y nuestras actividades se vuelven trascendentales.

Junto con la centralización, tanto la personalidad como el testigo se disuelven en el océano infinito de la nadeidad. Nuestras acciones se cargarán de un poder extraordinario, ya que toda la existencia estará detrás de ellas. Así como cada objeto toma prestada su realidad y su existencia del sol o la consciencia en el centro, nuestras acciones estarán respaldadas por la existencia misma. No solo nuestras palabras, sino incluso nuestra presencia y nuestros silencios emanarán del sol de los soles.

El núcleo central, o sol de la vida, solo se revelará cuando nos perdamos en el vacío sin reaccionar. Hacerlo requiere coraje porque debemos vernos agonizar y morir frente a nosotros mismos y no hacer nada al respecto.

> וַיֹּאמֶר לֹא תוּכַל לִרְאֹת אֶת פָּנָי כִּי לֹא יִרְאַנִי הָאָדָם וָחָי.
> (שמות ל"ג, כ')
>
> Y dijo: «No podrás ver mi rostro; porque no me verá hombre, y vivirá».
>
> (Éxodo, 33:20)

«Retira tus rayos».

Como se explicó en el mantra anterior, después de dejar atrás la oscuridad, es esencial trascender la luz. Para acceder al absoluto, hay que superar la dualidad relativa. Mientras nos movamos dentro de la realidad aparente de sujeto-objeto, viviremos como sujetos en conflicto con los objetos.

En el plano dual, nos percibimos como seres fracturados, divididos, incompletos y limitados. Esta percepción errónea induce una profunda insatisfacción y nos impulsa a tratar de completarnos mediante la adquisición de objetos. Nos esforzamos inútilmente por eliminar nuestro descontento tratando de apropiarnos de objetos y personas con la esperanza de encontrar plenitud a través de estos.

Al vivir nuestras vidas como sujetos individualizados, evitamos constantemente lo indeseable y perseguimos lo deseable. Evitamos la incomodidad de la oscuridad y perseguimos la comodidad de la luz. Deseamos ampliar el lado luminoso de la luna y reducir el lado oscuro. Pero esto es imposible porque cuando un lado se expande, también lo hace el otro. Conforme merma la oscuridad, también lo hace la luz: ambos son aspectos inseparables de la misma luna.

Tratamos de eludir el sufrimiento y nos esforzamos por alcanzar la felicidad. Huimos de lo negativo y buscamos lo positivo. Esta actitud de atracción y rechazo hacia los pares de opuestos trae consigo dolor y sufrimiento. Nuestros esfuerzos fracasan debido a la naturaleza transitoria, tanto del objeto como del sujeto, que el budismo denomina *anicca* o *anitya*. Tanto el buscador como lo buscado cambian constantemente, lo que dificulta obtener y mantener lo deseado. Esta constante mutación provoca cambios en las relaciones sujeto-objeto y torna imposible encontrar la dicha.

La realidad dual es una mera creencia originada en la ignorancia. Desde una perspectiva absoluta, sujeto y objeto son dos aspectos de la misma consciencia. La iluminación consiste en reconocer la naturaleza común de ambos, como diferentes rayos del mismo sol. Cuando suponemos que son fenómenos separados, sujeto y objeto parecen distanciarse y nace la experiencia ilusoria de una realidad objetual de multiplicidad. Esto desencadena el proceso cognitivo que define al conocedor, a lo conocido y al conocimiento. La definición del observador trae consigo también el objeto observado, así como la observación y el espacio donde todo esto tiene lugar.

> Lo que es en sí necesariamente tiene que convertirse en objeto para el hombre, que cobrar consciencia en él; de este modo, deviene para el hombre. Lo que se convierte en objeto para él es lo mismo que lo que él es en sí; mediante la objetualización de este ser en sí, el hombre se convierte en ser para sí, se duplica, se conserva, no se convierte en otro. El hombre es, por ejemplo, un ser pensante, y piensa luego el pensamiento; de este modo, en el pensamiento solo el pensamiento es objeto, la racionalidad produce lo racional y su objeto propio es la razón. (Lecciones sobre la historia de la Filosofía por G.W. Hegel, Introducción)

«Recoge tu luz brillante».

En su plegaria dirigida al «nutriente», cuyos rayos mantienen la manifestación cósmica dual, el sabio solicita «recoge tu luz brillante». Es decir, recoge esta manifestación dual que se nutre de tu luz. Recoge tanto el dolor como el placer, la desdicha y la felicidad, la maldad y la bondad, la derrota y el triunfo, la oscuridad y la luz. Recoge los rayos que nutren y sustentan la ilusoria dimensión dual tanto del objeto como del sujeto, es decir, recoge incluso el sujeto, o el «yo», que forma parte de la realidad relativa. El buscador apunta a la realización directa de la fuente y el origen de todo. Anhela acceder a la percepción directa de lo que es antes de que todo sea. Aspira a lo que solo acceden quienes están dispuestos a pagar el precio de su propio «yo».

Al final del camino, realizas que perderte a ti mismo es la mejor manera de encontrarte. Perderte como lo que crees que eres, para encontrarte como lo que realmente eres. Perderte como «yo» pensado, para reencontrarte como seidad.

En cierta medida, se trata de morir en lo dual para renacer en lo absoluto. Desde el Medio Oriente, hace más de dos mil años, nos llega el eco de esas benditas palabras de Jesús en el Nuevo Testamento:

> Entonces Jesús dijo a sus discípulos: Si alguno quiere venir en pos de mí, niéguese a sí mismo, y tome su cruz, y sígame. Porque todo el que quiera salvar su vida, la perderá; y todo el que pierda su vida por causa de mí, la hallará.
>
> (Mateo, 16:24-25)

Estas palabras tocaron el corazón de Saulo de Tarso, que más tarde se llamaría Pablo. Solo después de largos años de entrega a su maestro y de caminar por la senda del espíritu, escribió esta respuesta, desde la cárcel de Roma:

> Con Cristo estoy juntamente crucificado, y ya no vivo yo, mas vive Cristo en mí; y lo que ahora vivo en la carne, lo vivo en la fe del Hijo de Dios, el cual me amó y se entregó a sí mismo por mí.
>
> (Gálatas, 2:20)

La respuesta de Pablo a su maestro es frase por frase:

Jesús: «Tome su cruz»
Pablo: «Con Cristo estoy juntamente crucificado».

Jesús: «Niéguese a sí mismo».
Pablo: «ya no vivo yo, mas vive Cristo en mí».

Jesús: «Sígueme».
Pablo: «Lo que ahora vivo en la carne, lo vivo en la fe del hijo de Dios».

Al decir Pablo «Con Cristo estoy juntamente crucificado, y ya no vivo yo, mas vive Cristo en mí» se entiende que el sujeto, o el «yo», que ya no vive en él es el ego, que ha sido crucificado junto a su maestro. Pablo afirma:

> Sabiendo esto, que nuestro viejo hombre fue crucificado juntamente con él, para que el cuerpo del pecado sea destruido, a fin de que no sirvamos más al pecado.
>
> (Romanos, 6:6)

Después de su encuentro con Jesús y sus enseñanzas, Pablo se negó a sí mismo, renunciando a su «yo» separado. Dicha negación, junto con la superación del objeto, constituyen requisitos elementales para acceder a la Realidad. Para que esto ocurra, tenemos que percatarnos de que nosotros mismos somos parte integral del mundo relativo que tratamos de trascender. No somos entidades separadas de la dimensión dual e ilusoria que deseamos superar, sino que formamos parte de ella. Es completamente imposible que la realidad dual sea trascendida y la Verdad realizada mientras persista el «yo», incluso como una entidad supuestamente iluminada.

«El Puruṣa dentro de ti soy yo».

A lo largo de la historia, muchos han malinterpretado las enseñanzas de los grandes maestros no-dualistas. Han cometido el error de pensar que las enseñanzas vedánticas dicen que los objetos no existen. Los grandes sabios upanishádicos de la antigüedad no negaban la existencia de los objetos, sino que sostenían que los objetos no pueden existir independientemente de la consciencia. Esto no debe confundirse con el *ortotex* de Platón, o 'la corrección de la representación'. Es decir, aunque los objetos no puedan existir de forma independiente, no significa que la materia informe solo adquiera forma en el plano eidético. Las cosas carecen de existencia independiente y se perciben como separadas solo por la relación con ellas. Las relaciones conducen a la diversidad, que es una consecuencia inmediata del pensamiento.

Las relaciones, la dualidad, el pensamiento y el lenguaje son reflejos de la mente, por consiguiente, los objetos y las cosas son sinónimos de pensamientos e ideas. Un pensamiento es una apreciación diferenciada de información que vibra en el océano infinito de la consciencia. Dicha información es detectada, almacenada y apropiada por el sentido del «yo». Esto significa que toda relación consiste en una actividad verbal y mental. La existencia del fenómeno egoico depende por completo de su relación con la otredad, es decir, con las personas, los objetos y las ideas. El ego emana de la otredad; surge de los demás. Las relaciones son espejos en los cuales nos reflejamos.

La historia de nuestra vida es la historia de nuestras relaciones. Las relaciones son espejos en los cuales podemos observarnos y descubrirnos. Solo es posible relacionarse con objetos que están separados de nosotros. Para percibirlos como separados, es necesario pensar en ellos. Los árboles, las sillas, los lápices y las personas parecen tener existencias objetuales, pero solo cuando aparece el pensamiento de ese objeto. Observar la realidad empírica libre de pensamiento nos permitirá acceder a una realidad de sensaciones y percepciones.

Cuando paseamos por el bosque, reconocemos árboles de distintos colores, tamaños y texturas. Solo cuando conceptualizamos y verbalizamos la palabra *árbol*, podemos reconocer un árbol como un objeto separado de otras cosas. En realidad, todas las conceptualizaciones y verbalizaciones emanan y se funden en la consciencia. No otorgan información de un universo dual externo, sino que lo crean. Si observamos a nuestro alrededor sin la intervención del pensamiento, la idea «árbol» no aparece.

Percibimos los objetos como independientes debido a sus relaciones con otros objetos. Concibo un árbol porque hay una infinidad de objetos que no son árboles. Percibo el universo objetual como «no-yo» porque hay alguien que llamo «yo». Debemos solo observar nuestro reflejo en el espejo de la relación, en lugar de manipular la experiencia que aparece en el espejo. La manipulación es fútil e innecesaria porque las apariencias no tienen una existencia independiente de la consciencia. Son meras apariencias en la consciencia.

La materia de los objetos independientes es solo un resultado del pensamiento que se manifiesta y desaparece en la consciencia. En consecuencia, solo es necesaria la observación reveladora. La observación nos permite descubrir que todas las relaciones conflictivas son consecuencia de centrarnos en nuestra actividad mental en lugar de en nuestra verdadera naturaleza, que es el espacio en el que tienen lugar todas las relaciones. La observación revela que nuestras opiniones, ideas y conceptos sobre los demás están más relacionados con nuestra definición del «yo» que con los demás. Tanto la definición del sujeto, o «yo», como la del objeto, u «otro», surgen simultáneamente como las dos caras de la misma moneda. La percepción de la yoidad emerge junto a la otredad. Son interdependientes. Por ejemplo, para percibir una botella como un objeto independiente, debemos conceptualizar tanto la botella como todo lo que no es una botella al mismo tiempo.

El «yo» independiente o aislado solo puede percibirse en comparación con el «no-yo». La mismidad solo puede existir cuando se contrasta con la otredad. Los conflictos dependen de la creencia ciega de que los objetos tienen una existencia independiente. El pensamiento crea una separación ilusoria. El lenguaje suele basar sus definiciones en lo que algo no es. Las conceptualizaciones se definen por su contrario. La luz es luz porque no es oscuridad. Lo bueno es bueno porque no es lo malo. Si hay un aquí, es porque hay un allá. La belleza existe porque la fealdad está ausente, al igual que la inteligencia existe porque la estupidez está ausente. Incluso mucha de la terminología espiritual proviene de un énfasis en la conceptualización y, por lo tanto, pertenece a la plataforma dualista. Por ejemplo, algo espiritual no es material, algo santo no es demoníaco, el pecado no es la virtud. El Ser como lo contrario del no ser, la dualidad frente a la no-dualidad, la consciencia como lo opuesto a la diversidad objetual.

כַּאֲשֶׁר הַדָּבָר הַטּוֹב נוֹדָע מֵהֶפְכּוֹ יְדִיעָה אֲמִתִּית, וְכֵן כָּל הַדְּבָרִים נִקְנֶה הַיְּדִיעָה בָּהֶם מִן הַהֵפֶךְ, כִּי מִן מַרְאֶה הַשָּׁחוֹר יָכוֹל לָדַעַת מַרְאֶה הַלָּבָן שֶׁהוּא הֶפְכּוֹ, וְכֵן כָּל הַהֲפָכִים, מִן הָאֶחָד נִקְנֶה

הַיְּדִיעָה בַּהֶפֶךְ שֶׁלּוֹ. וּמֻסְכָּם הוּא כִּי 'יְדִיעַת הַהֲפָכִים הוּא אֶחָד'. וּבִשְׁבִיל זֶה אָמְרוּ בְּעַרְבֵי פְּסָחִים (פסחים קט"ז, א') בַּהַגָּדָה: 'מַתְחִיל בִּגְנוּת וּמְסַיֵּם בְּשֶׁבַח'. וְלָמָּה מַתְחִיל בִּגְנוּת, רַק שֶׁמִּפְּנֵי שֶׁאֵין לַשֶּׁבַח הַכָּרָה אֲמִתִּית רַק מִן הַהֶפֶךְ. וְלָכֵן אֵין לְפָרֵשׁ עִנְיָן הַגְּאֻלָּה הָאַחֲרוֹנָה, אִם לֹא שֶׁנְּבָאֵר עִנְיַן הַגָּלוּת וְהַחֻרְבָּן, שֶׁבְּזֶה יִוָּדַע הַטּוֹב וְהַתְּשׁוּעָה שֶׁאָנוּ מְקַוִּין.

(מהר"ל, נצח ישראל, א')

Así como el conocimiento real del bien se puede adquirir a partir del conocimiento de su opuesto, y todas las cosas se conocen a partir de su opuesto, de igual modo que al ver el negro se puede saber cómo es el blanco, ocurre con todos los opuestos, a partir de uno, se adquiere el conocimiento de su opuesto. Y se acepta que "el conocimiento de los opuestos es uno". Y por esta razón se dice en el capítulo "Las noches de Pascua" (*Psajim*, 116): sobre la Hagadá: "comienza con la difamación y termina con la alabanza" y ¿por qué comienza con la difamación? Simplemente porque la alabanza no obtiene el verdadero reconocimiento sin su contrario. En consecuencia, el asunto de la última redención no debe ser explicado, a menos que expliquemos el asunto del exilio y la destrucción, en el que se aclarará el bien y la salvación que esperamos.

(Maharal, *Netzaj Yisrael*, 1)

Un concepto no tiene sentido sin su opuesto. Sin el concepto de muerte, no entenderíamos el concepto de vida. También podemos hablar de la inmanencia del pensamiento, ya que todo concepto contiene su opuesto. El concepto de vida está dentro del concepto de muerte. Por último, los conceptos verbalizados adquieren su significado a través de las relaciones. La conceptualización del ser se encuentra en su relación con el no-ser. Sin el pensamiento, la dualidad no existiría; por lo tanto, la dualidad no puede considerarse real.

नासतो विद्यते भावो नाभावो विद्यते सतः ।
उभयोरपि दृष्टोऽन्तस्त्वनयोस्तत्त्वदर्शिभिः ॥

nāsato vidyate bhāvo
nābhāvo vidyate sataḥ
ubhayor api dṛṣṭo 'ntas
tv anayos tattva-darśibhiḥ

> Los conocedores de la Verdad han concluido que de lo inexistente no hay permanencia, y de lo existente no hay cesación. Estos veedores lo han concluido estudiando la naturaleza de ambos.
>
> (*Bhagavad-gītā*, 2.16)

El fundamento dual se crea al conceptualizar y verbalizar un sentido del «yo». Numerosos métodos de desarrollo incluyen prácticas «espirituales» que asumen que el fundamento dual es real. Ofrecen técnicas para la interacción adecuada entre «mí» y los «otros». Enseñan todo tipo de meditaciones para un «yo» sumido en la ilusión que aspira a ser un «yo» iluminado, o para un «yo» ignorante que aspira a ser un «yo» despierto. Pero estos métodos solo tratan los síntomas e ignoran la enfermedad. Una metodología basada en una premisa falsa no puede ser correcta. Lo esencial consiste en advertir el «yo» y los «otros» son meras apariencias y reconocer que la consciencia es nuestra verdadera naturaleza.

Como fenómenos egoicos, somos solo pensamientos e ideas. Por lo tanto, nunca nos encontramos, ni nos amamos, ni nos peleamos. La identificación con un pensamiento crea separación, desconexión e independencia. El ego humano es una construcción mental, pero nosotros no somos los pensamientos. Somos la consciencia o el espacio donde los pensamientos aparecen y desaparecen, van y vienen.

Todos los seres humanos son historias mentales que fundamentan un «yo» separado. Nos contamos una historia sobre quiénes somos, y esto incluye a los demás. Soy un ser espiritual porque otros son materialistas; estoy triste porque otros son felices; soy inteligente porque otros son estúpidos; estoy en un camino que lleva a Dios porque otros no lo están. Soy como soy porque no soy como debería ser o como se espera que sea. La idea que tengo de los demás depende totalmente de lo que creo de mí mismo. La historia que nos contamos y creemos sobre nosotros mismos y los demás se basa en una relación de opuestos, es decir, de conflicto. Para ser inteligente, son necesarios los idiotas; para ser bello, debe haber gente fea; para ser buena persona, preciso que haya gente mala. Si falta el opuesto, no es posible ni la identidad ni la separación.

Toda narrativa acerca de nosotros mismos es ilusoria porque se trata solo de una actividad mental y no de la realidad absoluta. No existen objetos o personas con una existencia independiente fuera del pensamiento. La idea del «yo» independiente crea entidades individuales. Dicho pensamiento centrado en el ego contiene tanto al «yo» como al «otro». A nivel interno, separa lo que soy de lo que podría o debería ser. A nivel externo, divide el «yo» y el «otro». La separación objetual requiere una otredad que defina lo opuesto de lo que creemos ser. La fractura y el conflicto se perpetuarán mientras definamos lo que somos mediante el pensamiento en lugar de reconocer que nuestra realidad es la consciencia.

La consciencia es anterior a la mente. Sin embargo, al intentar conceptualizarla o verbalizarla, estamos entrando en una relación en la base relativa. Es imposible relacionarnos con la consciencia como un objeto porque carece de atributos y, por tanto, no puede enmarcarse en ningún tipo de relación. El dualismo es ilusorio en el sentido de que no forma parte de una realidad empírica, sino que su existencia es mental. Al realizar la consciencia desnuda, la realidad objetual deja de ser percibida como una serie de conceptos verbalizados. Lo que es consciente de toda experiencia no es el pensamiento sino la consciencia. Los pensamientos, las ideas, las emociones y los sentimientos no escuchan, ni hablan, ni actúan. La consciencia es la observación de las experiencias, su fuente y su origen, el espacio donde se producen y su sustancia.

> שְׂאוּ מָרוֹם עֵינֵיכֶם וּרְאוּ מִי בָרָא אֵלֶּה הַמּוֹצִיא בְמִסְפָּר צְבָאָם
> לְכֻלָּם בְּשֵׁם יִקְרָא מֵרֹב אוֹנִים וְאַמִּיץ כֹּחַ אִישׁ לֹא נֶעְדָּר.
> (ישעיהו מ', כ"ו)

> Alzad vuestros ojos, y mirad quién creó a estos; él saca y cuenta su ejército; a todas llama por sus nombres; ninguna faltará; tal es la grandeza de su fuerza, y el poder de su dominio.
>
> (Isaías, 40:26)

El pensamiento, o idea del «tú» crea simultáneamente el objeto y el sujeto. Marginalizo al otro, separándome y definiéndome como «yo». Mediante las conceptualizaciones, demarco límites mentales que considero reales. Para confirmar estas fronteras, me comparo con una otredad antagónica y mantengo un conflicto con esta. Para ser bello, debe haber otros que sean feos. Para poder considerarme sincero, tiene que haber necesariamente hipócritas.

Las interacciones conflictivas nos causan angustia. Pero si en lugar de prestar atención a lo que ocurre en la base objetual, nos enfocamos en nuestra experiencia actual, nos percataremos de que ese «otro» antagónico vive en nuestro complejo mente-cuerpo como pensamientos, emociones y sensaciones. Nuestro conocimiento del «otro» solo puede ocurrir a través de la mente.

El conflicto con un objeto antagónico proviene de la identificación con el pensamiento. Si observamos, veremos que la actividad mental y emocional no tiene relación alguna con lo que realmente somos. Si dejamos de identificarnos con el sujeto pensante, el conflicto con el objeto desaparece.

Si abandonamos los pensamientos y las emociones, permanecemos como espacio consciente no conceptualizado. En dicho espacio, las relaciones y los conflictos se disuelven. Es en el reconocimiento de la consciencia, que tanto los pensamientos como las emociones se revelan como partes integrales de la consciencia misma. La actividad mental y emocional no le ocurre a alguien, sino que simplemente acontece en ese espacio consciente.

Asimismo, el espacio consciente y la actividad mental están hechos de la misma sustancia. Tanto los pensamientos como los sentimientos son consciencia. Al reconocer la consciencia, desaparecen los límites entre la actividad que se manifiesta en el espacio y el espacio mismo. Entonces, el «yo» y el «otro» se funden y el conflicto entre ellos se esfuma.

Las actividades mentales y emocionales son apariencias temporales en la consciencia, pero la consciencia es lo que realmente somos. Reconocerla expone la falsedad de la dualidad y el conflicto.

Obviamente, el pensamiento no puede trascender el

pensamiento y la mente no puede ir más allá de la mente. En consecuencia, en lugar de esforzarnos, optemos por reconocer la consciencia como lo que realmente somos.

El pensamiento es el modo en que la consciencia se conoce a sí misma. Así pues, no hay necesidad de cambiar las apariencias, sino solo observar. En lugar de manipular lo aparente, basta con observar lo que es. Observar nos revela que todos los objetos y seres son pensamientos o ideas.

No hay necesidad de manipular los pensamientos o sentimientos que se reflejan en el espejo de las relaciones porque estos son parte integral de la consciencia. Los métodos o técnicas no nos ayudarán a alcanzar la consciencia pura, porque ya es nuestra naturaleza eterna.

Podemos comparar la consciencia, o el elemento conocedor de cada experiencia, con un espejo. La consciencia es testigo de toda experiencia, reflejando lo que está ante ella. Todo lo que se refleja ocurre delante del espejo y no en este. La sabiduría consiste en ser un espejo, o desidentificarse por completo de todo lo reflejado. Las experiencias aparecen y desaparecen, vienen y van, pero el espejo permanece inmutable. El espejo no retiene reflejos pasados, sino que solo muestra lo que sucede ahora. Los iluminados viven como un espejo, sin ayer ni mañana. Están llenos de la experiencia presente, y cuando esta desaparece, no queda residuo alguno.

Mantra 17

वायुरनिलममृतमथेदं भस्मांतꣳ शरीरम् ।
ॐ क्रतो स्मर कृतꣳ स्मर क्रतो स्मर कृतꣳ स्मर ॥

vāyur anilam amṛtam
athedaṁ bhasmāntaṁ śarīram
oṁ krato smara kṛtaṁ smara
krato smara kṛtaṁ smara

Permite que mi *prāṇā* se fusione con el *prāṇā* universal que todo lo impregna. Deja que el cuerpo sea consumido por el fuego y reducido a cenizas. Ahora, ¡oh, inteligencia!, recuerda, recuerda por favor todo lo hecho. Por favor recuerda, recuerda todo lo hecho.

Comentario:

El texto expresa las últimas palabras de alguien, pero no se refiere necesariamente a una muerte física. A simple vista, parece ser una oración que una persona religiosa podría hacer en su lecho de muerte. En realidad, la pronuncia un aspirante espiritual muy avanzado justo antes de la iluminación o la muerte de su ego. Este verso describe el despertar a la realidad de la unión eterna de lo particular y lo universal, es decir, la desaparición de todo lo personal que ocurre al unirse con el Todo.

El texto refleja el estado de consciencia del alma cuando entra en *samādhi*. En realidad, el sabio está compartiendo un valioso testimonio de la muerte de su propio ego. Estas palabras provienen de una perspectiva dual en las etapas finales del proceso retroevolutivo. Son una despedida de uno mismo: la muerte y el renacimiento simultáneos. Es la agonía de morir en el plano relativo para renacer en el absoluto, morir en el tiempo para resucitar en la eternidad. Es el relato directo de una chispa en el momento de fusionarse en la hoguera. Es morir como alguien para vivir en todos como una presencia. Es morir como algo para convertirse en nada y vivir en todo. Es morir como humano para renacer como divinidad. Es dejar de estar para ser la seidad absoluta.

«Permite que mi *prāṇā* se fusione con el *prāṇā* universal que todo lo impregna…».

En varios textos upanishádicos, podemos ver que *prāṇā* no solo se considera energía vital, sino también Brahman, el Ser o la consciencia:

स एष इह प्रविष्ट आ नखाग्रेभ्यः, यथा क्षुरः क्षुरधानेऽवहितः स्यात्, विश्वम्भरो वा विश्वम्भरकुलाये; तं न पश्यन्ति । अकृत्स्नो हि सः, प्राणन्नेव णो नाम भवति, वदन् वाक्, पश्यंश्चक्षुः, शृण्वन् श्रोत्रम्, मन्वानो मनः; तान्यस्यैतानि कर्मनामान्येव ।

sa eṣa iha praviṣṭa ā nakhāgrebhyaḥ, yathā kṣuraḥ kṣura-dhāne 'vahitaḥ syāt, viśvambharo vā viśvambhara-kulāye; taṁ na paśyanti akṛtsno hi saḥ, prāṇann eva prāṇo nāma bhavati, vadan vāk, paśyaṁś-cakṣuḥ, śṛṇvan śrotram, manvāno manaḥ; tāny asyaitāni karma-nāmāny eva.

Este Ser ha entrado en estos cuerpos hasta la punta de las uñas como una navaja puesta en su funda, o como el fuego, que sostiene el mundo, puede estar en su fuente. La gente no lo ve, porque (visto en sus aspectos) es incompleto. Cuando cumple la función de vivir, se llama la fuerza vital; cuando habla, el órgano del habla; cuando ve, el ojo; cuando oye, el oído; y cuando piensa, la mente. Estos no son más que sus nombres según las funciones.

(*Bṛhadāraṇyaka Upaniṣad*, 1.4.7)

Indra, el Señor de los dioses, instruyó a Pratardana sobre el modo de dotar al ser humano de lo más beneficioso. Indra definió *prāṇā* de esta manera:

स एष प्राण एव प्रज्ञात्मानन्दोऽजरोऽमृतः ।

sa eṣa prāṇa eva prajñātmānando 'jaro 'mṛtaḥ.

> Este *prāṇā* es la consciencia; es bienaventuranza eterna carente de muerte.
>
> (*Kauṣitaki-brāmaṇa Upaniṣad*, 3.8)

El texto se refiere al yoga, o 'unión', de la consciencia individual con la consciencia universal que todo lo impregna. Al saltar de la parcialidad a la totalidad, se produce un cambio existencial. El «yo» se relaja y se desvanece en el océano infinito de la consciencia, al igual que una ola se disuelve en el mar. Si una ola se relaja, simplemente retorna a su origen oceánico. Se evapora la identidad separada, la sensación de ser «el hacedor» de lo que nos sucede. Al sumergirse en la realidad última, el sentido ilusorio de una personalidad separada desaparece.

Sin embargo, cualquier esfuerzo por conceptualizar el salto cuántico desde la mente a la no-mente es ridículo y pueril. Es imposible que una rana que solo conoce su charco imagine el vasto océano. La mente humana es incapaz de concebir una subjetualidad viva desprovista de límites y fronteras. Es decir, una existencia que palpite y viva a través de nosotros mientras se experimenta a sí misma. La mente objetual es incapaz de imaginar lo que está más allá de la objetualidad.

Para el gran discípulo del Baal Shem Tov, que fuera Dov Ber ben Avraham de Mezeritch, llamado el Maguid de Mezeritch (fallecido en 1772), el sendero del espíritu implica una transformación del *ani*, o ‘yo’, en *ain*, o ‘nada’. Se trata del reconocimiento de la consciencia:

> הַקָּבָּ"ה בָּרָא אֶת הָעוֹלָם יֵשׁ מֵאַיִן, וְהַצַּדִּיקִים עוֹשִׂים בְּמַעֲשֵׂיהֶם
> אַיִ"ן מִיֵּ"שׁ. כְּמוֹ מַעֲשֵׂה הַקָּרְבָּנוֹת, שֶׁהַבְּהֵמָה הִיא יֵשׁ, מַעֲשֵׂה
> גַּשְׁמִי, וְהַצַּדִּיקִים מְקָרְבִין אוֹתָהּ אֶל הַקְּדֻשָּׁה וְנַעֲשֶׂה אַיִן רוּחָנִי.
> נִמְצָא כִּי מִתְּחִלָּה הָיָה אַיִ"ן וּלְבַסּוֹף אַיִ"ן. וְזֶהוּ אֲנִ"י אוֹתִיּוֹת אַיִ"ן,
> כִּי מֵאֲנִ"י שֶׁהוּא עֲשִׂיָּה נַעֲשֶׂה אַיִ"ן.
> (המגיד ממעזריטש , אור תורה , פרשת אמור , ק"כ)
>
> El Santo, bendito sea, creó el mundo ‘ex nihilo’ (‘algo de la nada’ o ‘existencia de la inexistencia’) y los santos en sus acciones transforman algo en nada. Como en el acto del sacrificio, la bestia es ‘algo’, creación material, y los santos la acercan a la divinidad, por lo que se convierte en ‘nada’ espiritual. Así, se encuentra que al principio era nada y al final nada. Y esto explica por qué la palabra ANI (‘yo’) tiene las mismas letras que la palabra AIN (‘nada’), pues ANI (‘yo’), que está relacionado con el mundo de la acción, se convierte en AIN (‘nada’). (El Maguid de Mezeritch, *Or Torá*, «*Emor*», 120)

«Deja que el cuerpo sea consumido por el fuego y reducido a cenizas».

El fuego ocupa un lugar central en la liturgia hindú, budista y jainista. No puede faltar en las ceremonias principales y se ofrece en el servicio diario de adoración a la deidad en el templo. Los rituales que incluyen ofrendas de fuego sagrado se denominan *homa*, aunque muchos los llaman *yajña*. Las cenizas que quedan después del *homa*, consideradas sagradas, se denominan *vibhūti*. Al concluir el ritual, los participantes suelen aplicarse las cenizas en la frente, cada uno según las marcas de su secta. En muchos lugares santos de India y Nepal, podemos ver a los *sādhus* cuyos cuerpos están cubiertos de cenizas sagradas, especialmente *śaivas*.

La vestimenta de los monjes renunciantes hindúes suele ser de color naranja. Este es el color del fuego, que simboliza la esencia de la manifestación cósmica. El fuego es el gran revelador porque después de pasar por las llamas, todo se convierte en cenizas por igual. Ya se trate de un pobre o un millonario, un ladrón o un juez, un criminal o un santo, un ateo o un religioso, al quemarse en el fuego quedará la misma sustancia: cenizas. Si quemamos billetes o periódicos obtenemos exactamente las mismas cenizas. Cuando la película termina, aunque haya sido un drama o una comedia, solo permanece la pantalla imperturbable. Del mismo modo, cuando quemamos la búsqueda del placer sensorial en las llamas de la sabiduría, lo que queda es Brahman, la consciencia única.

«Ahora, ¡oh, inteligencia!».

En estos instantes, el sabio se dirige a su inteligencia y le solicita *krato smara kṛtaṁ smara,* o «recuerda todo lo hecho». En el *Bhagavad-gītā*, Kṛṣṇa dice que él mismo es el ritual.

अहं क्रतुरहं यज्ञः स्वधाहमहमौषधम् ।
मन्त्रोऽहमहमेवाज्यमहमग्निरहं हुतम् ॥

ahaṁ kratur ahaṁ yajñaḥ
svadhāham aham auṣadham
mantro 'ham aham evājyam
aham agnir ahaṁ hutam

> Pero yo soy el ritual, el sacrificio, la ofrenda a los antepasados, la hierba medicinal y el canto trascendental. Yo soy la mantequilla, el fuego y la ofrenda.
>
> (*Bhagavad-gītā*, 9.16)

Krato proviene de *kratu*, que significa, entre otras acepciones, 'sacrificio', 'inteligencia' e 'iluminación'. *Kṛta* significa 'lo hecho' y se refiere tanto a las enseñanzas como a los esfuerzos por vivir de acuerdo con ellas. Estas enseñanzas consisten en olvidar lo que creemos ser y recordar lo que somos en realidad. Olvidar el «yo» separado y recordar la consciencia: olvidar la ilusoria separación y recordar al Ser. Kṛṣṇa se refiere a nuestro ideal más elevado:

अन्तकाले च मामेव स्मरन्मुक्त्वा कलेवरम् ।
यः प्रयाति स मद्भावं याति नास्त्यत्र संशयः ॥

anta-kāle ca mām eva
smaran muktvā kalevaram
yaḥ prayāti sa mad-bhāvaṁ
yāti nāsty atra saṁśayaḥ

Y quienquiera que ciertamente al final de la vida abandone el cuerpo recordándome únicamente a mí, de inmediato alcanza mi naturaleza. De esto no hay ninguna duda.

(*Bhagavad-gītā*, 8.5)

Anta-kāle ca mām eva significa 'ciertamente, al final de la vida'. La instancia previa a la muerte o a la iluminación no puede ser un momento aislado diferente del resto de la vida del yogui. Enfocarse en lo absoluto es la consecuencia de una vida dedicada al cultivo espiritual. Si nos asaltan en la calle, no es el momento adecuado para comenzar a practicar karate. Cuando estamos en nuestro lecho de muerte, es demasiado tarde para inscribirse en un curso de meditación. Kṛṣṇa aconseja llegar al momento de la muerte «recordándome únicamente a mí».

Algunos pueden pensar que el *Gītā* sugiere enfocarse en el individuo específico llamado Kṛṣṇa. Cuando los que se identifican con su complejo mente-cuerpo oyen al maestro decir «yo» o «mí», piensan erróneamente que se refiere a sí mismo como persona. La mayoría utiliza la palabra «yo» para referirse a un sueño, pero algunos utilizan el mismo término para referirse a la realidad. Mientras al decir «mí» muchos indican una ilusión, otros con la misma expresión señalan la eternidad. Detrás del «yo» del ego se encuentra la realidad objetual, pero detrás del «yo» de los que ven yace el Todo. Tras el «mí» del despierto reside una presencia que es una sombra de la existencia. Jesús dijo: «Yo soy el camino, la Verdad y la vida; nadie viene al Padre sino por mí». (Juan, 14:6). Sus seguidores dedujeron que la persona llamada Jesús es el camino, la Verdad y la vida. Creyeron que nadie puede acercarse a Dios si no lo hace exclusivamente a través de Jesús. Lamentablemente, este fenómeno ha ocurrido a menudo en la historia de la humanidad, dando nacimiento a la religión organizada y al fanatismo. Lo mismo que ocurrió con Jesús y Kṛṣṇa sucedió con Mahoma, Buda, Guru Nanak, Mahavira, Caitanya y tantos otros, seguido por «el fenómeno egoico del péndulo», es decir, los mismos fanáticos que idolatran a un maestro terminan crucificándole. El Yoga Retroprogresivo es una invitación a reconocer la realidad del «mí». Así es como Kṛṣṇa se refiere a sí mismo en el *Bhagavad-gītā*:

अहं सर्वस्य प्रभवो मत्तः सर्वं प्रवर्तते ।
इति मत्वा भजन्ते मां बुधा भावसमन्विताः ॥

ahaṁ sarvasya prabhavo
mattaḥ sarvaṁ pravartate

iti matvā bhajante māṁ
budhā bhāva-samanvitāḥ

> Yo soy la fuente de todos los mundos materiales y espirituales. Todo emana de mí. Los sabios que saben esto perfectamente se dedican a mi servicio devocional y me adoran con todo su corazón.
>
> (*Bhagavad-gītā,* 10.8)

Si le preguntamos a alguien «¿quién eres?», lo más probable es que respondan con su nombre, profesión, nacionalidad o creencia: Jaime, Carlos, hindú, árabe, ruso, médico o profesor. Nuestra ignorancia limita la autopercepción a la superficie, a un concepto puramente corpóreo. Cuando se dice «yo», casi todos se refieren al complejo cuerpo-mente. Por el contrario, los sabios se refieren a la consciencia eterna e infinita. Jesús dijo: «Yo y el Padre somos uno». (Juan, 10:30). En una ocasión, un discípulo de Jesús le pidió:

> Felipe le dijo: «Señor, muéstranos el Padre, y nos basta". Jesús le dijo: «¿Tanto tiempo hace que estoy con vosotros, y no me has conocido, Felipe? El que me ha visto a mí, ha visto al Padre; ¿cómo, pues, dices tú: "Muéstranos el Padre?" ¿No crees que yo soy en el Padre, y el Padre en mí? Las palabras que yo os hablo, no las hablo por mi propia cuenta, sino que el Padre que mora en mí, él hace las obras».
>
> (Juan, 14:8-10)

Kṛṣṇa propone un constante enfoque en el Ser.

तस्मात्सर्वेषु कालेषु मामनुस्मर युध्य च ।
मय्यर्पितमनोबुद्धिर्मामेवैष्यस्यसंशयः ॥

tasmāt sarveṣu kāleṣu
mām anusmara yudhya ca
mayy arpita-mano-buddhir
mām evaiṣyasy asaṁśayaḥ

Por lo tanto, recuérdame siempre y cumple también con tu deber de luchar en la guerra. Con la mente y el intelecto entregados a mí, definitivamente me alcanzarás; de esto no hay duda.

(*Bhagavad-gītā*, 8.7)

Kṛṣṇa conoce la mente de su discípulo y sabe que posponer es una característica humana. Si Kṛṣṇa le hubiera dicho desde un comienzo que debe recordarle constantemente durante el resto de su vida, Arjuna habría pospuesto la práctica. Obviamente, no es una buena idea esperar hasta el momento de la muerte, ya sea física o egoica. Por consiguiente, el maestro invierte la guía. Primero habla sobre la importancia de enfocarse en el momento de la muerte. Dado que puede ser muy difícil, luego recomienda enfocarse en él en todo momento de la vida, de tal manera que el final nos encuentre como expertos y no como principiantes.

La revelación hebrea utiliza la palabra *teshuvá*, que significa 'regreso' o 'retorno', para referirse a un proceso retroprogresivo de retorno a la fuente original, a nuestro origen divino. El sendero de la Torá no utiliza términos como «hacerse religioso» o «arrepentirse de los pecados» sino simplemente «regresar» o «retornar». Todo aquel que se aventura a la búsqueda de la Verdad es llamado *baal teshuvá*, o 'maestro del retorno'. Este término no se refiere solo a la aceptación de una fe, sino a una auténtica transformación. Retornar a donde realmente pertenecemos o volver a nosotros mismos. Este término me ha inspirado a bautizar mis enseñanzas como el Yoga Retroprogresivo.

En *Pirkei Avot*, leemos las palabras del gran sabio Rabí Eliezer:

> וְשׁוּב יוֹם אֶחָד לִפְנֵי מִיתָתְךָ.
>
> (פרקי אבות ב', י')

> Regresa un día antes de tu muerte.
>
> (*Pirkei Avot*, 2.10)

Un *midrash agadá* del periodo del segundo templo comenta este verso. Los *midrashei agadá* forman parte de la Torá oral; se trata de enseñanzas acerca de pasajes y leyes de la Torá que fueron transmitidas en forma de historias. Existen *midrashim* al Talmud, textos anteriores y posteriores a este, tanto en diferentes recopilaciones como en toda la literatura rabínica.

תְּנַן הָתָם, רַבִּי אֱלִיעֶזֶר אוֹמֵר: שׁוּב יוֹם אֶחָד לִפְנֵי מִיתָתְךָ. שָׁאֲלוּ תַּלְמִידָיו אֶת רַבִּי אֱלִיעֶזֶר: וְכִי אָדָם יוֹדֵעַ אֵיזֶהוּ יוֹם יָמוּת? אָמַר לָהֶן: וְכָל שֶׁכֵּן, יָשׁוּב הַיּוֹם, שֶׁמָּא יָמוּת לְמָחָר, וְנִמְצָא כָּל יָמָיו בִּתְשׁוּבָה. וְאַף שְׁלֹמֹה אָמַר בְּחָכְמָתוֹ (קהלת ט', ח'): "בְּכָל עֵת יִהְיוּ בְגָדֶיךָ לְבָנִים וְשֶׁמֶן עַל רֹאשְׁךָ אַל יֶחְסָר".

(תלמוד בבלי, שבת, קנ"ג א')

Aprendimos en una *mishná* que Rabí Eliezer dice: «Regresa un día antes de tu muerte». Los discípulos de Rabí Eliezer le preguntaron: «¿Sabe uno el día en que va a morir?» Rabí Eliezer respondió: «Con mayor razón, uno debe regresar hoy por si muere mañana; actuando así, uno pasará todos sus días en estado de retorno (*teshuvá*)». Y el rey Salomón también dijo en su sabiduría «En todo momento debes llevar vestimentas blancas y el aceite no debe faltar sobre tu cabeza». (Eclesiastés, 9:8).

(*Talmud Bavli*, *Shabat*, 153:1)

El Rambám dice que, como no sabemos cuándo vamos a morir, debemos regresar continuamente a la fuente.

לְעוֹלָם יִרְאֶה אָדָם עַצְמוֹ כְּאִלּוּ הוּא נוֹטֶה לָמוּת וְשֶׁמָּא יָמוּת בִּשְׁעָתוֹ וְנִמְצָא עוֹמֵד בְּחֶטְאוֹ. לְפִיכָךְ יָשׁוּב מֵחֲטָאָיו מִיָּד וְלֹא יֹאמַר כְּשֶׁאַזְקִין אָשׁוּב, שֶׁמָּא יָמוּת טֶרֶם שֶׁיַּזְקִין. הוּא שֶׁשְּׁלֹמֹה אָמַר בְּחָכְמָתוֹ (קהלת ט', ח') "בְּכָל עֵת יִהְיוּ בְגָדֶיךָ לְבָנִים".

(רמב"ם, משנה תורה, הלכות תשובה, פרק ז', הלכה ב')

> Una persona siempre debe verse a sí misma como orientada hacia la muerte, con la posibilidad de que pueda morir en cualquier momento, y la muerte puede atraparle cuando aún no ha regresado. Por lo tanto, uno debe regresar siempre de inmediato y no debe decir: «Cuando envejezca, regresaré», pues tal vez muera antes de envejecer. Esto es lo que implica el sabio consejo del rey Salomón (Eclesiastés, 9:8): «En todo momento, tu ropa debe ser blanca».
> (*Mishné Torá*, *Hiljot Yesodei Ha'torah*, «Los fundamentos de la Torá», 7.2)

En realidad, la retroprogresión es una intensa forma de vida, como si cada momento fuera el último.

«... recuerda, recuerda por favor todo lo hecho».

Este verso upanishádico nos muestra la oración de un sabio a la hora de una muerte extraña y misteriosa, voluntaria y deseada. Es una muerte que no marca el final de la vida, sino el comienzo de la verdadera vida. Es una muerte que conduce a un renacimiento. Con cada despertar, muere un sueño, que en ocasiones es una pesadilla. Con cada amanecer, muere una noche. Con cada reencuentro, perece una soledad.

Este desenlace es simbólico, porque no es el fin de algo que realmente haya existido. Es solo el desmantelamiento de una idea, una teoría, una fantasía, una ensoñación, y quizás una gran ilusión. Es el fin de un «yo» que luchó sin realmente nunca venir y jamás marcharse. Tal como Buda le explica a su discípulo Subhūti:

> तद्यथाकाशे -
> तारका तिमिरं दीपो मायावश्याय बुद्बुदम् ।
> स्वप्नं च विद्युदभ्रं च एवं द्रष्टव्य संस्कृतम् ॥
> तथा प्रकाशयेत्, तेनोच्यते संप्रकाशयेदिति ॥

tad yathākāśe-
tārakā timiraṁ dīpo
māyā-vaśyāya budbudam
svapnaṁ ca vidyud abhraṁ ca
evaṁ draṣṭavya saṁskṛtam
tathā prakāśayet, tenocyate saṁprakāśayed iti

> Así habéis de concebir a todo este efímero mundo: Como una estrella al amanecer, una burbuja en un torrente, un relámpago en una nube estival, una vacilante llama, un fantasma, un sueño.
> (*Sūtra del Diamante*, *sūtra* 32)

La ciencia, la filosofía, así como la mística coinciden en que la diversidad percibida como una realidad empírica surge de un origen único y esencial.

Según la ciencia, la multiplicidad objetual procede de una fluctuación cuántica que se materializó amplificándose. La teoría del Big Bang sostiene que todo el universo habría surgido a partir de una sola partícula de energía pura de extrema densidad y de elevada temperatura.

Para los filósofos griegos, así como para los sabios de la India clásica, el tiempo era cíclico. Buscaban un principio único del que todo surge y hacia el que todo se dirige. Se esforzaron por deducir el éxodo, o *exitus* en latín, un principio único del que todo parte y al que todo vuelve, *nostos* en griego y *reditus* en latín. El *Vedānta-sūtra* lo llama Brahman, diciendo que es *janmādyasya yataḥ*, o «aquello de lo que todo procede, se sostiene y en lo que finalmente se disuelve».

Tales de Mileto propuso que este principio era el agua. Heráclito utilizó la metáfora del fuego para referirse al *logos*. Parménides sostuvo que el ser es el principio de toda universalidad. Anaxímenes dijo que era el aire y lo explicó con una famosa comparación con el alma: así como el alma humana es aire, que proporciona cohesión, el origen es un soplo o aire divino del alma cósmica, el *nous*, que contiene el universo. Curiosamente, algo similar se encuentra en la revelación hebrea:

> וַיִּיצֶר ה' אֱלֹקִים אֶת הָאָדָם עָפָר מִן הָאֲדָמָה וַיִּפַּח בְּאַפָּיו נִשְׁמַת חַיִּים וַיְהִי הָאָדָם לְנֶפֶשׁ חַיָּה.
> (בראשית ב', ז')

> El Señor Dios formó al hombre (Adam) del polvo de la tierra (*Adamá*). Sopló en su nariz el aliento de vida, y el hombre se convirtió en un ser vivo.
> (Génesis, 2:7)

Por último, la mística también afirma que en el principio existía una plenitud. Se refiere a la unidad primordial, o la plenitud de la consciencia. A partir de su ruptura, surge la multiplicidad. En griego, se denomina *pleroma*, proveniente del verbo *pleróo* que significa 'llenar'. Para comprender la ruptura del *pleroma*, debemos recurrir a Hegel en los primeros capítulos de su *Fenomenología del Espíritu*.

Aristóteles dijo que solo Dios existe y que su única actividad es pensar pensamientos. Es decir, Dios es el pensamiento que se piensa a sí mismo. Y es pensándose que la no-dualidad absoluta se diversifica. Al pensarse, la unidad se convierte en pluralidad: sujeto y objeto, pensador y pensamiento. Implica ser sujeto y objeto al mismo tiempo. Como pensamiento pensándose, Dios es unidad y dualidad: indiferenciación y diferenciación simultáneas. Al igual que el brillante concepto Gauḍīya Vaiṣṇava de Śrī Caitanya Mahāprabhu *acintya-bheda-abheda tattva*, o «inconcebible uno y simultáneamente diferente».Kṛṣṇadāsa Kavirāja Gosvāmī describe este concepto en bengalí:

রাধাকৃষ্ণ এক আত্মা, দুই দেহ ধরি' ।
অন্যোন্যে বিলসে রস আস্বাদন করি' ॥

rādhā-kṛṣṇa eka ātmā, dui deha dhari'
anyonye vilase rasa āsvādana kari'

Rādhā y Kṛṣṇa son uno y lo mismo, pero han asumido dos cuerpos. Entonces ellos se disfrutan

> mutuamente, saboreando los sabores del amor.
> (*Śrī Caitanya-caritāmṛta*, «*Ādi-līlā*», 4.56)

Antes de la aparición del logos, las cosmogonías clásicas describían la relación entre la unidad y la división o la separación y el retorno al origen en un movimiento retroprogresivo. A lo largo de toda la mitología universal, dicha relación se expresa en diferentes narraciones que mencionan el desmembramiento de un ser divino como el origen del universo. En el mito mesopotámico de la creación *Enuma Elish*, también conocido como «Las Siete Tablillas de la Creación», Marduk crea los cielos y la tierra del cadáver de Tiamat. Marduk, el dios de la sabiduría, después de haber sido elogiado por su victoria y consultado con Ea, crea a los humanos a partir de la arcilla amasada con la sangre del demonio Kingu, quien aconsejó a Tiamat luchar. Los seres humanos fueron creados para ayudar a los dioses en su eterna función de mantener el orden y evitar el caos.

> Ea formó la humanidad / Impuso sobre ella el servicio de los dioses, liberando a estos.
> (Tablilla VI.33-34)

La realidad empírica se entiende como el desmembramiento de una totalidad no-dual, lo cual debe venir con la búsqueda del Todo. Platón llama a esto, en *El banquete*, «reunir lo disperso».

> De aquí procede el amor que tenemos naturalmente los unos a los otros; él nos recuerda nuestra naturaleza primitiva y hace esfuerzos para reunir las dos mitades y para restablecernos en nuestra antigua perfección. Cada uno de nosotros no es más que una mitad de hombre, que ha sido separada de su todo, como se divide una hoja en dos. Estas mitades buscan siempre sus otras mitades.

Las diferentes cosmogonías nos presentan una segmentación de lo no-dual divino, o un paraíso original, y un retorno a la fuente.

Los antiguos egipcios intentaron explicar el origen del universo mediante una compleja cosmogonía. El mito de Isis y Osiris encierra la esencia de la espiritualidad egipcia. Isis recompone el cuerpo de Osiris que fue despedazado por su hermano Set.

La experiencia religiosa primitiva de los griegos surgió del culto a Dionisio, que plantó la semilla de la aceptación de la eternidad y la divinidad del alma. De estas dos creencias nació el misticismo griego, que no atrajo a miembros como una religión formal, sino a pequeños grupos de seguidores. Su visión del misticismo influyó en algunas escuelas filosóficas, que compartieron con el mundo la reunión del alma eterna y la divinidad. Esto último nos recuerda el término sánscrito *yoga*, o 'unión' y *religión*, proveniente del latín *religio* formada con el prefijo *re*, el verbo *ligare*, o 'atar', y el sufijo *ion*, o 'acción y efecto de ligar o amarrar fuertemente con Dios'.

La mística griega pretendía acortar la distancia heredada de la religión homérica entre los humanos y los dioses. Con este fin, se realizaban rituales con danzas en busca de estados alterados de consciencia que liberaran al alma de sus limitaciones físicas y la conectaran con la deidad deseada. Quienes alcanzaban estos estados eran llamados *enthoi*. Por alcanzar estados de consciencia alterados, eran considerados profetas y enamorados merecedores de respeto. La palabra *entusiasmo* proviene del griego *enthousiasmos*, término que etimológicamente significa 'posesión divina'. El sustantivo griego está formado por la preposición *en* y el sustantivo *theos*, o 'Dios'. Por lo tanto, los que experimentan el entusiasmo están poseídos por un dios que se manifiesta a través de ellos.

Los antiguos griegos atribuían a los dioses el rayo, las estrellas y la luna. Se dice que Tales de Mileto transformó estos mitos en logos, dando origen a la filosofía. Este cambio revolucionario replanteó nuestra relación con el universo. En adelante, la realidad empírica se explicó en términos de objetos y fenómenos naturales.

En el Nuevo Testamento (Apocalipsis, 13:8), encontramos la frase «el cordero inmolado». El cristianismo cree que Jesús fue el cordero inmolado antes de la creación del universo, lo que hizo posible que todos accedan a la vida eterna.

> Ya ordenado de antes de la fundación del mundo, pero manifestado en los postrimeros tiempos por amor de vosotros.
>
> (1 Pedro, 1:20)

San Pablo expresa la búsqueda del retorno a aquel origen no-dual:

> Pero luego que todas las cosas le estén sujetas, entonces también el Hijo mismo se sujetará al que le sujetó a él todas las cosas, para que Dios sea todo en todos.
>
> (1 Corintios, 15:28)

«... por favor recuerda, recuerda todo lo hecho».

Hemos creado una imagen de nosotros mismos según la cual vivimos. La denominamos «yo» y la consideramos la «hacedora» de nuestras acciones. Creemos que esta entidad imaginaria es permanente, controladora y volitiva. Dicha imagen está sujeta al condicionamiento humano y compuesta por nuestra familia, tradiciones, nacionalidad, cultura y profesión. Abarca nuestras experiencias pasadas con sus respectivas interpretaciones, nuestras tendencias y hábitos heredados, nuestros triunfos y derrotas, así como nuestra posición dentro de la sociedad.

El «yo» hacedor imaginario es como el disco duro de un ordenador, que actúa de forma repetitiva e inconsciente. Al carecer de toda creatividad, no puede surgir nada original de este. No es una entidad real, sino una imaginaria, temporal e insustancial. Es una creación mental con la intención de perpetuar su propia existencia y defender su supuesta continuidad. Si el «yo» estuviera dentro de mí, entonces estaría fuera de mi «yo». Por muy importante que parezca el «hacedor», es insignificante: solo una gota más en el océano de la vida. Es una contracción mental que añade tensión a las actividades. En su ausencia, el accionar fluye y la existencia se expresa a través de nosotros.

En sus últimos momentos, el sabio se dirige a su inteligencia, solicitándole que recuerde lo que se ha hecho. Ya sea la muerte física o la egoica, resulta importante recordar todo lo que se ha hecho para alcanzar lo inalcanzable y recordar la futilidad de nuestros esfuerzos por ser lo que siempre hemos sido.

Según la antigua sabiduría vedántica, es de capital importancia trascender este «yo hacedor», o el fenómeno egoico. Los principiantes suelen preguntar quién lo trasciende. Aunque resulte extraño, la respuesta es simplemente nadie. Un «yo hacedor» independiente requeriría una dualidad de sujeto y objeto, de hacedor y lo hecho. Pero en realidad, solo existe el Ser o la consciencia no-dual.

Además, cualquier esfuerzo por trascender el «yo hacedor» sería otro acto. Pero ninguna acción que provenga del ego podrá trascenderlo. Al igual que no podemos levantarnos tirando de nuestro cinturón, no podemos trascender el ego con una actividad egoica. Es imposible que la mente vaya más allá de la mente. La trascendencia solo llegará con el reconocimiento de que la separación entre sujeto y objeto es imaginaria.

El «yo hacedor» separado es completamente ilusorio. Solo la consciencia existe; por lo tanto, no **hacemos,** sino que **somos** la acción. Si observamos el complejo cuerpo-mente, notaremos que cuando queremos un vaso de agua nos basta con desearlo y nos encontramos bebiéndolo. No es necesario ordenar a una mano o a un pie que se mueva. El cuerpo se mueve involuntariamente antes de elegir hacerlo. Es decir, la consciencia no desea, decide o elige, sino que es lo deseado, decidido o elegido. El último paso del sendero retroprogresivo es un salto cuántico desde ser un hacedor hasta ser un testigo. Dado que este testigo podría considerarse «alguien», sería mejor describirlo como un salto a la testificación o la observación.

El sabio se dirige a su inteligencia: «Por favor recuerda, recuerda todo lo hecho». En este momento, es importante recordar que la realización no se obtiene debido a lo que hemos hecho. Mediante la acción, es imposible llegar tan alto. Los esfuerzos de un «yo» independiente no pueden acercarnos ni un milímetro a reconocer la consciencia. Si no recuerdas todo lo hecho, este último paso será egoico y perpetuará la dualidad sujeto-objeto.

Existe una diferencia radical entre 1) identificarse con la acción de pensar, sentir y percibir y 2) observar los pensamientos, emociones, sensaciones y percepciones. En la primera, nos consideramos erróneamente los hacedores, mientras que en la última solo observamos lo que sucede. Identificarnos con pensamientos, sensaciones o percepciones nos conduce a adjudicarnos dichas actividades, enredándonos en la posición del pensador, sintiente o perceptor. Toda actividad mental se basa en la idea de un pensador. Sin embargo, a partir de la observación nos distanciamos de dicha actividad, la cual es objetualizada como un acontecer y observada hasta que desaparece. Kṛṣṇa dice:

यत्करोषि यदश्नासि यज्जुहोषि ददासि यत् ।
यत्तपस्यसि कौन्तेय तत्कुरुष्व मदर्पणम् ॥

yat karoṣi yad aśnāsi
yaj juhoṣi dadāsi yat
yat tapasyasi kaunteya
tat kuruṣva mad-arpaṇam

Todo lo que hagas, todo lo que comas, todo lo que ofrezcas o regales, y todas las austeridades que realices, hazlo, ¡oh, hijo de Kuntī!, como una ofrenda a mí.

(*Bhagavad-gītā*, 9.27)

El papel del hacedor surge al enfocarse en la actividad repetitiva en lugar de en lo que realmente está ocurriendo. Cuando la consciencia se dirige a la actividad automática en lugar de a los sucesos reales, caemos en el papel del hacedor. La mente objetualiza este papel aceptando gradualmente cada situación como natural, espontánea y auténtica. El «yo hacedor» personaliza las situaciones impersonales y las interpreta como el resultado de su hacer.

El sendero de la *teshuvá* retroprogresiva es una invitación a renunciar a la actividad del hacedor para notar el acontecer del vacío. El retorno al origen, o a lo que realmente somos, no significa realizar una acción en el sentido ordinario de la frase. Por el contrario, es un retorno a lo que es imposible abandonar. La acción retroprogresiva es progreso y retorno al mismo tiempo. Lo que se necesita es relajación e inacción. Ninguna actividad ejecutada por un hacedor conduce a la inacción meditativa. La acción sin esfuerzo es un flujo de consciencia.

Al caminar, renuncia a la idea de que «yo camino». Al beber, renuncia a la idea de «yo bebo». Al hablar, no te consideres el orador. Al comer, no creas ser el comensal. El «yo» hacedor independiente es completamente innecesario para vivir. No importa quién actúe o ejecute la acción, sino aquello que la conoce, la sabe, la observa. En realidad, nuestra auténtica naturaleza es el conocedor de la experiencia. No eres el hacedor, sino que es la consciencia, o Kṛṣṇa, quien actúa a través de ti.

Mantra 18

अग्ने नय सुपथा राये अस्मान्
विश्वानि देव वयुनानि विद्वान् ।
युयोध्यस्मज्जुहुराणमेनो
भूयिष्ठां ते नमौक्तिं विधेम ॥

agne naya supathā rāye asmān
viśvāni deva vayunāni vidvān
yuyodhy asmaj juhurāṇam eno
bhūyiṣṭhāṁ te nama-uktiṁ vidhema

¡Oh, Agni, Señor del fuego sacrificial! Guíanos a la riqueza por el sendero correcto. ¡Oh, conocedor de nuestras actividades! Libéranos de la atracción al pecado; te ofrecemos nuestras más humildes y respetuosas reverencias.

Comentario:

«¡Oh, Agni, Señor del fuego sacrificial!».

Según las escrituras sagradas del *sanātana-dharma*, cada elemento de la naturaleza está regido por una deidad específica. Agni preside el fuego, o *tejas*. Debido a la importancia del fuego en muchos rituales dentro de la tradición védica, Agni es una deidad central. Con el desarrollo del canto védico, Agni se convirtió en la deidad con el mayor número de himnos. Su labor es aceptar las ofrendas de los devotos y entregarlas a sus destinatarios celestiales. También conduce a los dioses invocados a sus respectivas ceremonias. Por su función de intermediario entre lo terrenal y lo celestial, Agni es considerado la boca de los dioses y las diosas. El *sanātana-dharma* lo considera el mediador por excelencia entre los seres humanos y los dioses debido a su presencia en tres niveles diferentes: en la tierra como el elemento fuego; en la atmósfera como el rayo; y en el cielo como el sol. Otras formas de fuego asociadas con Agni incluyen el fuego de los rituales de sacrificio, el fuego de la pira funeraria y el fuego digestivo que actúa en nuestro interior.

Fue el sabio Bhṛgu quien concibió la capacidad purificadora del fuego de Agni. Pocos elementos son tan destructivos y purificadores como el fuego. Por un lado, el fuego de Śiva destruye el universo; por el otro, el fuego de Agni limpia y purifica las reacciones pecaminosas de la humanidad. Debido a sus propiedades purificadoras, se invoca en la pira funeraria cuando se incineran los cadáveres. Agni también conduce a las almas de los difuntos ante el Señor Yamarāja, dios de la muerte. Junto a su hermano gemelo Indra, dios de los cielos y las lluvias, y Sūrya, el dios solar, ocupaban un lugar preponderante como la triada védica. Relata el *Mahābhārata* que, debido a su indulgencia por el hecho de consumir ofrendas en exceso, esta triada fue desplazada en la época posvédica o puránica.

Agni es el testigo de las actividades de cada ser humano. Aunque es inmortal, accede a residir entre los mortales y proteger tanto a sus monarcas como a sus familias. Reside en cada hogar de una de las tres maneras siguientes: brinda apoyo doméstico (*gārhapatyāgni*), invita y da la bienvenida (*āhavanīyāgni*), además de ofrecer protección contra el mal (*dakṣiṇāgni*). Incluso en la actualidad, es invocado por los fieles hindúes que le solicitan bendiciones en ocasiones solemnes. Su presencia se sigue sintiendo en la tradición hindú al encender una lámpara en la celebración de un nacimiento, ofrecerla en *pūjā*, en los casamientos cuando los novios dan siete vueltas en torno al fuego, así como en la cremación en el momento de la muerte.

Según el *Atharva Veda*, Agni transfiere el alma del difunto desde la pira en llamas para que renazca en la siguiente vida. Los textos védicos más antiguos señalan que la manifestación cósmica comenzó con Prajāpati o Brahman, como la sección 6.1 del *Kāṭhaka Saṁhitā* y la sección 1.8.1 del *Maitrāyaṇī Saṁhitā*. Agni emergió de la frente de Prajāpati. Junto con la manifestación de Agni, advino la luz y, a partir de ella, el día y la noche. De acuerdo con estos *saṁhitās*, Agni es Brahman. En los textos védicos posteriores, existe una compleja mitología sobre los orígenes de Agni, explicado en la sección 2.1.2 del *Taittirīya Brāhmaṇa* y las secciones 2.2.3-4 del *Śatapatha Brāhmaṇa*. Sus nombres son muy variados: Vahni (el que recibe el *homa*, o 'el sacrificio quemado'), Vītihotra (el que santifica al adorador), Dhanañjaya (el conquistador de la riqueza), Jīvānala (el que arde), Dhūmaketu (el que tiene como signo el humo), Chāga-ratha (el que monta en un carnero), Sapta-jihvā (el que tiene siete lenguas) y demás.

En la literatura Puránica y en los importantes poemas épicos, se le menciona como nacido del rostro del Ser Cósmico o Virāṭ Puruṣa. En ciertos escritos, se afirma que es hijo de Pṛthivī, o la diosa Tierra y el dios Pitar, o dios Padre. Mientras que otras fuentes lo declaran hijo de los dioses Aditi y Kaśyapa. Sus consortes, o *śaktis*, son Svadhā y Svadha. Agni es el padre del dios de la guerra, Skanda o Kārtikeya. En el *Mahābhārata*, Agni se agota al consumir demasiadas ofrendas. Para recuperar sus energías intenta consumir el bosque de Khandava. Indra trata de detenerlo, pero al final Agni logra confundir a Indra con la ayuda de Kṛṣṇa y Arjuna, logrando su objetivo.

En el *Ṛg Veda*, Indra y los demás dioses son llamados a destruir a sus enemigos, los *rākṣasas* consumidores de carne o *kravyāds*. Aunque Agni era también un *kravyād*, él los destruye. En el *Rāmāyaṇa*, leemos que Agni se encarnó como Nīla para ayudar al Señor Rāmacandra.

La iconografía de Agni varía según las diferentes regiones. En los *āgamas*, es representado como un hombre viejo con un cuerpo rojo de fuego, dos cabezas, seis ojos, tres piernas y siete pares de brazos. Uno de sus nombres es Sapta-jihvā, o 'poseedor de siete lenguas', las cuales utiliza para deleitarse sorbiendo la manteca ofrecida en los sacrificios. Su cuerpo expele siete llamas o rayos luminosos. Sus dos cabezas con dos rostros representan sus poderes destructivos y benévolos. Viaja montado en un macho cabrío o una cuadriga tirada por cabras o loros.

En realidad, la veneración del fuego y el sol ha caracterizado a casi todos los pueblos a lo largo de la historia. En la mayoría de las tradiciones y culturas, los rituales y leyendas han quedado registrados en pinturas y escritos que documentan sus creencias. Tanto las religiones como el esoterismo, la alquimia y la astrología han concedido gran importancia al fuego y al sol con relación al ser humano. Desde las más tempranas épocas de la humanidad, el fuego ha sido signo de salvación, protección y alimento.

וְנָתְנוּ בְּנֵי אַהֲרֹן הַכֹּהֵן אֵשׁ עַל־הַמִּזְבֵּחַ וְעָרְכוּ עֵצִים עַל־הָאֵשׁ.
וְעָרְכוּ בְּנֵי אַהֲרֹן הַכֹּהֲנִים אֵת הַנְּתָחִים אֶת־הָרֹאשׁ וְאֶת־הַפָּדֶר
עַל־הָעֵצִים אֲשֶׁר עַל־הָאֵשׁ אֲשֶׁר עַל־הַמִּזְבֵּחַ.
(ויקרא א', ז'-ח')

Y los hijos del sacerdote Aarón pondrán fuego sobre el altar y compondrán la leña sobre el

> fuego. Luego, los sacerdotes, hijos de Aarón, acomodarán las piezas, la cabeza y la grosura de los intestinos, sobre la leña que está sobre el fuego que habrá encima del altar.
>
> (Levítico, 1:7-8)

«...te ofrecemos nuestras más humildes y respetuosas reverencias».

Este mantra es una oración devocional pronunciada por el sabio con respeto y veneración. Se dirige a un aspecto personal de la divinidad, sugiriendo la armonía entre el *bhakti* y el *jñāna*. Muchos piensan erróneamente que el *vedānta advaita* está reñido con la devoción. Creen que la adoración a Dios es incompatible con una perspectiva no-dualista. Si solo Brahman es real, el mundo es ilusorio y el alma individual es Brahman, entonces nos estaríamos adorando a nosotros mismos. A simple vista parece tan ridículo como pedir limosna a un millonario cuando nosotros mismos somos el millonario. Sin experimentarlo, la relación adorador-adorado puede parecer deshonesta. Para profundizar en el tema de la devoción, tan central en el proceso retroprogresivo, debemos explorar las razones filosóficas de la adoración. La adoración a un Dios personal y la realización del no-dualismo ocurren en diferentes niveles de realidad. Aunque la realidad absoluta es una, el *vedānta advaita* propone tres niveles de la realidad: real, irreal y no real. Lo real existe siempre, mientras que lo no real nunca ha existido. La Verdad es, fue y jamás dejará de ser. Tal como afirma este verso:

नासतो विद्यते भावो नाभावो विद्यते सतः ।
उभयोरपि दृष्टोऽन्तस्त्वनयोस्तत्त्वदर्शिभिः ॥

nāsato vidyate bhāvo
nābhāvo vidyate sataḥ
ubhayor api dṛṣṭo 'ntas
tv anayos tattva-darśibhiḥ

Los veedores de la Verdad han concluido que lo inexistente no perdura y lo eterno no cambia. Esto lo han deducido al estudiar la naturaleza de ambos.

(*Bhagavad-gītā*, 2.16)

Śaṅkara ofrece una explicación brillante acerca del fenómeno del mundo y su relación con la realidad última. En sus escritos, menciona tres órdenes o niveles de realidad: la realidad absoluta (*pāramārthika*), la realidad relativa (*vyāvahārika*) y la realidad ilusoria (*prātibhāsika*), que se distingue de la inexistencia (*alīka*).

यद्वा त्रिविधं सत्त्वम् - पारमार्थिकं व्यावहारिकं प्रातिभासिकं चेति । पारमार्थिकं सत्त्वं ब्रह्मणः व्यावहारिकं सत्त्वमाकाशादेः प्रातिभासिकं सत्त्वं शुक्तिरजतादेः ।

yad vā tri-vidhaṁ sattvam- pāramārthikaṁ vyāvahārikaṁ pratibhāsikañ ceti. pāramārthikaṁ sattvaṁ brahmaṇaḥ, vyāvahārikaṁ sattvam ākāśādeḥ, prātibhāsikaṁ sattvaṁ śukti-rajatādeḥ.

[O podríamos decir que] hay tres tipos de existencia: absoluta, convencional e ilusoria. La existencia absoluta pertenece a Brahman, la existencia convencional al éter y demás, y la existencia ilusoria de la plata en el nácar.

(*Vedānta-paribhāṣā*, capítulo 1)

La realidad absoluta o *pāramārthika-sattā*: Se refiere a Brahman, que es la realidad única existente, pura, inmutable y eterna. Los fenómenos objetuales son superposiciones irreales sobre el trasfondo de la realidad absoluta. Desde el punto de vista de *pāramārthika-sattā*, tanto la realidad empírica como la aparente son irreales. Las diferencias entre ambas son relevantes solo para quienes aún están cegados por la ignorancia. Quien ha realizado la consciencia trascendental percibe que la pluralidad es una manifestación de la realidad única y que se esfuma junto con la desaparición de la ignorancia. En un estado de consciencia trascendental, se percibe la realidad absoluta (*pāramārthika*) que subyace a la diversidad objetual de nombres y formas. Tal como una persona ordinaria sabe que la luna reflejada en el lago no es la verdadera luna, un ser realizado percibe que los objetos son irreales. El sabio se relaciona con el mundo objetual al igual que con un espejo: sabe que la realidad que percibe a través de sus sentidos no es más que un reflejo.

La realidad relativa o *vyāvahārika-sattā*: Se refiere a la realidad empírica, práctica, relativa y temporal, la cual implica la relación sujeto-objeto. Śaṅkara revela en su comentario al *Vedānta-sūtra* que *vyāvahārika-sattā* proviene de la mutua superimposición de lo real y lo irreal, del Ser y el no Ser, causada por la ignorancia. Todo fenómeno existente combina realidad e irrealidad. Dado que *vyāvahārika-sattā* está sujeta a categorías como el tiempo, el espacio y la causalidad, muta constantemente. Su naturaleza temporal la diferencia de la realidad absoluta, que es eterna. Aunque el mundo objetual es solo una realidad empírica, en la vida práctica debemos relacionarnos con el mundo como si fuera real.

La realidad ilusoria o *prātibhāsika-sattā*: *Prātibhāsika* es solo una apariencia de *vyāvahārika*. Se refiere a la realidad aparente de los fenómenos ilusorios, como alucinaciones, espejismos, sueños y demás. Esta realidad se acepta como real mientras dura la ilusión, pero su condición cambia cuando uno toma consciencia de la realidad empírica (*vyāvahārika*). Estas ilusiones se originan en *avidyā*, o 'ignorancia', y se esfuman al reconocer la base real que ha originado las apariencias. La ilusión se disipa solo a través del conocimiento de la esencia, o *adhiṣṭhana*.

Prātibhāsika es como el reflejo de la luna en un lago tranquilo y apacible. Aunque es solo una apariencia, el reflejo nos puede parecer la luna misma. El reflejo de la luna es perceptible, pero la luna reflejada es falsa. Puede ser muy bella, pero es ilusoria. La verdadera luna es considerada real solo si se compara con su reflejo.

La inexistencia o *alīka*: Se refiere a la inexistencia absoluta. Los tres niveles de realidad mencionados son diferentes de *alīka*. Es imposible percibir *alīka* tanto en el pasado, como en el presente o el futuro, como, por ejemplo, el hijo de una mujer estéril.

Para Śaṅkara, solo la realidad absoluta (*pāramārthika*) existe, mientras que la realidad relativa (*vyāvahārika*) es no real, o *mithyā*. El universo objetual es un fenómeno no real (*mithyā*) pero perceptible.

अवाच्छिन्नाश्चिदाभासस्तृतीयः स्वप्नकल्पितः ।
विज्ञेयस्त्रिविधोजीवस्तत्राद्यः परमार्थिकः ॥

avācchinnaś cid-ābhāsas
tritīyaḥ svapna-kalpitaḥ
vijñeyas tri-vidho jīvas
tatrādyaḥ pāramārthikaḥ

Hay tres concepciones de la *jīva* (consciencia): como aquel limitado por el *prāṇa* (energía vital); como aquel que está presente en la mente, mientras que la tercera es la consciencia tal como se imagina en el sueño [asumiendo las formas de humanos y demás]. La primera de estas es la verdadera naturaleza.

(*Dṛg-dṛṣya-viveka*, 32)

Desde una perspectiva absoluta, o *pāramārthika*, el *vedānta* afirma que el universo es falso y solo Brahman es real. Todo es una única consciencia indivisa, por lo tanto, somos consciencia o Brahman mismo. A eso se refiere Śaṅkarācārya en su famosa frase:

ब्रह्म सत्यं जगन्मिथ्या जीवो ब्रह्मैव नापरः ।

brahma satyaṁ jagan mithyā
jīvo brahmaiva nāparaḥ

Brahman es real. El universo es falso. La *jīva* es Brahman mismo: no es diferente de Brahman.
(*Brahma-jñānāvalī-mālā* por Śaṅkarācārya, 20a)

Mithyā significa 'no real' o' falso'. *Jagan mithyā* indica que el universo es aparente: aunque es falso, parece real. La multiplicidad parece tener una existencia separada. La ilusión, o *māyā*, consiste en creer que la experiencia dual es la realidad última. Desde la perspectiva no-dual, es evidente que el universo objetual es aparente. Aun así, la dualidad aparente no está en conflicto con la realidad absoluta y última.

«Brahman es realidad, el mundo es una apariencia y tú eres Brahman» es cierto desde la perspectiva de la realidad absoluta. Pero desde un punto de vista dual, Brahman puede ser identificado con el cuerpo y la mente y adorado como Kṛṣṇa, o un Dios personal. Debemos aclarar que el *vedānta advaita* habla solo desde y sobre la realidad absoluta.

Obviamente, al hacer *pūjā* a Sus Señorías Śrī Śrī Radha-Śyāmasundara, estamos actuando en la realidad relativa, o *vyāvahārika*. Pero adorar a Kṛṣṇa en la base relativa no es incompatible con la dimensión absoluta de la consciencia. Por muy no-dualistas que seamos, comemos comida, vestimos ropa, ejercitamos nuestros músculos y conversamos con otros. Lo absurdo es que solo rechazamos las prácticas dualistas relacionadas con Dios mientras que, en la realidad relativa, realizamos un sinfín de actividades dualistas.

Sin embargo, tal como se menciona en el *Pañcadaśī*, la realidad última no-dual es compatible con nuestra experiencia ilusoria de la dualidad. Lo contrario sería incompatible, es decir, si la realidad absoluta fuera dual y nuestra experiencia fuera no-dual.

Aunque entendamos que la Tierra es redonda, podemos caminar sobre una superficie aparentemente plana. La redondez pertenece a la realidad absoluta; la planitud aparente pertenece a nuestra realidad relativa. Aunque sepamos que el cielo es incoloro, seguimos disfrutando de su aparente color azulado por la mañana y rojizo al atardecer. Nada puede ser incoloro y azul al mismo tiempo, pero es posible que el cielo sea de hecho incoloro, pero lo percibimos como si tuviera un color. Asimismo, la realidad absoluta es no-dual, pero percibida como la realidad relativa parece dual.

El Yoga Retroprogresivo acepta tanto la realidad de la unión absoluta con Kṛṣṇa como la separación aparente. La diferencia entre los devotos no-dualistas y los devotos dualistas de Kṛṣṇa no es existencial sino filosófica. Los devotos dualistas ven el alma y Dios como dos entidades eternamente separadas. Por otro lado, los devotos no-dualistas se ven a sí mismos como consciencia localizada que experimenta la consciencia como Īśvara. Los devotos e Īśvara son la misma consciencia, así como las olas y el océano son ambos agua.

El absoluto desprovisto de atributos se denomina Nirguṇa-brahman. El mismo Brahman cualificado, o cubierto de cualidades, se conoce como Saguṇa-brahman o Īśvara, el Dios personal. Nirguṇa-brahman es la causa esencial de la creación, mientras que Saguṇa-brahman es el creador. *Māyā*, o 'ilusión', es el poder inherente a Brahman. Īśvara es Brahman percibido a través de *māyā* desde la perspectiva del sujeto perceptor. Los nombres y las formas son ilusorios y si se eliminan, el devoto se revela como Brahman. Kṛṣṇa mismo dice en el *Bhagavad-gītā*:

अजोऽपि सन्नव्ययात्मा भूतानामीश्वरोऽपि सन् ।
प्रकृतिं स्वामधिष्ठाय सम्भवाम्यात्ममायया ॥

ajo 'pi sann avyayātmā
bhūtānām īśvaro 'pi san
prakṛtiṁ svām adhiṣṭhāya
sambhavāmy ātma-māyayā

Aunque soy no-nacido y mi cuerpo trascendental nunca se deteriora, y aunque soy el Señor de

> todas las entidades vivientes, aun así, aparezco en cada milenio por mi propio *māyā*.
>
> (*Bhagavad-gītā*, 4.6)

Mientras que tanto el adorador como el adorado mantengan sus vestiduras de atributos, perdura la relación dual entre Dios y el devoto, aunque ambos sean de una única realidad indivisible.

El *bhakti* advaítico explica que la realidad no-dual no se ve afectada por la experiencia aparentemente dual. Por ejemplo, ahora tú, como sujeto, sostienes un libro, como objeto. Ambos se encuentran dentro del contexto de una realidad relativa en la cual se produce una aparente relación dual sujeto-objeto. Aun así, la realidad absoluta no-dual, o la consciencia, es todo lo que realmente es. Por lo tanto, podemos afirmar que tanto la realidad relativa como la absoluta no se encuentran en lugares diferentes. No existe una verdadera separación entre lo relativo y lo absoluto, lo ilusorio y lo real, lo aparente y lo verdadero. Es perfectamente posible que nuestra experiencia y la realidad absoluta coexistan.

Mi Kṛṣṇa personal es Brahman mismo. La realidad absoluta no objetual, aunque carece de atributos, se manifiesta ante nosotros en el marco de la experiencia como Kṛṣṇa cualificado. En consecuencia, Brahman y Kṛṣṇa no son diferentes ni están separados. Son uno y el mismo, vistos desde diferentes perspectivas. Esto lo explica nuestro amado Paraṁ Guru S.D.G. Bhagavān Śrī Mastarāma Bābājī Mahārāja en su poema *He Ananta*:

हे अनन्त नित्यमुक्त
हे स्वरूपसुन्दर
प्रियवर परावर हे स्वरूपसुन्दर
परमपुरुष अप्रमेय हेतु हेतु हे
हे अनन्य अधिपते
नमन हे नमन हे
हे अनन्य अधिपते

he ananta! nitya-mukta!
he svarūpa-sundara
priya-vara! parā-vara!
he svarūpa-sundara

parama-puruṣa! aprameya!
hetu-hetu he!
he ananya adhipate!
namana he, namana he
he ananya adhipate!

¡Oh, infinito, eternamente libre!
¡Oh, tú el de hermosa forma!
Amadísimo, Brahman sin forma.
¡Oh, tú el de hermosa forma!
¡Persona suprema! ¡Ser incomprensible!
Causa de la causa, ¡oh, tú que no eres otro que mi propio ser, Señor Supremo!
¡Oh, postraciones!
¡Oh, Señor Supremo inseparable!

Kṛṣṇa es lo absoluto cualificado, mientras que Brahman es Kṛṣṇa carente de atributos. El Dios personal cualificado es la objetualización de la consciencia dentro del fundamento de nuestras experiencias. En un famoso verso del *Bhagavad-gītā*, Kṛṣṇa sostiene:

यदा यदा हि धर्मस्य ग्लानिर्भवति भारत ।
अभ्युत्थानमधर्मस्य तदात्मानं सृजाम्यहम् ॥

yadā yadā hi dharmasya
glānir bhavati bhārata
abhyutthānam adharmasya
tadātmānaṁ sṛjāmy aham

Cuando quiera y dondequiera que haya una declinación en la práctica religiosa, ¡oh, descendiente de Bharata!, y un aumento predominante de la irreligión, en ese momento, yo mismo desciendo.

(*Bhagavad-gītā*, 4.7)

Muchos destacados maestros iluminados han escrito bellísimos himnos devocionales. Śaṅkarācārya, el máximo exponente de la escuela *advaita*, nunca vio incompatibilidad entre la realidad no-dual y un Dios personal. Compuso poemas para glorificar a deidades, como el *Govindāṣṭakam* dedicado al Señor Kṛṣṇa:

सत्यं ज्ञानमनन्तं नित्यमनाकाशं परमाकाशं
गोष्ठप्राङ्गणरिङ्खणलोलमनायासं परमायासम् ।

मायाकल्पितनानाकारमनाकारं भुवनाकारं
क्ष्मायानाथमनाथं प्रणमत गोविन्दं परमानन्दम् ॥

satyaṁ jñānam anantaṁ nityam anākāśaṁ paramākāśaṁ
goṣṭha-prāṅgaṇa-riṅkhaṇa-lolam anāyāsaṁ paramāyāsam
māyā-kalpita-nānākāram-anākāraṁ bhuvanākāraṁ
kṣmāyā nātham-anāthaṁ praṇamata govindaṁ paramānandam

Por favor, inclínate ante Govinda, la dicha suprema personificada. Él es la Verdad absoluta, así como el conocimiento ilimitado y eterno. Aunque es diferente del cielo, Él mismo es el cielo supremo. Aunque rodaba y retozaba sin esfuerzo en los patios de Vraja, parecía cansarse. Aunque sin forma, Él se manifiesta en diversas formas modeladas por *māyā*, incluyendo la forma del universo. Aunque Él cobija a todos los universos, parece necesitar cobijo.

मृत्स्नामत्सीहेति यशोदाताडनशैशव सन्त्रासं
व्यादितवक्त्रालोकितलोकालोकचतुर्दशलोकालिम् ।
लोकत्रयपुरमूलस्तम्भं लोकालोकमनालोकं
लोकेशं परमेशं प्रणमत गोविन्दं परमानन्दम् ॥

mṛtsnām atsīheti yaśodā-tāḍana-śaiśava santrāsaṁ
vyādita-vaktrā-lokita-lokāloka-caturdaśa-lokālim
loka-traya-pura-mūla-stambhaṁ lokālokam anālokaṁ
lokeśaṁ parameśaṁ praṇamata govindaṁ paramānandam

Por favor, inclínate ante Govinda, la dicha suprema personificada. A pesar de ser el amo supremo del universo, pareció asustarse como un infante ordinario cuando la Madre Yaśodā lo castigó. Cuando ella le preguntó: "¿Estás comiendo barro?" Él abrió su boca para demostrar que no lo había hecho, y le mostró los catorce sistemas planetarios, incluida la montaña Lokāloka. Él es el pilar que sostiene este universo habitado de tres mundos. Aunque él está más allá de toda visión, es la fuente de la visión de todos.

त्रैविष्टपरिपुवीरघ्नं क्षितिभारघ्नं भवरोगघ्नं
कैवल्यं नवनीताहारमनाहारं भुवनाहारम् ।
वैमल्यस्फुटचेतोवृत्तिविशेषाभासमनाभासं
शैवं केवलशान्तं प्रणमत गोविन्दं परमानन्दम् ॥

trai-viṣṭapa-ripu-vīra-ghnaṁ kṣiti-bhāra-ghnaṁ bhava-roga-ghnaṁ
kaivalyaṁ navanītāhāram-anāhāraṁ bhuvanāhāram
vaimalya-sphuṭa-ceto-vṛtti-viśeṣābhāsam anābhāsaṁ
śaivaṁ kevala-śāntaṁ praṇamata govindaṁ paramānandam

Por favor, inclínate ante Govinda, la dicha suprema personificada. Él libera a la tierra de su carga, matando a los enemigos de los semidioses, los demonios y Él concede la liberación curando la enfermedad del materialismo. Aunque nunca necesita comer, come mantequilla y también devora todo el universo en el momento de la aniquilación. Aunque es distinto de todas las manifestaciones de sombra de este mundo, Él se manifiesta en los deseos santificados de un corazón puro. Él es el más auspicioso y pacífico.

गोपालं प्रभुलीलाविग्रहगोपालं कुलगोपालं
गोपीखेलनगोवर्धनधृतिलीलालालितगोपालम् ।
गोभिर्निगदितगोविन्दस्फुटनामानं बहुनामानं
गोपीगोचरदूरं प्रणमत गोविन्दं परमानन्दम् ॥

gopālaṁ prabhu-līlā-vigraha-gopālaṁ kula-gopālaṁ
gopī-khelana-govardhana-dhṛti-līlā-lālita-gopālam
gobhir nigadita-govinda-sphuṭa-nāmānaṁ bahu-nāmānaṁ
gopī-gocara-dūram praṇamata govindaṁ paramānandam

Por favor, inclínate ante Govinda, la dicha suprema personificada. Ese protector de las vacas apareció en forma de pastor entre los vaqueros para realizar sus pasatiempos en la tierra, como levantar la colina de Govardhana para proteger a los vaqueros y retozar con las vaqueras. Incluso las vacas le llamaban por el nombre de Govinda. Tiene nombres ilimitados, es distinto entre los vaqueros y está fuera del alcance de los sentidos de las *gopīs* [cuando va al bosque durante el día, o cuando reside en Mathurā o Dvārakā].

गोपीमण्डलगोष्ठीभेदं भेदावस्थमभेदाभं
शश्वद्गोखुरनिर्धूतोद्गतधूलीधूसरसौभाग्यम् ।
श्रद्धाभक्तिगृहीतानन्दमचिन्त्यं चिन्तितसद्भावं
चिन्तामणिमहिमानं प्रणमत गोविन्दं परमानन्दम् ॥

gopī-maṇḍala-goṣṭhī-bhedaṁ bhedāvastham abhedābhaṁ
śaśvad go-khura-nirdhūtodgata-dhūlī-dhūsara-saubhāgyam
śraddhā-bhakti-gṛhītānandam acintyaṁ cintita-sad-bhāvaṁ
cintāmaṇi mahimānaṁ praṇamata govindaṁ paramānandam

Por favor, inclínate ante Govinda, la dicha suprema personificada. Él entra en la reunión de las doncellas y las divide en grupos para sus pasatiempos. Él es simultáneamente diferente y uno con todo. Considera que tiene la suerte de estar siempre manchado con el polvo que levantan las pezuñas de las vacas. Se complace en la fe y la devoción. Aunque es inconcebible, sus pasatiempos son objeto de meditación. Es como una piedra de toque trascendental.

स्नानव्याकुलयोशिद्वस्त्रमुपादायागमुपारूढं
व्यादित्सन्तीरथ दिग्वस्त्रा ह्युपुदातुमुपाकर्षन्तम् ।
निर्धूतद्वयशोकविमोहं बुद्धं बुद्धेरन्तस्थं
सत्तामात्रशरीरं प्रणमत गोविन्दं परमानन्दम् ॥

snāna-vyākula-yośid-vastram upādāyagam upārūḍhaṁ
vyāditsantīr atha dig-vastrā hy upudātum upākarṣantam
nirdhūta dvaya-śoka-vimohaṁ buddhaṁ buddher antasthaṁ
sattā-mātra-śarīraṁ praṇamata govindaṁ paramānandam

Por favor, inclínate ante Govinda, la dicha suprema personificada. Robó la ropa de las damiselas que se bañaban y se subió a un árbol con ellas, y cuando las doncellas desnudas le pidieron que les devolviera la ropa, les dijo que se acercaran. Él disipa las lamentaciones y las ilusiones. Él es el conocimiento personificado, realizado por la inteligencia, y es también la personificación de la existencia pura.

कान्तं कारणकारणमादिमनादिं कालमनाभासं
कालिन्दीगतकालियशिरसि मुहुर्नृत्यन्तं नृत्यन्तम् ।
कालं कालकलातीतं कलिताशेषं कलिदोषघ्नं
कालत्रयगतिहेतुं प्रणमत गोविन्दं परमानन्दम् ॥

kāntaṁ kāraṇa-kāraṇam ādim anādiṁ kalam anābhāsaṁ
kālindī-gata-kāliya-śirasi muhur muhuḥ sunṛtyantam
kālaṁ kāla-kalātītaṁ kalitāśeṣaṁ kali-doṣa-ghnaṁ
kāla-traya-gati-hetuṁ praṇamata govindaṁ paramānandam

Por favor, inclínate ante Govinda, la dicha suprema personificada. Él es lo más hermoso. Él es la causa original de todas las causas y no tiene ninguna causa. Está libre de todas las superposiciones de la ilusión. Él bailó maravillosamente sobre las cabezas de la serpiente Kāliya en el Yamunā. Aunque es el tiempo, Él está más allá de todas las divisiones del tiempo. Él lo sabe todo, destruye los defectos del Kali-yuga, y es la fuente del pasado, el presente y el futuro.

वृन्दावनभुवि वृन्दारकगणवृन्दाराध्यं वन्देऽहं
कुन्दाभामलमन्दस्मेरसुधानन्दं सुहृदानन्दम् ।
वन्द्याशेषमहामुनिमानसवन्द्यानन्दपदद्वन्द्वं
वन्द्याशेषगुणाब्धिं प्रणमत गोविन्दं परमानन्दम् ॥

vṛndāvana-bhuvi vṛndāraka-gaṇa-vṛndārādhyaṁ vande ,haṁ
kundābhāmala-manda-smera-sudhānandaṁ suhṛd-ānandam
vandyāśeṣa-mahā-muni-mānasa-vandyānanda-pada-dvandvaṁ
vandyāśeṣa-guṇābdhiṁ praṇamata govindaṁ paramānandam

Por favor, inclínate ante Govinda, la dicha suprema personificada. Él es la reserva de todas las cualidades adorables. Todas las personas santas adorables adoran sus dichosos pies de loto dentro de sus corazones. Él es mi adorable Señor. Todos los semidioses y Śrīmatī Vṛndā Devī también lo adoran en la tierra de Vṛndāvana. Su sonrisa pura y hermosa emana dicha como una flor kuṇḍa que vierte néctar. Proporciona éxtasis trascendental a sus amigos vaqueros.

गोविन्दाष्टकमेतदधीते गोविन्दार्पितचेता यो
गोविन्दाच्युत माधव विष्णो गोकुलनायक कृष्णेति ।
गोविन्दाङ्घ्रिसरोजध्यानसुधाजलधौतसमस्ताघो
गोविन्दं परमानन्दामृतमन्तःस्थं स तमभ्येति ॥

govindāṣṭakam etad adhīte govindārpita-cetā yo
govindācyuta mādhava viṣṇo gokula-nāyaka kṛṣṇeti
govindāṅghri-saroja-dhyāna-sudhā-jala-dhauta-samastāgho
govindaṁ paramānandāmṛtam antaḥ-sthaṁ sa tam abhyeti

> Cualquiera que recite este *Govindāṣṭakam*, que fije su mente en Govinda y que cante dulcemente, «Oh, Govinda, Acyuta, Mādhava, Viṣṇu, Gokula-nāyaka, Kṛṣṇa», limpiando así todos sus pecados con el agua ambrosial de la meditación en los pies de loto del Señor Govinda, ese alma alcanzará ciertamente al Señor Govinda, la dicha suprema y eterna del corazón.

Los maestros iluminados modernos que se consideran no-dualistas han exhibido una devoción pura a sus Iṣṭa-devatās. Nisargadhata Mahārāja realizaba *pūjā* diariamente por orden de su maestro. Śrī Bhagavān Ramaṇa Maharṣi fue un gran devoto de Śiva; adoró a la personificación de Śiva como una colina llamada Arunāchala. Compuso un famoso himno devocional para el Señor Arunāchala Śiva de 108 versos en tamil llamado *akṣara-mana-mālai*, escrito por *mādhurya-bhāva*, que significa amor romántico y que comienza así:

அருணா அருணமணி கிரானா வலிநிகர்
தரும் அக்ஷர மனமகிழ் மாலை
தெருள்நாடியதிரு அடியர்த்தெருமரல்
தெளியபரவு,தல் பொருளாக
கருணாகரமுனி ரமணாரியன்
உவகையினால் சொலியது கதியாக
அருணாச்சலமென அகமே அறிவொடும்
ஆள்வார் சிவனுலகு.. ஆள்வாரே..

tarunārunamani kiranāvalinihar, taruma
ksharamana mahizhmālai
terunādiyatiru vadiyār terumaral, teliyap paravudal porulāha
karunākaramuni ramanāriyanuva, haiyinār soliyadu gatiyāha
arunāchalamena ahamēyarivodu, mazhvār śivanula hālvārē

Esta alegre guirnalda marital de letras, que se asemeja a un haz de los rayos del sol naciente, fue cantada por el noble sabio Ramaṇa, el océano de la compasión, con el objeto de eliminar el engaño de los devotos que buscaban su gracia. Aquellos que lo contemplen como su único refugio se darán cuenta en su interior de que son Arunāchala y reinarán en el mundo de Śiva.

அருணாச்சல வரற்கு ஏற்ற
அக்ஷரமணமாலை சாற்றக்
கருணாகர கணபதியே
கரம் அருளிக் காப்பாயே

arunāchala vararkētra, aksharamana mālaisātra
karunākara ganapatiyē, karamarulik kāppāyē

¡Gracioso Gaṇapati con tu mano (amorosa) bendíceme, para que pueda hacer esta guirnalda matrimonial de letras digna de Śrī Arunāchala, el novio!

அருணாச்சலசிவ அருணாச்சலசிவ
அருணாச்சலசிவ அருணாச்சலா !

arunāchala śiva, arunāchala śiva, arunāchala śiva, arunāchala!
arunāchala śiva, arunāchala śiva, arunāchala śiva, arunāchala!

Tanto Ramakṛṣna Paramahaṁsa como su discípulo Swami Vivekananda, fueron grandes *jñanīs* y también alcanzaron los más altos niveles de devoción. Mi Paraṁ Guru, el maestro de mi Guru Mahārāja, S.D.G. Bhagavān Avadhūta Śrī Mastarāma Bābājī Mahārāja, compuso el siguiente poema devocional sobre Śrīmatī Rādhāranī en hindi:

प्रगट भई राधिका
गंगाकी तरंग-सी
मधुरी उमंग-सी
प्रेमकी-सी व्यंजना
उदित भ ई राधिका ॥

pragaṭ bhaī rādhikā
gangākī tarang-sī
madhurī umang-sī
premkī-sī vyanjanā
udit bhaī rādhikā

Rādhikā ha aparecido.
Ella es como una ola del Ganges.
Ella es como un éxtasis de dulzura.

Ella es como un embellecimiento del amor.
Rādhikā se ha manifestado

प्रगट भई राधिका
कामधेनु दुग्धसी
भावमयी मुग्धसी
रासकी प्रकाशिका
उदित भई राधिका ॥

pragaṭ bhaī rādhikā
kāma-dhenu dugdhasī
bhava-mayī mugdhasī
rāsakī prakāśikā
udit bhaī rādhikā

Rādhikā ha aparecido.
Ella es como la leche de la vaca de los deseos.
Ella es completamente amor divino,
Como una niña tierna e inocente.
Ella es la luz del *rāsa*.
Rādhikā se ha manifestado.

प्रगट भई राधिका
विरहविलासिनि
वृंदावनवासिनि
कृष्णचंद्र चन्द्रिका
उदित भई राधिका ॥

pragaṭ bhaī rādhikā
viraha-vilāsini
vṛndāvana-vāsini
kṛṣṇa-candra candrikā
udit bhaī rādhikā

Rādhikā ha aparecido.
Ella juega al juego del amor de la separación.
Ella mora en Vṛndāvana.
Ella es la luz de la luna,
de la luna como Kṛṣṇa.
Rādhikā se ha manifestado.

प्रगट भई राधिका
कारुण्य लहराने
विराग बरसाने
कीरतिकी दुहिता
उदित भई राधिका ॥

pragaṭ bhaī rādhikā
kāruṇy laharāne
virāg barasāne
kīratikī duhitā
udit bhaī rādhikā

Rādhikā ha aparecido.
Ella irradia compasión.
Ella irradia desapasionamiento.
La lechera hija de Kīrti,
Rādhikā se ha manifestado.

Para beneficiarse de cualquier sendero yóguico, se requiere guía apropiada. Si se siguen correctamente, todos los senderos confieren beneficios considerables. El aporte del *bhakti-yoga* al sendero retroprogresivo está más allá de toda medida. Sin embargo, también puede ser peligroso e incluso perjudicial sin el asesoramiento competente. Si se recorre incorrectamente, el sendero de la devoción puede conducir al fanatismo religioso y al estancamiento en el plano objetual.

Incluso sin devoción es posible reconocer la consciencia, al menos teóricamente. Ya que lo aparente no influye en lo real, la ilusión dual no afecta la realidad no-dual. La devoción no es un requisito para realizar a Dios, así como el amor no es indispensable para casarse. En la aplicación para la licencia de matrimonio, no hay ninguna casilla para indicar si la pareja está enamorada. Sin embargo, una pareja sin amor no podrá formar un hogar cálido. Asimismo, la realización de Dios desprovista de devoción carecerá de éxtasis.

Debido a que el amor es un fin en sí mismo, no puede ser un medio para conseguir algo. Si tienes un motivo claro para amar a alguien, obviamente no estás enamorado. El *bhakti* no es necesario para iluminarse. Sin embargo, después de la iluminación, la dualidad aparente embellece la realidad no-dual con intercambios devocionales.

La insatisfacción de Vyāsa nos ayudará a entender este asunto. Es una de las figuras más veneradas dentro de la religión *sanātana-dharma,* considerada la encarnación literaria divina. A veces se le denomina Veda-vyāsaḥ, o 'aquel que compiló los Vedas'. Es uno de los ocho inmortales, o *ciranjīvin*, autor del *Vedānta-sūtra* o *Brahma-sūtra* y compositor de los *purāṇas*. A pesar de su estado trascendental, Vyāsa sufría de una profunda insatisfacción. Mientras estaba sentado apesadumbrado a las orillas del rio Sarasvatī, apareció Nārada Muni, quien se percató de su estado emocional y le dirigió estas palabras:

जिज्ञासितं सुसम्पन्नमपि ते महदद्भुतम् ।
कृतवान्भारतं यस्त्वं सर्वार्थपरिबृंहितम् ॥

jijñāsitaṁ susampannam
api te mahad-adbhutam
kṛtavān bhāratam yas tvaṁ
sarvārtha-paribṛṁhitam

Tus preguntas fueron completas y tus estudios también se cumplieron a cabalidad; y no hay duda alguna de que has preparado una obra grande y maravillosa, el *Mahābhārata*, que está colmada de toda clase de secuencias védicas elaboradamente explicadas.

(*Śrīmad-bhāgavatam*, 1.5.3)

जिज्ञासितमधीतं च ब्रह्म यत्तत्सनातनम् ।
तथापि शोचस्यात्मानमकृतार्थ इव प्रभो ॥

jijñāsitam adhītaṁ ca
brahma yat tat sanātanam
tathāpi śocasy ātmānam
akṛtārtha iva prabho

¡Oh, maestro de uno mismo!, has realizado el eterno Brahman mediante el proceso de discriminación adecuada; ¿Por qué entonces pareces perturbado, como si estuvieras poseído por una sensación de futilidad?

(*Śrīmad-bhāgavatam*, 1.5.4)

Sin lograr entender el motivo de su pesar, Vyāsa preguntó al sabio Nārada:

व्यास उवाच-
अस्त्येव मे सर्वमिदं त्वयोक्तं
तथापि नात्मा परितुष्यते मे ।
तन्मूलमव्यक्तमगाधबोधं
पृच्छामहे त्वात्मभवात्मभूतम् ॥

vyāsa uvāca
asty eva me sarvam idaṁ tvayoktaṁ
tathāpi nātmā parituṣyate me
tan-mūlam avyaktam agādha-bodhaṁ
pṛcchāmahe tvātma-bhavātma-bhūtam

Śrī Vyāsadeva declaró: Todo lo que has dicho de mí es completamente cierto. A pesar de todo eso, no estoy tranquilo. Por consiguiente, te pregunto cuál es la causa fundamental de mi insatisfacción, pues tú eres un hombre de ilimitada sabiduría, por ser el vástago de aquel [Brahmā] que nace por sí solo sin padre ni madres mundanos.

(*Śrīmad-bhāgavatam*, 1.5.5)

Vyāsa era plenamente consciente de las excelentes virtudes que Nārada mencionó. Sin embargo, algo faltaba: poesía, danza, locura, fuego y éxtasis. La respuesta de Nārada Muni fue tajante y directa: por muy trascendental que sea tu posición, has olvidado el amor. A pesar de tu santidad y elevada situación, has olvidado el *bhakti*.

यथा धर्मादयश्चार्था मुनिवर्यानुकीर्तिताः ।
न तथा वासुदेवस्य महिमा ह्यनुवर्णितः ॥

yathā dharmādayaś cārthā
muni-varyānukīrtitāḥ
na tathā vāsudevasya
mahimā hy anuvarṇitaḥ

Aunque tú, gran sabio, has descrito muy ampliamente los cuatro principios que comienzan con las acciones religiosas, no has descrito las glorias de Vāsudeva, la Personalidad Suprema.

(*Śrīmad-bhāgavatam*, 1.5.9)

न यद्वचश्चित्रपदं हरेर्यशो
जगत्पवित्रं प्रगृणीत कर्हिचित् ।
तद्वायसं तीर्थमुशन्ति मानसा
न यत्र हंसा निरमन्त्युशिक्क्षयाः ॥

na yad vacaś citra-padaṁ harer yaśo
jagat-pavitraṁ pragṛṇīta karhicit
tad vāyasaṁ tīrtham uśanti mānasā
na yatra haṁsā niramanty uśik-kṣayāḥ

Las personas santas consideran que aquellas palabras que no describen las glorias del Señor, que es el único que puede santificar la atmósfera del universo entero, son como un lugar de peregrinaje para cuervos. Puesto que las personas completamente perfectas son habitantes de la morada trascendental, no encuentran allí ningún placer.

(*Śrīmad-bhāgavatam*, 1.5.10)

तद्वाग्विसर्गो जनताघविप्लवो
यस्मिन्प्रतिश्लोकमबद्धवत्यपि ।
नामान्यनन्तस्य यशोऽङ्कितानि यत्
शृण्वन्ति गायन्ति गृणन्ति साधवः ॥

tad-vāg-visargo janatāgha-viplavo
yasmin prati-ślokam abaddhavaty api
nāmāny anantasya yaśo 'ṅkitāni yat
śṛṇvanti gāyanti gṛṇanti sādhavaḥ

> Por otro lado, aquella literatura que está colmada de descripciones acerca de las glorias trascendentales del nombre, la fama, las formas, los pasatiempos y demás, del ilimitado Señor Supremo, es una creación diferente, llena de palabras trascendentales destinadas a ocasionar una revolución en las vidas impías de la mal dirigida civilización de este mundo. Esa clase de obras literarias trascendentales, aunque están compuestas de una manera imperfecta, las oyen, las cantan y las aceptan los hombres purificados que son completamente honestos.
>
> (*Śrīmad-bhāgavatam*, 1.5.11)

El consejo de Nārada a Vyāsa fue que recordara los pasatiempos divinos de Kṛṣṇa y los describiera para beneficio público. Así fue como nació el *Bhāgavata Purāṇa* o el *Śrīmad-bhāgavatam*.

Śrī Ramākṛṣṇa Paramahaṁsa, gran maestro y devoto de la Madre Kālī, solía decir al describir la forma personal de la consciencia superior: «Quiero probar el azúcar, no convertirme en azúcar». Aunque somos esencialmente la dulzura misma, optamos por el disfrute de esta a través de una contracción e identificación aparente.

En la devoción egoica, existe un «yo» separado que siente. Sin embargo, el *bhakti* genuino es una invitación a desaparecer en lo amado. La experiencia de un «yo» sintiente que experimenta emociones por Dios o su gurú puede ser tan solo un sentimentalismo egoico. Este tipo de *bhakti* es peligroso porque podemos estancarnos en las emociones egoicas. Un problema importante es que la ignorancia intelectual es más notoria que la emocional. Es más fácil identificar un pensamiento incorrecto que una emoción incorrecta. El sentimiento religioso egoico surge desde lo aparente, lo relativo, lo dual, lo privado y personal, mientras que el *bhakti* advaítico es una expresión de no-dualidad. Más que emoción, es devoción.

En el comentario al mantra 17, mencionamos que, según Aristóteles, Dios es solo *nóesis noéseos*, o «un pensamiento que se piensa a sí mismo». Tal pensamiento no es una actividad mental; Dios piensa en sí mismo como un pensamiento que se piensa. Se trata de un pensamiento fijo porque carece del proceso de transformación de potencia en acto. Dios es solo actualización, o *energeia* (ἐνέργεια). Podemos aplicar la metafísica de Aristóteles, sustituyendo el **pensamiento** por el **amor**, ya que «Dios es amor» (1 Juan, 4:8). El Uno sin segundo solo puede amarse a sí mismo. Si Kṛṣṇa es la única realidad que existe, solo puede amarse a sí mismo. Por tanto, Kṛṣṇa no sería solo amor, sino un amor que se ama a sí mismo. Al amarse a sí mismo, emerge como diversidad subjetual: simultáneamente el que ama y el que es amado. El adorador es el adorado. Rādhā ama a Kṛṣṇa.

রাধাকৃষ্ণ এক আত্মা, দুই দেহ ধরি' ।
অন্যোন্যে বিলসে রস আস্বাদন করি' ॥

rādhā-kṛṣṇa eka ātmā, dui deha dhari'
anyonye vilase rasa āsvādana kari'

Rādhā y Kṛṣṇa son uno y el mismo, pero han asumido dos cuerpos. Así gozan uno de otro, saboreando las dulzuras del amor.

(*Śrī Caitanya-caritāmṛta*, «*Ādi-līlā*», 4.56)

সেই প্রেমার শ্রীরাধিকা পরম 'আশ্রয়' ।
সেই প্রেমার আমি হই কেবল 'বিষয়' ॥

sei premāra śrī-rādhikā parama 'āśraya'
sei premāra āmi ha-i kevala 'viṣaya'

Śrī Rādhikā es la más elevada morada de este amor, y yo soy su único objeto.

(*Śrī Caitanya-caritāmṛta*, «*Ādi-līlā*», 4.132)

বিষয়জাতীয় সুখ আমার আস্বাদ ।
আমা হৈতে কোটিগুণ আশ্রয়ের আহ্লাদ ॥

viṣaya-jātīya sukha āmāra āsvāda
āmā haite koṭi-guṇa āśrayera āhlāda

Yo saboreo la dicha a la que tiene derecho el objeto del amor. Pero el placer de Rādhā, la morada de ese amor es diez millones de veces más grande.

(*Śrī Caitanya-caritāmṛta*, «*Ādi-līlā*», 4.133)

কভু যদি এই প্রেমার হইয়ে আশ্রয় ।
তবে এই প্রেমানন্দের অনুভব হয় ॥

kabhu yadi ei premāra ha-iye āśraya
tabe ei premānandera anubhava haya

Si pudiera alguna vez ser la morada de ese amor, solo entonces podría saborear esta dicha.
(*Śrī Caitanya-caritāmṛta*, «*Ādi-līlā*», 4.135)

এত চিন্তি' রহে কৃষ্ণ পরমকৌতুকী ।
হৃদয়ে বাড়য়ে প্রেম-লোভ ধক্‌ধকি ॥

eta cinti' rahe kṛṣṇa parama-kautukī
hṛdaye bāḍaye prema-lobha dhakdhaki

Pensando de este modo, Śrī Kṛṣṇa sentía curiosidad por saborear aquel amor. Su gran deseo de aquel amor ardía cada vez más en su corazón.
(*Śrī Caitanya-caritāmṛta*, «*Ādi-līlā*», 4.136)

Todos los grandes maestros realizados no aman a Dios, sino que desaparecen en su amado. El *bhakti* retroprogresivo, o la auténtica devoción, a diferencia del sentimentalismo religioso, emana desde lo más íntimo de la no-dualidad. La misma dualidad subjetual adorador-adorado surge y se disuelve en el amor.

प्रायेण मुनयो राजन्निवृत्ता विधिषेधतः ।
नैर्गुण्यस्था रमन्ते स्म गुणानुकथने हरेः ॥

prāyeṇa munayo rājan
nivṛttā vidhi-ṣedhataḥ
nairguṇya-sthā ramante sma
guṇānukathane hareḥ

¡Oh, rey Parīkṣit!, los trascendentalistas más elevados de todos, que se encuentran por encima de las restricciones y los principios regulativos, son principalmente quienes se complacen en describir las glorias del Señor.

(*Śrīmad-bhāgavatam*, 2.1.7)

Santo Tomás de Aquino escribe:

Así, pues, cuando la realidad en la que se encuentra el bien es más digna que la misma alma en la que se encuentra el concepto de dicha realidad, por comparación a esta realidad la voluntad es más digna que el entendimiento. Sin embargo, cuando la realidad en que se encuentra el bien es inferior al alma, entonces, por comparación a tal realidad, el entendimiento es superior a la voluntad. Por eso, es mejor amar a Dios que conocerle, y al revés: es mejor conocer las cosas caducas que amarlas. Sin embargo, y en sentido absoluto, el entendimiento es más digno que la voluntad.

(*Summa Theologiae*, I, q. 82, a. 3.)

«¡Guíanos a la riqueza...!».

Este último verso del *Īśāvāsya Upaniṣad* comienza refiriéndose al mismo fuego de sacrificio utilizado para la cremación. El sabio ruega a Agni, que guía a las almas después de la muerte, que le guíe por el sendero correcto hacia la riqueza. Por supuesto, el yogui no pide ser guiado para poder adquirir joyas o diamantes. Una vez que el ser humano obtiene la riqueza material, comprende el precio del éxito que anhelaba. El filósofo griego Epicuro de Samos dijo: «Si deseas ser rico, no te esfuerces en aumentar tus bienes, sino en disminuir tu codicia».

Muchos se esfuerzan por acumular riqueza durante toda su vida y esperan descansar el día que por fin la obtengan. En sus vidas, imperan el nerviosismo, el desasosiego, la preocupación y la ansiedad. Tras una vida de angustias, la tensión se transforma en su segunda naturaleza. Cuando envejecen, puede que hayan conseguido riqueza, pero son incapaces de relajarse y disfrutar de la paz y tranquilidad que anhelaban. Al haber descuidado los aspectos no lucrativos de la vida por falta de tiempo, han menoscabado su sensibilidad. Dedicando la vida a hacer dinero, han olvidado contemplar las estrellas, caminar por la orilla del mar y sentarse en el bosque a disfrutar del sonido de la brisa entre los árboles porque nada de esto se remunera en dólares, rupias o pesos. Ya que han aprovechado todas las oportunidades para ganar dinero, no han priorizado conocer a gente, hacer verdaderos amigos y disfrutar de la poesía, la pintura, la danza y la música. Han optado por posponer todo eso hasta que tengan suficiente riqueza para poder relajarse y sentarse a disfrutar de esos aspectos de la vida. Solo entonces se percatan de que, aunque han obtenido lo que deseaban, en realidad han perdido algo mucho más esencial.

La persecución de riqueza transmuta por completo al ser humano. Una vez que las personas obtienen la riqueza deseada, se transforman en seres carentes de sensibilidad, incapaces de vibrar con las estrellas, la luna y el mar. Tras años persiguiendo el dinero, pierden la sensibilidad para disfrutar de la música, comprender poesía y se convierten en maderos para bailar. En realidad, se han transformado en seres cuyo único poder radica en obtener algo que no les proporciona dicha. Para ganar mucho dinero, se vieron obligados a ignorar su receptividad y, después de haber acaparado millones, perciben que su corazón se ha atrofiado. Poseen mucho, pero han perdido su delicadeza de espíritu y su capacidad innata para disfrutar.

Para cultivar una sensibilidad delicada, capaz de emocionarse con un atardecer o con una gaviota en el cielo, se necesita disponer de tiempo libre. Los que aspiran a la riqueza suelen carecer de tiempo para cultivar su sensibilidad. Uno de los problemas de las celebridades, los cantantes famosos o jugadores de fútbol exitosos, es que poseen mucho dinero, pero no el suficiente tiempo para disfrutarlo. Están demasiado ocupados haciendo giras o entrenando. Solo entonces, notan que la riqueza económica conlleva una gran pobreza y que son tan pobres que no tienen nada más que dinero. Finalmente reconocen que lo realmente valioso en esta vida no tiene precio. Como dijo el actor canadiense James Eugene Carrey: «Creo que todo el mundo debería hacerse rico y famoso y hacer todo lo que siempre ha soñado para ver que no es la respuesta».

La vida misma carece de precio. Y si desperdiciamos la vida corriendo tras la riqueza, estamos haciendo un muy mal negocio. Lo que invertimos para obtener dinero es nuestra vida misma. Nuestro salario lo ganamos con horas, semanas, meses y años de nuestra vida. El problema es que la vida se nos va y es imposible comprar ni siquiera un segundo de ella. Ya lo dijo José Luis López Aranguren, uno de los filósofos y ensayistas españoles más influyentes del siglo XX: «Buscamos la felicidad en los bienes externos, en las riquezas, y el consumismo es la forma actual del bien máximo. Pero la figura del consumidor satisfecho es ilusoria: los consumidores nunca están satisfechos; son insaciables y, por tanto, infelices. Podemos buscar la felicidad en el triunfo, la fama y los honores. Pero ¿no es todo eso sino pura vanidad, en definitiva, nada o casi nada?».

Por supuesto, no condeno el trabajo honrado y la riqueza ni aconsejo renunciar a las posesiones. Solo digo que es imprescindible cultivar el arte de la riqueza interior. Y dicho arte comienza por encontrarle el sentido a la vida y estar presentes en todas y cada una de nuestras acciones.

La búsqueda de riqueza proviene del impulso por trascender nuestros límites. Cuando nos contemplamos en el espejo, vemos una forma limitada en el espacio y el tiempo. Sin embargo, algo en nuestro interior nos susurra al oído que somos algo más. Dicha insatisfacción proviene de una profunda sensación de limitación. Deseamos un auto más amplio, una casa más grande, una cuenta de banco más abultada y más y más, *ad infinitum*. Cuanto más obtenemos, a más aspiramos. Cuando nos identificamos con el cuerpo burdo, anhelamos lo que nos brinda más placer sensorial. Al identificarnos con la mente y el intelecto buscamos acumular conocimiento. Al identificarnos con nuestros sentimientos, queremos romances y todo tipo de experiencias emocionales. Solo al atisbar el alma, nuestras aspiraciones y ambiciones se enfocan en el espíritu. La búsqueda de cierta clase de posesiones, físicas, intelectuales, psicológicas, emocionales, espirituales y demás dependerá en gran medida de nuestro nivel evolutivo, y, por ende, de nuestro nivel de *viveka*, o 'poder de discriminación'. Todas las búsquedas transforman a los buscadores, así encuentren o no. Si buscas la Verdad, te transformarás totalmente, aunque no la encuentres. Si buscas a Dios, la búsqueda cambiará por completo tu vida, aunque no alcances la autorrealización.

«...por el sendero correcto».

La sociedad nos ha implantado la idea de que debemos esforzarnos por ser alguien en la vida y mejorar, progresar, avanzar y triunfar, incluso a costa de pisotear a los demás. Esta actitud se ha vuelto parte de nuestra naturaleza, envenenando nuestro ser, sin darnos tregua.

Toda finalidad es una idea ilusoria que nos empuja a abandonar el presente para vivir en el futuro. La esperanza de arribar a un puerto seguro nos mantiene centrados en el futuro, despojando el valor del presente. Nuestra atención se enfoca en la ilusoria meta e ignoramos la realidad del aquí y el ahora. El aquí pierde su magia, el ahora se torna ordinario y la vida pierde su encanto. Los objetivos residen en nuestra imaginación; son únicamente proyecciones de nuestro pasado. Sin embargo, dicha meta ilusoria adquiere mayor importancia que el momento presente, el cual sí que es real. Cuando nuestra vida se halla motivada por un sueño, al final del camino nos espera la decepción. Una fantasía no puede ser alcanzada. No importa cuánto nos esforcemos, la fantasía será siempre eso: una ilusión. Desperdiciaremos nuestra vida real tratando de realizar un sueño en un mañana que jamás llegará.

El camino que propongo carece de finalidades. No hay un lugar al que arribar ni nadie que llegue. El sendero retroprogresivo consiste en un camino sin meta. Lo denominamos *sendero* porque posee una dirección, aunque carezca de destino. Ni la Verdad, ni Dios, ni la iluminación son objetuales: ya están en nosotros, aquí y en el momento presente. El problema es que la mayoría de nosotros no estamos presentes y, por lo tanto, no encontramos la Verdad. La iluminación nos espera aquí y ahora, pero nosotros estamos perdidos en la nostalgia del pasado y en las expectativas de un futuro lejano.

La revelación hebrea tiene el bello término *teshuvá*, o 'volver'. Quien recorre el sendero espiritual no se dirige hacia una meta en el futuro, sino que regresa. Propongo el Sendero Retroprogresivo, que es un retorno a nuestro hogar eterno. Es un regreso a dónde realmente nos encontramos, al aquí y al ahora.

בָּרוּךְ אַתָּה ה' אֱלֹקֵינוּ מֶלֶךְ הָעוֹלָם, שֶׁהֶחֱיָנוּ וְקִיְּמָנוּ וְהִגִּיעָנוּ
לַזְּמַן הַזֶּה.

Barúj attá, HaShem eloheínu, mélej haolám, shehejeyánu vekiyyemánu vehiggiánu la'zmán ha'zé.

Bendito eres Tú, Dios nuestro señor, soberano de todos, que nos ha mantenido con vida, nos sostuvo y nos trajo a este tiempo.

En el sendero espiritual, no hay meta porque ya somos aquello que aspiramos ser. Nunca hemos dejado de ser lo que deseamos ser, ni por un momento. Siempre hemos sido la realidad o el Ser. Todo enfoque en metas externas nos distraerá de la realidad del presente y la vida. Mi mensaje es una invitación a despojarnos de cualquier propósito.

Lo que sugiero es prescindir de las metas y situarnos en este preciso instante, tal como es. No hay meta, pero hay dirección. Y la dirección no es hacia el norte o sur, este u oeste, sino hacia lo que nos enriquece y nos va mostrando nuestro tesoro interior. En realidad, la única dirección es hacia nosotros mismos.

Existe un «sendero correcto» o «adecuado» para conseguir riquezas. A menudo, el problema no es lo que queremos, sino los medios para conseguirlo. Desear ver la televisión no está mal, pero sí robar un televisor. Desear dinero es aceptable, pero no estafar a otros. Desear sexo no es un pecado, pero sí engañar, abusar y violar. Si queremos trascender nuestras limitaciones y realizar nuestra naturaleza divina, hay un camino adecuado. La expresión «sendero correcto» puede sugerir que la Verdad no se encuentra en el presente, sino en algún lugar del futuro. Pero la Verdad no es un objeto y conocerla no significa poseerla. La Verdad es un misterio que hay que realizar, descubrir y desvelar.

El camino incorrecto ofrece una meta estática y, en consecuencia, requiere disciplina y codicia como medios para alcanzar la meta. Estas cualidades nos roban la libertad y condicionan nuestra vida. Ver la Verdad como una meta lejana, accesible solo a través de la práctica, lleva a la imitación y la dependencia de alguien que nos guíe. Esta imitación se disfraza de indagación.

La búsqueda de la Verdad como meta estática no es la búsqueda de Dios sino de seguridad. El camino incorrecto es perseguir la seguridad. Para alcanzarla, la mente busca una metodología y un conjunto de técnicas que hay que seguir al pie de la letra, que la condiciona por completo a través del control y la represión. Sin embargo, la Verdad no es el resultado o el producto de un determinado condicionamiento. El sendero correcto es la realización constante, libre de una meta estática. El camino correcto nos invita a la aventura de revelar nuestro tesoro interior y nos hace menos falsos y más auténticos a cada paso.

«¡Oh, conocedor de nuestras actividades!».

El sabio vedántico se dirige a la consciencia como el «conocedor de nuestras actividades». Fascinados por la realidad objetual, olvidamos nuestra auténtica naturaleza. Nos consideramos los ejecutores de lo que nos sucede. El proceso evolutivo que conduce a la realización de la realidad última está íntimamente conectado con la autoobservación. Junto con la observación, superamos la ilusión de que somos el hacedor y adoptamos una nueva posición como testigo de nuestras actividades y experiencias. La sabiduría retroprogresiva no cambia las experiencias, sino nuestra posición ante estas. Al observar, pasamos de estar basados puramente en el ego a la dimensión de la consciencia.

El ego, como supuesto hacedor, interpreta y juzga. Se escapa de experiencias incómodas y se esfuerza por las placenteras. El «yo» limitado no observa, sino que interpreta lo que aparece en su horizonte según sus experiencias previas y se adjudica lo que ocurre. Mientras la consciencia observa, el «yo» separado vive sumido en la identificación con creencias y tradiciones adquiridas desde la más temprana infancia. Sus reacciones reproducen antiguas historias, escenarios y dramas que le llevan a protagonizar añejos y dolorosos papeles. Recrea dramas cargados de miedo, dolor, soledad, abandono, decepciones y abusos. La identificación con estos antiguos guiones es tan profunda que parece imposible trascenderla. El fenómeno egoico es un estado casi hipnótico. En este, tenemos una firme convicción de que somos esos guiones imaginarios, que enmascaran nuestra verdadera identidad. La máscara es nuestra personalidad. Los viejos dramas del ego nos cautivan y nos mantienen en un sueño del cual es muy difícil despertar. El final de sueño es despertar al ahora, al presente y a la realidad de lo que es, tal como es.

Basándonos en una síntesis entre Salvador Pániker, Martín Heidegger y Jean Paul Gustave Ricoeur, diríamos que la atracción por el presente proviene de nuestros intentos de escapar del dolor. La vaga sospecha de la inexistencia del tiempo nos hace pensar que, si nos situamos mentalmente en el presente, la angustia por lo transcurrido en el pasado desaparecerá. Al escuchar la guía ancestral de los grandes maestros que nos aconseja vivir desde el presente, intentamos situar la mente en el ahora, lo cual es una falsa estrategia. Sin embargo, algunas estrategias falsas conllevan cierta dosis de verdad:

ocultar la faz desagradable de las cosas es una forma caricaturesca de presentir la inexistencia del ayer y el mañana. Al decir «situarnos en el ahora», no me refiero a un *Carpe Diem*, o 'aprovecha el día', de Horacio (*Odas*, 11.8), que algunas personas utilizan incorrectamente para justificar un comportamiento imprudente.

La mente puede pensar acerca del presente, pero no situarse realmente en el ahora. El pensamiento puede imaginar el presente, pero no establecerse en él. El ser humano, como fenómeno egoico, es una tensión entre el ayer y el mañana, entre lo que ha sido y lo que será. Lo negativo reside en la memoria y la imaginación: recuerdos dolorosos y desenlaces temidos. Por lo tanto, Heidegger conceptualiza al ser como «un advenir presentante que va siendo sido», incluyendo así el futuro, el presente y el pasado. Esta idea nos impresiona profundamente porque es muy similar al impronunciable término sagrado para la divinidad en la revelación sinaítica, Y-H-W-H (ה-ו-ה-י), que abarca todo lo que fue, es y será.

Heidegger llega a esta interesante conceptualización basándose en la obra de Edmund Husserl *Lecciones de fenomenología de la consciencia interna del tiempo*. Los términos clave son *protoimpresión-retención* y *protensión*. La mente tiene tres funciones que perciben el presente, el pasado y el futuro.

1. La *protoimpresión* es cuando la mente tiene la intención de asimilar material nuevo en el momento presente.

2. La *retención* es cuando la mente apunta hacia lo ya recibido, manteniendo un presente dirigido al pasado.
3. La *protensión* es la mente dirigida al futuro.

El ser humano emerge de la tensión entre estas tres funciones. El fenómeno egoico es una tensión entre el presente, la memoria y las expectativas. El «yo» separado es una tirantez entre lo que es, lo que fue y lo que será; es decir, entre lo que se experimenta, lo que fue experimentado y lo que se espera de futuras experiencias.

En términos filosóficos, el inconsciente simboliza el ocultamiento de lo negativo. Solemos mostrar lo que consideramos positivo, mientras que tendemos a ocultar lo que vemos como negativo, nocivo, perjudicial o dañino. En un análisis fenomenológico y hermenéutico fundamental, vemos cómo la culpa, el dolor y el resentimiento nos encadenan al pasado. La culpa proviene del daño que hemos causado. Lo almacenamos en el inconsciente porque nos rehusamos a reconocer el dolor infligido. Por otra parte, se experimenta la culpabilidad intrínseca a nuestra existencia óntica. Nuestra propia existencia óntica contradice lo ilimitado del Ser. Consiste en una insubordinación a la infinitud de lo Uno. Es la culpabilidad por mi propia existencia diferente como un impedimento u obstáculo frente a la plenitud de lo indivisible. Vivir con sentimientos de culpabilidad es un calvario constante, acompañado de emociones displacenteras como angustia, frustración, tristeza y remordimiento. El dolor se refiere al daño sufrido. Por último, el resentimiento es el odio acumulado por no haber vengado las ofensas que hemos sufrido, según Max Scheler.

> Y, como ellos lo acosaban a preguntas, Jesús se incorporó y les dijo: «Aquel de ustedes que esté libre de culpa, que tire la primera piedra».
>
> (Juan, 8:7)

Edmund Husserl utiliza el término retención para la culpa, el dolor y el resentimiento porque nos mantienen atados al pasado. Liberarnos de ellos solo es posible trascendiendo el inconsciente y yendo más allá de la mente.

Por su parte, la angustia, el miedo y la desesperación nos encadenan al futuro.

La angustia es la amenaza de la nada que nos espera al morir. Fenomenológicamente, la muerte para el ser humano consiste en la amenaza de ser nulificado para siempre. Cada segundo de vida, estamos más cerca de la muerte o de la «nadificación» eterna. Toda mente se siente abrumada por la angustia ante la posibilidad de desaparecer para siempre.

El miedo nace de la preocupación por todo lo que vendrá. Los seres humanos nos sentimos frágiles frente a la incertidumbre de la vida. Tememos a lo que puede suceder. El miedo aparece cuando uno piensa en el posible sufrimiento, como enfermedades o dolores. Mientras que el miedo es por el todo, la angustia es por la nada. La muerte como nada no causa miedo, sino angustia. Es decir, el miedo es animal y la angustia es humana. El miedo es instintivo y la angustia es intelectual.

Por último, la desesperación nos ata al futuro. La fuente de nuestra desesperación es saber que podré causar daño. No pretendo negar que la estructura del inconsciente tiene que ver con el lenguaje, pero también es una fuerza que nos empuja a tomar elecciones irracionales. El inconsciente es el irresistible poder de la repetición de comportamientos ya sean sanos o patológicos. Desde dicho temor, Arjuna pregunta a Kṛṣṇa:

अर्जुन उवाच-
अथ केन प्रयुक्तोऽयं पापं चरति पूरुषः ।
अनिच्छन्नपि वार्ष्णेय बलादिव नियोजितः ॥

arjuna uvāca
atha kena prayukto 'yaṁ
pāpaṁ carati pūruṣaḥ
anicchann api vārṣṇeya
balād iva niyojitaḥ

Arjuna dijo: «¡Oh, descendiente de Vṛṣṇi!, ¿qué es lo que lo impele a uno a los actos pecaminosos, aun involuntariamente, como si se lo obligara a la fuerza?».

(*Bhagavad-gītā*, 3.36)

«Libéranos de la atracción al pecado».

En hebreo, el idioma original de la Biblia, la palabra pecado es *jet*, que significa 'error' o 'equivocación', en el sentido de no alcanzar una meta, un objetivo o un blanco determinado. Este significado denota más una actitud que el pecado en sí. Sería imprudente condenar a alguien al infierno solo por un error. Los pecados no tienen que ver con lo que hemos hecho, sino con nuestro grado de consciencia. De tal manera que la fuente de todo pecado es la inconsciencia, así como el origen de toda virtud es la consciencia. Aunque llevemos a cabo buenas acciones, estas no serán virtuosas si provienen de nuestra ilusión. Liberarnos de la atracción por el pecado solo es posible cuando desarrollamos la consciencia. Entonces, no cometeremos pecados ni errores. La consciencia trae consigo la claridad necesaria para no dañar a nadie. Los pecadores son sonámbulos que, aunque parecen despiertos, actúan desde su sueño. Evidentemente, chocan con las sillas y se estrellan contra las paredes y las personas. Despertar es la única manera de liberarnos del pecado. Un ser de consciencia es una luz para el mundo, una luz para las naciones.

La única manera de despertar y trascender el plano mental es la observación atenta. La meditación es otra manera de referirse a la observación. Muchos hablan acerca de la meditación como una ciencia, una técnica o una metodología. Sin embargo, la meditación es un arte, un juego o una ocupación que se lleva a cabo sin esperar una recompensa. Es una actividad que realizamos motivados por el placer de la labor en sí, sin esperar ningún resultado de nuestra acción. Me refiero a actividades como bailar, cantar, escribir, pintar, jugar al golf o al tenis. La meditación es la única actividad cognitiva totalmente independiente de la mente. No es otra actividad mental, como reflexionar, recapacitar, imaginar o especular. Meditar es observar y conocer nuestras actividades en cualquier ámbito. La observación comienza con la desidentificación de la mente y la adopción de la posición del testigo. Solo la observación nos permite crear una distancia y, por ende, desidentificarnos de lo observado.

Meditar es ver, observar, conocer nuestras actividades y experiencias en todos los niveles: físico, mental, emocional y energético. El nivel más inmediato de identificación es el físico. El *haṭha-yoga* consiste en observar el cuerpo, avanzando gradualmente hacia la desidentificación. Observamos nuestros brazos, piernas y espalda tocando la colchoneta. Observamos la respiración en las fosas nasales y notamos que el aire que inhalamos es más frío que el que exhalamos. Observar nuestra respiración sin intervenir ni tratar de controlarla.

En el nivel mental, observamos nuestra mente y su actividad sin analizarla. Permitimos que desfilen a su propio ritmo ideas, emociones, pensamientos, sentimientos y toda clase de sensaciones sin interpretarlas. Tan solo observamos sin definir, juzgar, analizar, controlar ni dilucidar lo observado. La meditación consiste en la observación atenta con absoluta neutralidad. La observación vacía la mente y, a la vez, crea un estado de alerta, de atención aguda. Experimentamos entonces una vacuidad mental junto con la claridad del despertar. En consecuencia, la actividad mental disminuye a medida que aumenta la atención. En cierto momento, podremos observarnos, es decir, ver nuestro pequeño «yo» como una simple idea, pensamiento o emoción. Dejaremos entonces de ser un testigo, o alguien que observa, y despertar a nuestra realidad en tanto que pura observación. Seremos partícipes de la realización de que la observación es consciencia. Despertaremos a nuestra realidad, ya no como el hacedor, y ni siquiera como el observador, sino como la observación misma.

Guía de pronunciación en sánscrito

Alfabeto

Vocales

Vocales cortas	अ *a* इ *i* उ *u* ऋ *ṛ* ऌ *ḷ*
Vocales largas	आ *ā* ई *ī* ऊ *ū* ॠ *ṝ*
Diptongos	ए *e* ऐ *ai* ओ *o* औ *au*

Consonantes

Guturales:	क	*ka*	ख	kha	ग	ga	घ	gha	ङ	ṅa
Palatales:	च	ca	छ	cha	ज	ja	झ	jha	ञ	ña
Cerebrales:	ट	ṭa	ठ	ṭha	ड	ḍa	ढ	ḍha	ण	ṇa
Dentales:	त	ta	थ	tha	द	da	ध	dha	न	na
Labiales:	प	pa	फ	pha	ब	ba	भ	bha	म	ma
Semivocales:	य	ya	र	ra	ल	la	व	va		
Sibilantes:	श	śa	ष	ṣa	स	sa				
Aspiradas:	ह	ha	ऽ	' (*avagraha*) - el apóstrofe						

Las vocales se pronuncian de la siguiente manera:

a	अ	Se pronuncia como la letra «a» en español, pero es más breve.
ā	आ	Se pronuncia como la letra «a» en español.
i	इ	Se pronuncia como la letra «i» en español, pero es más breve.
ī	ई	Se pronuncia como la letra «i» en español.
u	उ	Se pronuncia como la letra «u» en español, pero es más breve.
ū	ऊ	Se pronuncia como la letra «u» en español.
ṛ	ऋ	Se pronuncia como la letra «r» en español, pero es más breve y se curva la lengua hacia arriba en dirección al cerebro, tras los alveolos.
ṝ	ॠ	Se pronuncia como una «r» cerebral el doble de larga; no fuerte sino suave.
ḷ	ऌ	Es como una «l» cerebral, retrofleja.
e	ए	Se pronuncia como la letra «e» en español.
ai	ऐ	Se pronuncia como «ai» en español.
o	ओ	Se pronuncia como la letra «o» en español.
au	औ	Se pronuncia como «au» en español.
ṁ	तं	*Anusvāra* – Sonido con resonancia nasal, como la letra «n» en la palabra francesa *bo**n***.
ḥ	तः	*Visarga* – añade un sonido de «h» aspirada al final de la sílaba, más la vocal de la sílaba. Por ejemplo: *taḥ*: 'ta-ha' *tīḥ*: 'ti-hi'

Las consonantes guturales se pronuncian desde la garganta:

k	क	Se pronuncia como la letra «k» en español.
kh	ख	Se pronuncia como la letra «k» en español seguida de una «h» aspirada.
g	ग	Se pronuncia como la «g» de ***g**ato*.
gh	घ	Se pronuncia como la «g» de ***g**ato* seguida de «h» aspirada.
ṅ	ङ	Se pronuncia como «ng» en español, como en la palabra *te**ng**o*.

Las consonantes palatales se pronuncian desde el paladar:

c	च	Se pronuncia como la «ch» en español (postalveolar), como en la palabra chiste.
ch	छ	Se pronuncia como la «ch» seguida de «h» aspirada.
j	ज	Se pronuncia de forma parecida a la «y» consonante (postalveolar), como la «ll» en la palabra lluvia, pero pronunciada con más fuerza.
jh	झ	Se pronuncia parecido a «y-h» con la «h» aspirada, como en la palabra lluvia pero con fuerza y aspirada.
ñ	ञ	Se pronuncia como la «ñ» en español (palatal), como en la palabra niño.

Las consonantes labiales se pronuncian con los labios:

p	प	Se pronuncia como una «p» suave en español.
ph	फ	Se pronuncia como una «p» suave en español, con «h» aspirada.
b	ब	Se pronuncia como una «b» suave en español.
bh	भ	Se pronuncia como una «b» suave en español, con «h» aspirada.
m	म	Se pronuncia como una «m».

Las semivocales se pronuncian de la siguiente manera:

y	य	Se pronuncia como «y» semiconsonante, como en la palabra yo pero más suave, como la «i» en ion.
r	र	Se pronuncia como «r» simple en español.
l	ल	Se pronuncia como «l» en español.
v	व	Se pronuncia como «v» en español, con el labio inferior y los dientes superiores.

Las consonantes cerebrales se pronuncian tocando el paladar superior con la punta de la lengua enrollada hacia atrás:

ṭ	ट	Se pronuncia como una «t» en español, pero cerebral.
ṭh	ठ	Se pronuncia como una «t» en español, pero cerebral y con «h» aspirada.
ḍ	ड	Se pronuncia como una «d» en español, pero cerebral.
ḍh	ढ	Se pronuncia como una «d» en español, pero cerebral con la «h» aspirada.
ṇ	ण	Se pronuncia como una «n» en español, pero cerebral, como «rna», queriendo pronunciar «r» pero diciendo «na».

Las consonantes dentales se pronuncian apretando la lengua contra los dientes.

t	त	Se pronuncia como una «t» en español suave, con la lengua entre los dientes.
th	थ	Se pronuncia como una «t» suave en español, con la lengua entre los dientes y con «h» aspirada.
d	द	Se pronuncia como una «d» en español suave con la lengua entre los dientes.
dh	ध	Se pronuncia como una «d» suave en español, con la lengua entre los dientes y con «h» aspirada.
n	न	Se pronuncia como «n» suave en español, con la lengua entre los dientes.

Las consonantes sibilantes se pronuncian como un tipo de silbido:

ś	श	Se pronuncia como «dz», es un sonido «z» alveolar y sonoro. Es palatal, como el sonido «sh» que se omite al tratar de acallar a alguien.
ṣ	ष	Se pronuncia como «sh»; es un sonido postalveolar. Es cerebral, se pronuncia igual que el anterior pero con la lengua contra el paladar superior.
s	स	Se pronuncia como «s»; es un sonido «s» alveolar como en español, como en la palabra sopa.

Cuando una consonante es aspirada, significa que se pronuncia emitiendo con cierta fuerza el aire de la garganta.

h	ह	Se pronuncia como la «h» aspirada, como en la palabra Sahara o la «j» de jerez.

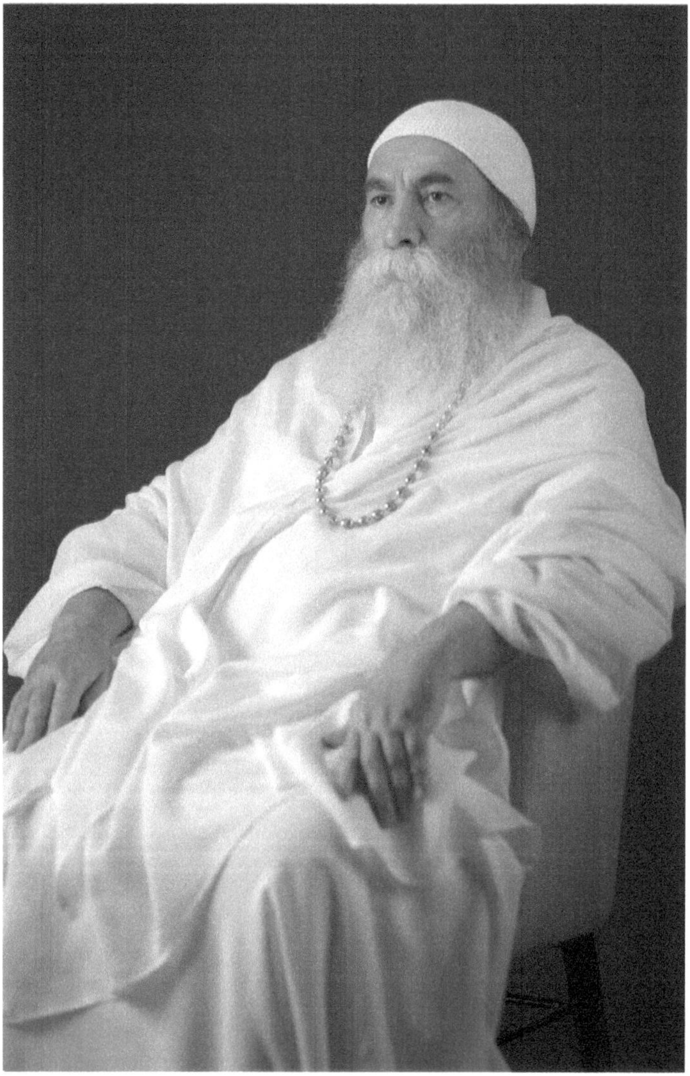

Prabhuji

S.S. Avadhūta Śrī Bhaktivedānta Yogācārya

Ramakrishnananda Bābājī Mahārāja

Sobre Prabhuji

Prabhuji es escritor, pintor, *avadhūta*, creador del Yoga Retroprogresivo y maestro espiritual realizado. En el año 2011, decidió retirarse de la sociedad y adoptar una vida eremítica. Desde entonces, sus días transcurren en soledad, orando, escribiendo, pintando y meditando en silencio y contemplación.

Prabhuji es el único discípulo de S.D.G. Avadhūta Śrī Brahmānanda Bābājī Mahārāja, quien es a su vez uno de los más cercanos e íntimos discípulos de S.D.G. Avadhūta Śrī Mastarāma Bābājī Mahārāja.

Prabhuji fue designado como sucesor del linaje por su maestro, quien le confirió la responsabilidad de continuar el sagrado *paramparā* de *avadhūtas*, designándolo oficialmente como gurú y ordenándole servir como sucesor Ācārya con el nombre S.S. Avadhūta Śrī Bhaktivedānta Yogācārya Ramakrishnananda Bābājī Mahārāja.

Prabhuji es también discípulo de S.D.G. Bhakti-kavi Atulānanda Ācārya Mahārāja, quien es discípulo directo de S.D.G. A.C. Bhaktivedānta Swami Prabhupāda.

El hinduismo de Prabhuji es tan amplio, universal y pluralista que a veces, haciéndole honor a su título de *avadhūta*, sus enseñanzas vivas y frescas trascienden los límites de toda filosofía y religión, incluso la suya propia. Sus enseñanzas promueven el pensamiento crítico y nos llevan a cuestionar afirmaciones que suelen aceptarse como ciertas. No defienden verdades absolutas, sino que nos invitan a evaluar y cuestionar nuestras propias convicciones. La esencia de su sincrética visión, el Yoga Retroprogresivo, es el autoconocimiento y el reconocimiento de la consciencia. Para él, el despertar de la consciencia, o la trascendencia del fenómeno egoico, constituye el siguiente nivel del proceso evolutivo de la humanidad.

Prabhuji nació el 21 de marzo de 1958 en Santiago, capital de la República de Chile. Una experiencia mística acaecida a la edad de ocho años lo motivó a la búsqueda de la Verdad, o la Realidad última, transformando su vida en un auténtico peregrinaje tanto interno como externo. Ha consagrado su vida por completo a profundizar en la temprana experiencia transformativa que marcó el comienzo de su proceso retroevolutivo. Ha dedicado más de cincuenta años a la investigación y la práctica de diferentes religiones, filosofías, vías de liberación y senderos espirituales. Ha absorbido las enseñanzas de grandes yoguis, pastores, rabinos, monjes, gurús, filósofos, sabios y santos a quienes visitó personalmente durante sus años de búsqueda. Ha vivido en muchos lugares y ha viajado por el mundo sediento de la Verdad.

Desde muy pequeño, Prabhuji notó que el sistema educativo le impedía dedicarse a lo que era realmente importante: aprender sobre sí mismo. A pesar de la insistencia de sus padres, dejó de asistir a la escuela convencional a los 11 años y se dedicó a la formación autodidáctica. Con el tiempo, se convertiría en un serio crítico del sistema educativo actual.

Prabhuji es una autoridad reconocida en la sabiduría oriental. Es conocido por su erudición en los aspectos *vaidika* y *tāntrika* del hinduismo, así como en todas las ramas del yoga (*jñāna*, *karma*, *bhakti*, *haṭha*, *rāja*, *kuṇḍalinī*, *tantra*, *mantra* y demás). Su actitud hacia todas las religiones es inclusiva y conoce profundamente el judaísmo, el cristianismo, el budismo, el islam, el sufismo, el taoísmo, el sijismo, el jainismo, el shintoismo, el bahaísmo, la religión mapuche y demás. Aprendió acerca de la religión drusa directamente de los eruditos Salach Abbas y Kamil Shchadi.

Prabhuji estudió profundamente la teología cristiana con S.S. Monseñor Iván Larraín Eyzaguirre en la Iglesia de la Veracruz en Santiago de Chile y con Don Héctor Muñoz, diplomado en teología de la Universidad Católica de la Santísima Concepción.

Su curiosidad por el pensamiento occidental lo llevó a incursionar en el terreno de la filosofía en todas sus diferentes ramas. Profundizó en especial en la Fenomenología Trascendental y la Fenomenología de la Religión. Tuvo el privilegio de estudiar intensivamente por varios años con su tío Jorge Balazs, filósofo, investigador, escritor y autor de *El ciervo de oro*. Estudió en privado por algunos años con el Dr. Jonathan Ramos, reconocido filósofo, historiador y profesor universitario licenciado de la Universidad Católica de Salta, Argentina. Estudió también con el Dr. Alejandro Cavallazzi Sánchez, licenciado en filosofía por la Universidad Panamericana, maestro en filosofía por la Universidad Iberoamericana y doctor en Filosofía por la Universidad Nacional Autónoma de México (UNAM).

Prabhuji posee un doctorado en filosofía *vaiṣṇava* del respetable Instituto Jiva de Vrindavan, India, y un doctorado en filosofía yóguica recibido de la Yoga Samskrutum University.

Sus estudios profundos, las bendiciones de sus maestros, sus investigaciones en las sagradas escrituras, así como su vasta experiencia docente, le han hecho merecedor de un reconocimiento internacional en el campo de la religión y la espiritualidad.

Su búsqueda espiritual lo llevó a estudiar con maestros de diversas tradiciones y viajar lejos de su Chile natal a lugares tan distantes como Israel, India y Estados Unidos. Prabhuji estudió hebreo y sánscrito para profundizar en las sagradas escrituras. También estudió pali en el Centro de Estudios Budistas de Oxford. Además, aprendió latín y griego antiguos con Javier Álvarez, licenciado en Filología Clásica por la Universidad de Sevilla.

Su padre, Yosef Har-Zion ZT"L, creció bajo una estricta disciplina porque era hijo de un suboficial mayor de carabineros. Como reacción a la educación que recibió, Yosef decidió educar a sus propios hijos con libertad completa y amor incondicional. Prabhuji creció sin presión alguna. Desde sus primeros años, su padre siempre le mostró el mismo amor, más allá de sus éxitos o fracasos en la escuela. Cuando Prabhuji decidió dejar la escuela para dedicarse a su búsqueda interior, su familia lo aceptó con profundo respeto. Desde los diez años, Yosef le hablaba de la espiritualidad hebrea y la filosofía occidental. Solían entablar conversaciones acerca de la filosofía y la religión, durante días enteros, hasta altas horas de la noche. Yosef le ofreció apoyo en lo que deseara hacer en su vida y siempre lo ayudó en su búsqueda de la Verdad. Prabhuji fue el auténtico proyecto de libertad y amor incondicional de su padre.

Desde muy temprana edad y por propia iniciativa, Prabhuji comenzó a practicar karate y a estudiar filosofía oriental y religiones de manera autodidacta. Durante su adolescencia, nadie interfería con sus decisiones. A los 15 años, entabló una profunda, íntima y larga amistad con la famosa escritora y poeta uruguaya Blanca Luz Brum, quien fuera su vecina en la calle Merced en Santiago de Chile. Viajó por todo Chile en busca de gente sabia e interesante de la que aprender. En el sur de Chile, conoció a machis que le enseñaron la rica espiritualidad y el chamanismo mapuches.

Dos grandes maestros contribuyeron en el proceso retroprogresivo de Prabhuji. En 1976, conoció a su primer Gurú, S.D.G. Bhakti-kavi Atulānanda Ācārya Swami, a quien llamaría Gurudeva. En aquellos días, Gurudeva era un joven *brahmacārī* que ocupaba el cargo de presidente del templo de ISKCON en Eyzaguirre 2404, Puente Alto,

Santiago, Chile. Años más tarde, dio a Prabhuji la primera iniciación, la iniciación brahmínica y finalmente, inició a Prabhuji en la orden sagrada de renuncia llamada *sannyāsa* dentro de la Brahma Gauḍīya Saṁpradāya. Gurudeva lo conectó con la devoción a Kṛṣṇa. Le impartió la sabiduría del *bhakti-yoga* y le instruyó en la práctica del *māhā-mantra* y el estudio de las sagradas escrituras.

En 1996, Prabhuji conoció a su segundo maestro, S.D.G. Avadhūta Śrī Brahmānanda Bābājī Mahārāja en Rishikesh, India. Guru Mahārāja, como lo llamaría Prabhuji, le reveló que su propio gurú, S.D.G. Avadhūta Śrī Mastarāma Bābājī Mahārāja, le había dicho años antes de morir que una persona vendría del Occidente y le solicitaría ser su discípulo. Le ordenó aceptar solo y únicamente a ese buscador específico. Cuando preguntó cómo podría identificar a esta persona, Mastarāma Bābājī le respondió: «Lo reconocerás por sus ojos. Debes aceptarlo porque será la continuación del linaje».

Desde su primer encuentro con el joven Prabhuji, Guru Mahārāja lo reconoció y lo inició oficialmente en el *māhā-mantra*. Para Prabhuji, esta iniciación marcó el comienzo de la etapa más intensa y madura de su proceso retroprogresivo. Bajo la guía de Guru Mahārāja, estudió *vedānta advaita* y profundizó en la meditación.

Guru Mahārāja guio a Prabhuji en sus primeros pasos hacia el sagrado nivel del *avadhūta*. En marzo del 2011, S.D.G. Avadhūta Śrī Brahmānanda Bābājī Mahārāja ordenó a Prabhuji, en nombre de su propio maestro, aceptar la responsabilidad de continuar el linaje de *avadhūtas*. Con dicho nombramiento, Prabhuji es el representante oficial de la línea de esta sucesión discipular para la presente generación.

Además de sus *dikṣā-gurus*, Prabhuji estudió con importantes personalidades espirituales y religiosas como S.S. Swami Dayananda Sarasvatī, S.S. Swami Viṣṇu Devānanda Sarasvatī, S.S. Swami Jyotirmayānanda Sarasvatī, S.S. Swami Pratyagbodhānanda, S.S. Swami Swahananda de la Ramakrishna Mission y S.S. Swami Viditātmānanda de la Arsha Vidya Gurukulam. La sabiduría del tantra fue despertada en Prabhuji por S.G. Mātājī Rīnā Śarmā en India.

Prabhuji deseaba confirmar su iniciación *sannyāsa* con el linaje del *vedānta advaita*. Su *sannyāsa-dīkṣā* fue confirmada por S.S. Swami Jyotirmayānanda Sarasvatī, fundador de la «Yoga Research Foundation» y discípulo de S.S. Swami Śivānanda Sarasvatī de Rishikesh.

En 1984, aprendió y comenzó a practicar la técnica de la Meditación Trascendental de Maharishi Mahesh Yogui. En 1988, realizó el curso de *kriyā-yoga* de Paramahaṁsa Yogananda. Después de dos años, fue iniciado oficialmente en la técnica de *kriyā-yoga* por la Self-Realization Fellowship.

En Vrindavan, estudió el sendero del *bhakti-yoga* en profundidad con S.S. Narahari Dāsa Bābājī Mahārāja, discípulo de S.S. Nityananda Dāsa Bābājī Mahārāja de Vraja.

También estudió el *bhakti-yoga* con varios discípulos de Su Divina Gracia A.C. Bhaktivedānta Swami

Prabhupāda: S.S. Kapīndra Swami, S.S. Paramadvaiti Mahārāja, S.S. Jagajīvana Dāsa, S.S. Tamāla Kṛṣṇa Gosvāmī, S.S. Bhagavān Dāsa Mahārāja y S.S. Kīrtanānanda Swami entre otros.

Prabhuji ha sido honrado con varios títulos y diplomas por muchos líderes de prestigiosas instituciones religiosas y espirituales de la India. El honorable título de Kṛṣṇa Bhakta le fue otorgado por S.S. Swami Viṣṇu Devānanda (el único título de Bhakti Yoga otorgado por Swami Viṣṇu), discípulo de S.S. Swami Śivānanda Sarasvatī y fundador de la «Organización Sivananda». El título de Bhaktivedānta le fue conferido por S.S. B.A. Paramadvaiti Mahārāja, fundador de «Vrinda». El título Yogācārya le fue conferido por S.S. Swami Viṣṇu Devānanda, el «Paramanand Institute of Yoga Sciences and Research of Indore, la India», la «International Yoga Federation», la «Indian Association of Yoga» y el «Shri Shankarananda Yogashram of Mysore, India». Recibió el respetable título Śrī Śrī Rādhā Śyam Sunder Pāda-Padma Bhakta Śiromaṇi directamente de S.S. Satyanārāyaṇa Dāsa Bābājī Mahant de la Chatu Vaiṣṇava Saṁpradāya.

Prabhuji dedicó más de cuarenta años al estudio del *haṭha-yoga* con prestigiosos maestros del yoga clásico y tradicional como S.S. Bapuji, S.S. Swami Viṣṇu Devānanda Sarasvatī, S.S. Swami Jyotirmayānanda Sarasvatī, S.S. Swami Satchidananda Sarasvatī, S.S. Swami Vignanananda Sarasvatī y Śrī Madana-mohana.

Llevó a cabo varios cursos sistemáticos de formación de

profesores de *haṭha-yoga* en prestigiosas instituciones hasta alcanzar el grado de Maestro Ācārya en dicha disciplina. Completó sus estudios en las siguientes instituciones: Sivananda Yoga Vedanta, Ananda Ashram, Yoga Research Foundation, Integral Yoga Academy, Patanjala Yoga Kendra, Ma Yoga Shakti International Mission, Prana Yoga Organization, Rishikesh Yoga Peeth, Swami Sivananda Yoga Research Center y Swami Sivananda Yogasana Research Center.

Prabhuji es miembro de la Indian Association of Yoga, Yoga Alliance ERYT 500 y YACEP, la International Association of Yoga Therapists y la International Yoga Federation. En 2014, la International Yoga Federation le honró con la posición de Miembro Honorario del World Yoga Council.

Su interés por la compleja anatomía del cuerpo humano lo llevó a estudiar quiropráctica en el prestigioso Instituto de Salud de Espalda y Extremidades en Tel Aviv, Israel. En 1993, obtuvo el diploma de manos del Dr. Sheinerman, fundador y director del instituto. Posteriormente, obtuvo el título de masajista terapéutico en la Academia de la Galilea Occidental. Los conocimientos adquiridos en este campo agudizaron su comprensión del *haṭha-yoga* y contribuyeron a la creación de su propio método.

El «Hatha Yoga Retroprogresivo» es el fruto de los esfuerzos de Prabhuji por perfeccionar su propia práctica y sus métodos de enseñanza; se trata de un sistema basado especialmente en las enseñanzas de sus gurús y en las escrituras sagradas. Prabhuji sistematizó diferentes técnicas yóguicas tradicionales creando una metodología apta para el público occidental. El Yoga Retroprogresivo aspira a la experiencia de nuestra auténtica naturaleza, promoviendo el equilibrio, la salud y la flexibilidad a través de dieta apropiada, limpiezas, preparaciones (*āyojanas*), secuencias (*vinyāsas*), posturas (*āsanas*), ejercicios de respiración (*prāṇāyāma*), relajación (*śavāsana*), meditación (*dhyāna*), así como ejercicios con cierres energéticos (*bandhas*) y sellos (*mudras*) para dirigir y potenciar el *prāṇa*.

Desde su infancia, y a lo largo de toda su vida, Prabhuji ha sido entusiasta admirador, estudiante y practicante de karate-do clásico. Desde los 13 años, estudió en Chile estilos como el kenpo y el kung-fu, pero se especializó en el estilo japonés más tradicional del shotokan. Recibió el grado de cinturón negro (tercer dan) de Shihan Kenneth Funakoshi (noveno dan). Aprendió también de Sensei Takahashi (séptimo dan) y practicó el estilo Shorin Ryu con el Sensei Enrique Daniel Welcher (séptimo dan) quien le confirió el rango de cinturón negro (segundo dan). A través del karate-do, profundizó en el budismo y obtuvo conocimiento adicional acerca de la física del movimiento. Prabhuji es miembro de la Funakoshi's Shotokan Karate Association.

Prabhuji creció en un entorno artístico y su amor por la pintura comenzó a desarrollarse en su infancia. Su padre, el renombrado pintor chileno Yosef Har-Zion ZT"L, le motivó a dedicarse al arte. Aprendió con el famoso pintor chileno Marcelo Cuevas. Las pinturas abstractas de Prabhuji reflejan las profundidades del espíritu.

Desde su más tierna infancia, Prabhuji ha sentido una especial atracción y curiosidad por los sellos postales, las tarjetas postales, los buzones, los sistemas de transporte postal y toda la actividad relacionada con el correo. Ha aprovechado cada oportunidad para visitar oficinas de correos en diferentes ciudades y países. Se ha adentrado en el estudio de la filatelia, que es el campo del coleccionismo, la clasificación y el estudio de los sellos postales. Esta pasión le llevó a convertirse en filatelista profesional, distribuidor de sellos autorizado por la American Philatelic Society y miembro de las siguientes sociedades: Royal Philatelic Society London, Royal Philatelic Society of Victoria, United States Stamp Society, Great Britain Philatelic Society, American Philatelic Society, Society of Israel Philatelists, Society for Hungarian Philately, National Philatelic Society UK, Fort Orange Stamp Club, American Stamp Dealers Association, US Philatelic Classics Society, FILABRAS – Associação dos Filatelistas Brasileiros y Collectors Club of NYC.

Basándose en sus amplios conocimientos de filatelia, teología y filosofía oriental, Prabhuji creó la «Filatelia Meditativa» o el «Yoga Filatélico», una práctica espiritual que utiliza la filatelia como soporte para la práctica de atención, concentración, observación y meditación. La Filatelia Meditativa se inspira en la antigua meditación hindú del *maṇḍala* y puede llevar al practicante a estados elevados de consciencia, a la relajación profunda y a la concentración que promueve el reconocimiento de la consciencia. Prabhuji escribió su tesis sobre este nuevo tipo de yoga, «La filatelia meditativa», atrayendo el interés de la comunidad académica de la India debido a su innovador enfoque de conectar la meditación con diferentes aficiones y actividades. Por esta tesis, fue honrado con el doctorado en Filosofía Yóguica por la Universidad Yoga Samskrutum.

Durante muchos años, Prabhuji vivió en Israel, donde amplió sus estudios de judaísmo. Uno de sus principales profesores y fuentes de inspiración fue el Rabino Shalom Dov Lifshitz ZT"L, a quien conoció en 1997. Este gran santo lo guio durante varios años en los intrincados senderos de la Torá y el Jasidismo. Ambos desarrollaron una relación muy íntima. Prabhuji estudió el Talmud con el Rabino Rafael Rapaport Shlit"a (Ponovich), Jasidismo con el Rabino Israel Lifshitz Shlit"a y la Torá con el Rabino Daniel Sandler Shlit"a. Prabhuji es un gran devoto del Rabino Mordechai Eliyahu ZT"L, quien personalmente lo bendijo.

Prabhuji visitó EE. UU. en el año 2000 y durante su estadía en Nueva York, se percató de que era el lugar más adecuado para fundar una organización religiosa. Le atrajeron especialmente el pluralismo y la actitud respetuosa de la sociedad americana hacia la libertad de culto. Le impresionó el profundo respeto tanto del público como del gobierno hacia las minorías religiosas. Después de consultarlo con sus maestros y solicitar sus bendiciones, Prabhuji se trasladó a los Estados Unidos En el 2003 nació la Misión Prabhuji, una iglesia hindú destinada a preservar la visión universal y pluralista del hinduismo de Prabhuji y su «Yoga Retroprogresivo».

Aunque no buscó atraer seguidores, durante 15 años (1995-2010), Prabhuji consideró las solicitudes de algunas personas que se acercaron a él pidiendo ser discípulos monásticos. Aquellos que eligieron ver a Prabhuji como a su maestro espiritual aceptaron voluntariamente votos de pobreza y dedican sus vidas a la práctica espiritual (*sadhāna*), la devoción religiosa (*bhakti*) y el servicio desinteresado (*seva*). Aunque Prabhuji ya no acepta nuevos discípulos, continúa guiando al pequeño grupo de discípulos veteranos de la Orden Monástica Ramakrishnananda que fundó.

En el 2011, Prabhuji fundó el Avadhutashram (monasterio), en Catskills Mountains, en el norte de Nueva York, EE. UU. El Avadhutashram es la sede central de la Misión Prabhuji, su ermita y la residencia de los discípulos monásticos de la Orden Monástica Ramakrishnananda. El *āśram* organiza proyectos humanitarios como el «Programa Prabhuji de Distribución de Alimentos» y el «Programa Prabhuji de Distribución de Juguetes». Prabhuji opera diferentes proyectos humanitarios inspirado en su experiencia de que servir la parte es servir al Todo.

En enero de 2012, la salud de Prabhuji lo obligó a renunciar oficialmente a dirigir la misión. Desde entonces, ha vivido en soledad, completamente alejado del público, escribiendo y absorto en contemplación. Su mensaje no promueve la espiritualidad colectiva, sino la búsqueda interior individual.

Prabhuji ha delegado a sus discípulos la elección entre mantener sus enseñanzas exclusivamente dentro de la orden monástica o difundir su mensaje para el beneficio público. Ante la petición explícita de sus discípulos, Prabhuji ha accedido a que se publiquen sus libros y se difundan sus conferencias, siempre que ello no comprometa su privacidad y su vida eremítica.

En 2022, Prabhuji fundó el Instituto de Yoga Retroprogresivo en el cual sus discípulos más antiguos pueden compartir sistemáticamente las enseñanzas y el mensaje de Prabhuji a través de video conferencias. El instituto ofrece apoyo y ayuda para una comprensión más profunda de las enseñanzas de Prabhuji.

Prabhuji es un respetado miembro de la American Philosophical Association, la American Association of Philosophy Teachers, la American Association of University Professors, la Southwestern Philosophical Society, la Authors Guild, la National Writers Union, PEN America, la International Writers Association, la National Association of Independent Writers and Editors, la National Writers Association, la Alliance Independent Authors y la Independent Book Publishers Association.

La vasta contribución literaria de Prabhuji incluye libros en español, inglés y hebreo como por ejemplo *Kuṇḍalinī-yoga: el poder está en ti*, *Lo que es, tal como es*, *Bhakti yoga: el sendero del amor*, *Tantra: liberación en el mundo*, *Experimentando con la Verdad*, *Advaita Vedānta: ser el Ser*, comentarios sobre el *Īśāvāsya Upaniṣad* y el *Sūtra del Diamante*.

Sobre la Misión Prabhuji

Prabhuji, S.S. Avadhūta Śrī Bhaktivedānta Yogācārya Ramakrishnananda Bābājī Mahārāja, fundó la Misión Prabhuji en el 2003, una iglesia hindú destinada a preservar su visión universal y pluralista del hinduismo.

El propósito principal de la misión es preservar las enseñanzas de Prabhuji sobre Pūrvavyāpi-pragatiśīlaḥ Yoga, o el Yoga Retroprogresivo, el cual propugna el despertar global de la consciencia como la solución radical a los problemas de la humanidad.

La Misión Prabhuji opera un templo hindú llamado Śrī Śrī Radha-Śyāmasundara Mandir, el cual ofrece adoración y ceremonias religiosas a los feligreses. La extensa biblioteca del Instituto de Yoga Retroprogresivo proporciona a sus profesores abundante material de estudio para investigar las diversas teologías y filosofías exploradas por Prabhuji en sus libros y conferencias. El monasterio Avadhutashram educa a los discípulos monásticos en diversos aspectos del enfoque de Prabhuji sobre el hinduismo y les ofrece la oportunidad de expresar devoción a Dios en forma de servicio devocional, contribuyendo desinteresadamente con sus habilidades y formación a los programas de la

Misión, como el Programa de Distribución de Alimentos Prabhuji, un evento semanal en el que decenas de familias necesitadas del norte de Nueva York reciben alimentos frescos y nutritivos.

El servicio y la glorificación del gurú son principios espirituales fundamentales en el hinduismo. La Misión Prabhuji, siendo una iglesia hindú tradicional, practica la milenaria tradición de *guru-bhakti* de reverencia al maestro. Algunos discípulos y amigos de la Misión Prabhuji, por iniciativa propia, contribuyen a preservar el legado de Prabhuji y sus enseñanzas interreligiosas para las generaciones futuras mediante la difusión de sus libros, videos de sus charlas internas y sitios web.

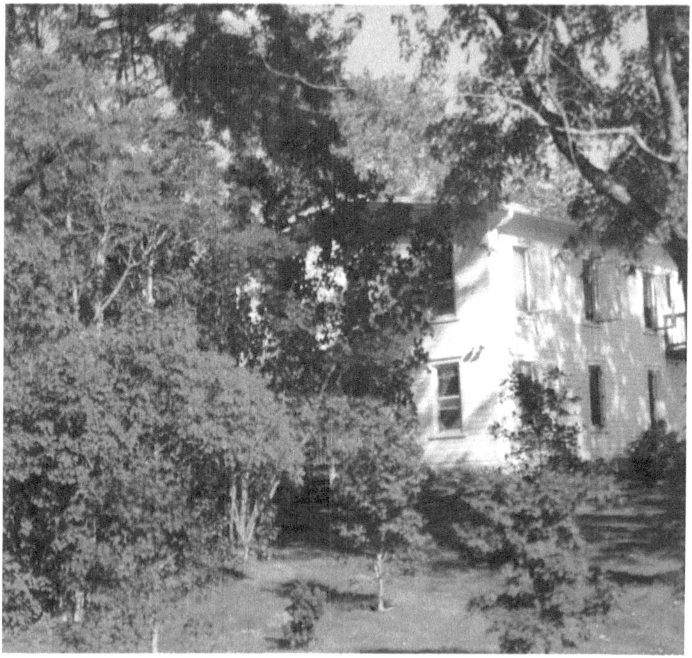

Sobre el Avadhutashram

El Avadhutashram (monasterio) fue fundado por Prabhuji en el año 2011, en Catskills Mountains, en el norte de Nueva York, EE. UU. Es la sede central de la Misión Prabhuji y la ermita de S.S. Avadhūta Śrī Bhaktivedānta Yogācārya Ramakrishnananda Bābājī Mahārāja y sus discípulos monásticos de la Orden Monástica Ramakrishnananda.

Los ideales del Avadhutashram son el amor y el servicio desinteresado, basados en la visión universal de que Dios está en todo y en todos. Su misión es distribuir libros espirituales y organizar proyectos humanitarios como el Programa Prabhuji de Distribución de Alimentos y el Programa Prabhuji de Distribución de Juguetes.

El Avadhutashram no es comercial y funciona sin solicitar donaciones. Sus actividades están financiadas por Prabhuji's Gifts, una empresa sin ánimo de lucro fundada por Prabhuji, que vende productos esotéricos de diferentes tradiciones que Prabhuji mismo ha utilizado en prácticas espirituales durante su proceso evolutivo con el propósito de preservar y difundir la artesanía tradicional religiosa, mística y ancestral.

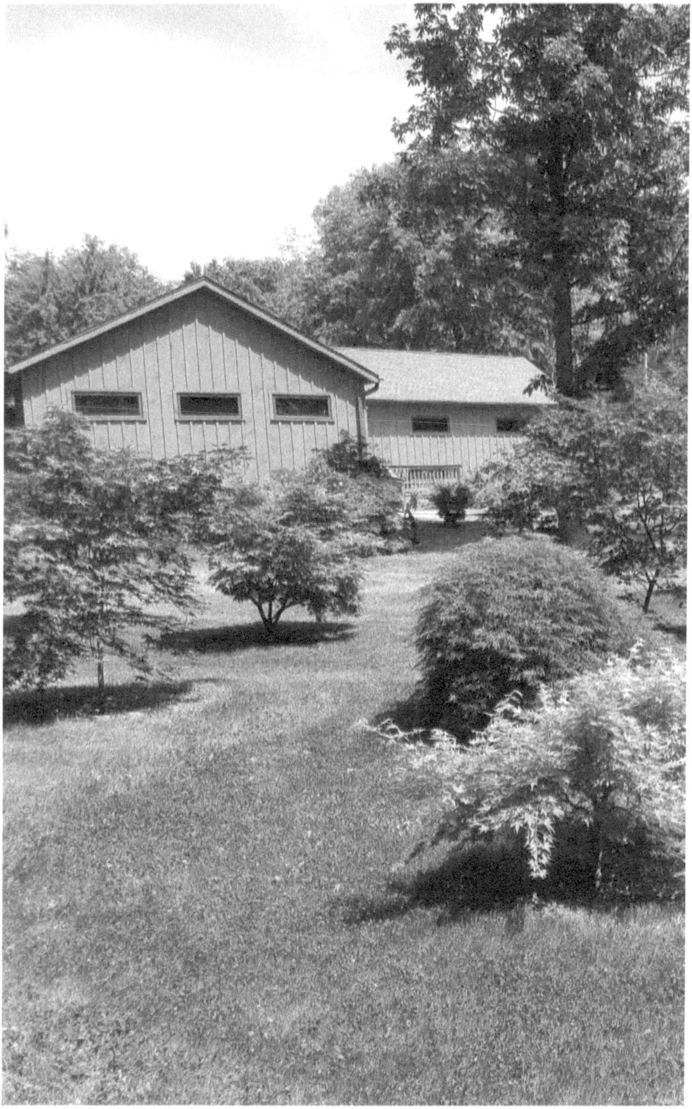

Avadhutashram

Round Top, Nueva York, EE. UU.

El Sendero Retroprogresivo

El Sendero Retroprogresivo no requiere que formes parte de un grupo o seas miembro de una organización, institución, sociedad, congregación, club o comunidad exclusiva. Vivir en un templo, monasterio o *āśram* no es un requisito, porque no se trata de un cambio de residencia sino de consciencia. No te insta a creer, sino a dudar. No requiere que aceptes algo, sino que explores, investigues, examines, indagues y cuestiones todo. No propone ser como deberías ser, sino como eres realmente.

El Sendero Retroprogresivo apoya la libertad de expresión, pero no el proselitismo. Esta ruta no promete respuestas a nuestras preguntas, pero nos induce a cuestionar nuestras respuestas. No nos promete ser lo que no somos ni lograr lo que no hemos alcanzado ya. Es un sendero retroevolutivo de autodescubrimiento que conduce desde lo que creemos ser a lo que somos en verdad. No es el único camino, ni el mejor, ni el más sencillo, ni el más directo, sino que es un proceso involutivo por excelencia que señala lo que es obvio e innegable pero que generalmente pasa desapercibido: lo sencillo, inocente y natural. Es un camino que comienza y termina en ti.

El Sendero Retroprogresivo es una revelación continua que se amplía eternamente. Profundiza en la consciencia desde una perspectiva ontólogica, transcendiendo toda religión y sendero espiritual. Es el descubrimiento de la diversidad como realidad única e inclusiva. Se trata del encuentro de la consciencia consigo misma, consciente de sí misma y de su propia realidad. En realidad, este sendero es una simple invitación a danzar en el ahora, a amar el momento presente y a celebrar nuestra autenticidad. Es una propuesta incondicional a dejar de vivir como víctimas de las circunstancias para hacerlo como apasionados aventureros. Es una llamada a volver al lugar que nunca hemos abandonado, sin ofrecernos nada que no poseamos, ni enseñarnos nada que no sepamos ya. Es un llamado a una revolución interna y a entrar en el fuego de la vida que solo consume sueños, ilusiones y fantasías, pero no toca lo que somos. No nos ayuda a alcanzar nuestro objetivo deseado, sino que nos prepara para el milagro inesperado.

Esta vía fue nutrida durante una vida dedicada a buscar la Verdad. Consiste en una agradecida ofrenda a la existencia por lo recibido. Pero recuerda, no me busques a mí, sino que búscate a ti. No es a mí a quien necesitas, porque eres tú lo único que realmente importa. Esta vida es solo un maravilloso paréntesis en la eternidad para conocer y amar. Lo que anhelas yace en ti, aquí y ahora, como lo que realmente eres.

Tu bienqueriente incondicional,
Prabhuji

Prabhuji hoy

Prabhuji está retirado de la vida pública

Prabhuji es el único discípulo de S.D.G. Avadhūta Śrī Brahmānanda Bābājī Mahārāja, quien es a su vez uno de los más cercanos e íntimos discípulos de S.D.G. Avadhūta Śrī Mastarāma Bābājī Mahārāja.

Prabhuji fue designado como sucesor del linaje por su maestro, quien le confirió la responsabilidad de continuar el sagrado *paramparā* de *avadhūtas*, designándolo oficialmente como gurú y ordenándole servir como sucesor Ācārya con el nombre S.S. Avadhūta Śrī Bhaktivedānta Yogācārya Ramakrishnananda Bābājī Mahārāja.

Prabhuji es también discípulo de S.D.G. Bhakti-kavi Atulānanda Ācārya Mahārāja, quien es discípulo directo de S.D.G. A.C. Bhaktivedānta Swami Prabhupāda.

En el año 2011, decidió retirarse de la sociedad y adoptar una vida eremítica. Desde entonces, sus días transcurren en soledad, orando, escribiendo, pintando y meditando en silencio y contemplación. Ya no participa en *sat-saṅgs*, conferencias, encuentros, reuniones, retiros, seminarios, grupos de estudio o cursos. Les rogamos a todos respetar su privacidad y no tratar de contactarse con él por ningún medio para pedir encuentros, audiencias, entrevistas, bendiciones, *śaktipāta*, iniciaciones o visitas personales.

Las enseñanzas de Prabhuji

Como *avadhūta* y maestro realizado, Prabhuji siempre ha apreciado la esencia y la sabiduría de una gran variedad de prácticas religiosas del mundo. No se considera miembro o representante de ninguna religión en particular. Aunque muchos lo ven como un ser iluminado, Prabhuji no tiene la intención de presentarse como predicador, guía, *coach*, creador de contenido, persona influyente, preceptor, mentor, consejero, asesor, monitor, tutor, orientador, profesor, instructor, educador, iluminador, pedagogo, evangelista, rabino, *posek halajá*, sanador, terapeuta, satsanguista, apuntador, psíquico, líder, médium, salvador o gurú. De hecho, según Prabhuji la búsqueda del Ser es individual, solitaria, personal, privada e íntima. No se trata de un esfuerzo colectivo que debe emprenderse a través de la religiosidad social, organizada, institucional o comunitaria.

Por ello, Prabhuji no hace proselitismo ni predica ni intenta persuadir, convencer o hacer que nadie cambie su perspectiva, filosofía o religión. Otros pueden considerar sus reflexiones valiosas y aplicarlas total o parcialmente en su propio desarrollo, pero las enseñanzas de Prabhuji no deben interpretarse como un consejo personal, asesoramiento, guía, métodos de autoayuda o técnicas para el desarrollo espiritual, físico, emocional o psicológico. Las enseñanzas propuestas no aspiran a ser soluciones a los problemas espirituales, materiales, económicos, psicológicos, emocionales, románticos, familiares, sociales o corporales de la vida. Prabhuji no ofrece milagros, experiencias místicas, viajes astrales, sanaciones, conectarse con espíritus, poderes sobrenaturales o salvación espiritual. Aunque el énfasis de Prabhuji no ha sido atraer seguidores, durante 15 años (1995-2010), consideró las solicitudes de algunas personas que se acercaron a él pidiendo ser discípulos monásticos. Aquellos que eligieron ver a Prabhuji como su maestro espiritual aceptaron voluntariamente votos de pobreza y dedican sus vidas a la práctica espiritual (*sādhanā*), la devoción religiosa (*bhakti*) y el servicio desinteresado (*seva*). Prabhuji ya no acepta nuevos discípulos, pero continúa guiando al pequeño grupo de discípulos veteranos de la Orden Monástica Ramakrishnananda que fundó.

Servicios públicos

A pesar de que el monasterio no acepta nuevos residentes, voluntarios, donaciones, colaboraciones o patrocinios, el público está invitado a participar en los servicios religiosos diarios y los festivales devocionales del templo Śrī Śrī Radha-Śyāmasundara.

Libros por Prabhuji

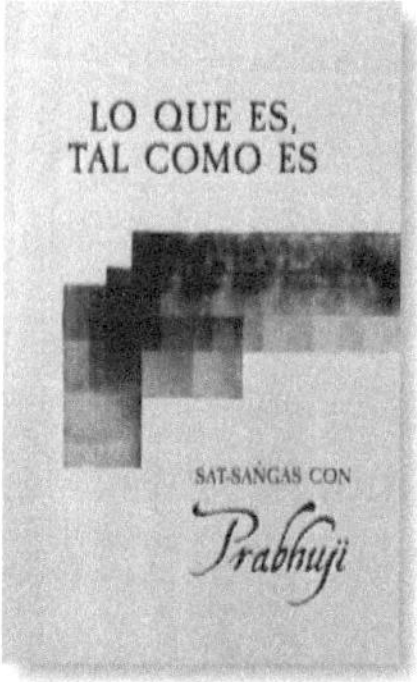

What is, as it is: Satsangs with Prabhuji (English)
ISBN-13: 978-1-945894-26-8
Lo que es, tal como es: Satsangas con Prabhuji (Spanish)
ISBN-13:978-0-9815264-5-4
Russian: ISBN-13: 978-1-945894-27-5

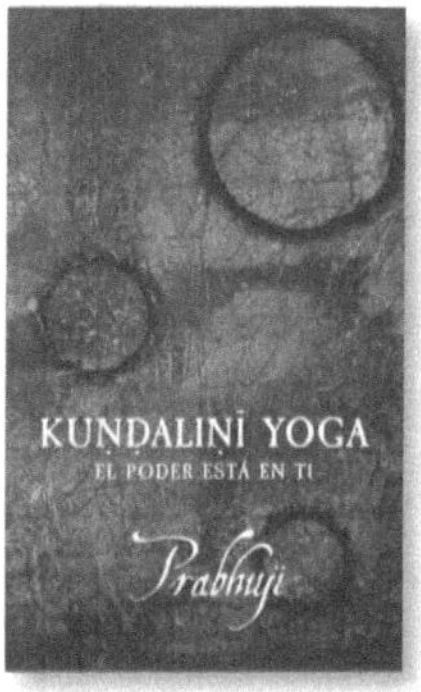

Kundalini yoga: The power is in you (English)
ISBN-13: 978-1-945894-30-5
Kundalini yoga: El poder está en ti (Spanish)
ISBN-13: 978-1-945894-31-2

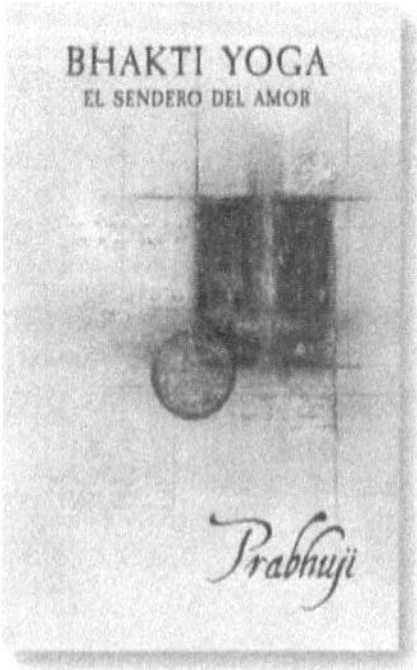

Bhakti yoga: The path of love (English)
ISBN-13: 978-1-945894-28-2
Bhakti-yoga: El sendero del amor (Spanish)
ISBN-13: 978-1-945894-29-9

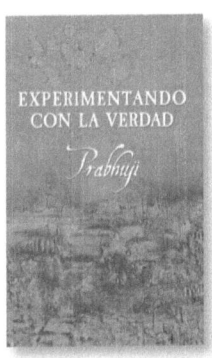

Experimenting with the Truth (English)
ISBN-13: 978-1-945894-32-9
Experimentando con la Verdad (Spanish)
ISBN-13: 978-1-945894-33-6

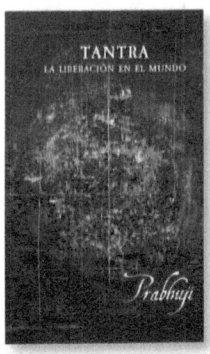

Tantra: Liberation in the world (English)
ISBN-13: 978-1-945894-36-7
Tantra: La liberación en el mundo (Spanish)
ISBN-13: 978-1-945894-37-4

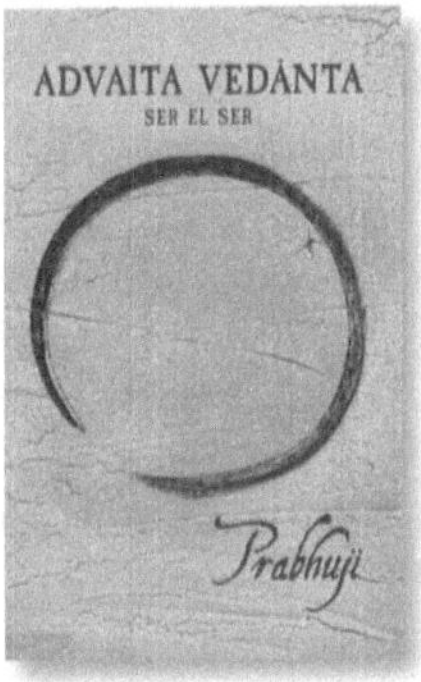

Advaita Vedanta: Being the Self (English)
ISBN-13: 978-1-945894-34-3
Advaita Vedanta: Ser el Ser (Spanish)
ISBN-13: 978-1-945894-35-0

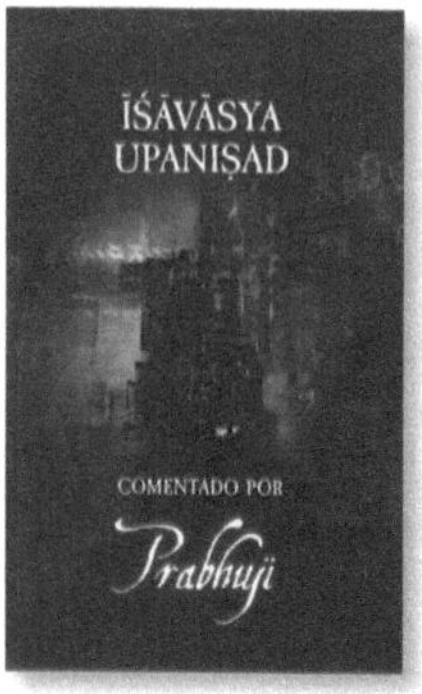

Īśāvāsya Upanishad
commented by Prabhuji
(English)
ISBN-13: 978-1-945894-38-1
Īśāvāsya Upaniṣad
comentado por Prabhuji
(Spanish)
ISBN-13: 978-1-945894-40-4

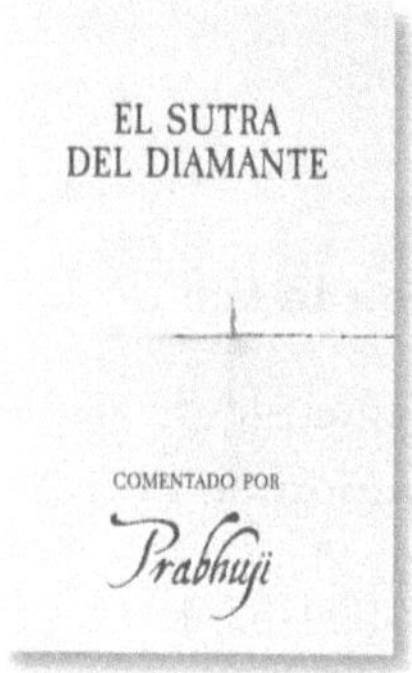

The Diamond Sūtra
commented by Prabhuji
(English)
ISBN-13: 978-1-945894-51-0
El Sūtra del Diamante
comentado por Prabhuji
(Spanish)
ISBN-13: 978-1-945894-54-1

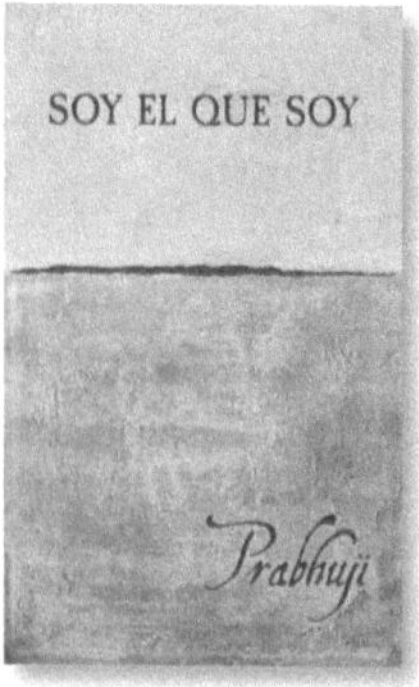

I am that I am
(English)
ISBN-13: 978-1-945894-45-9
Soy el que soy
(Spanish)
ISBN-13: 978-1-945894-48-0

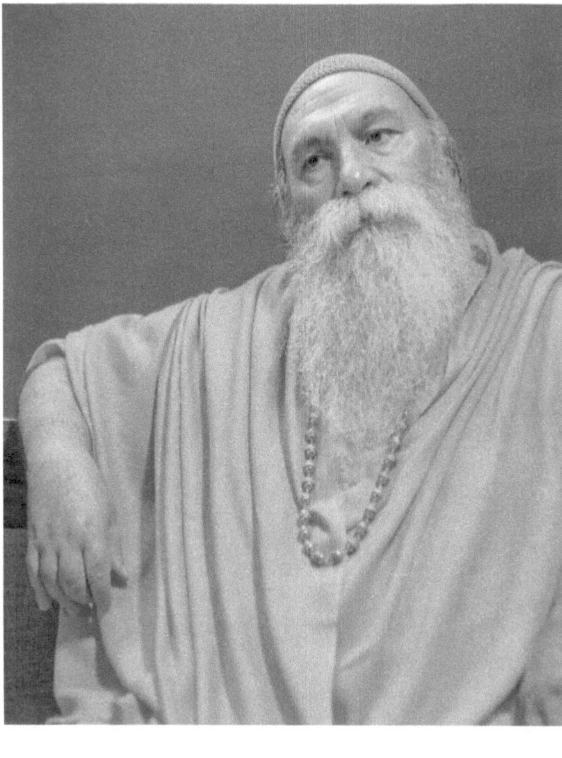

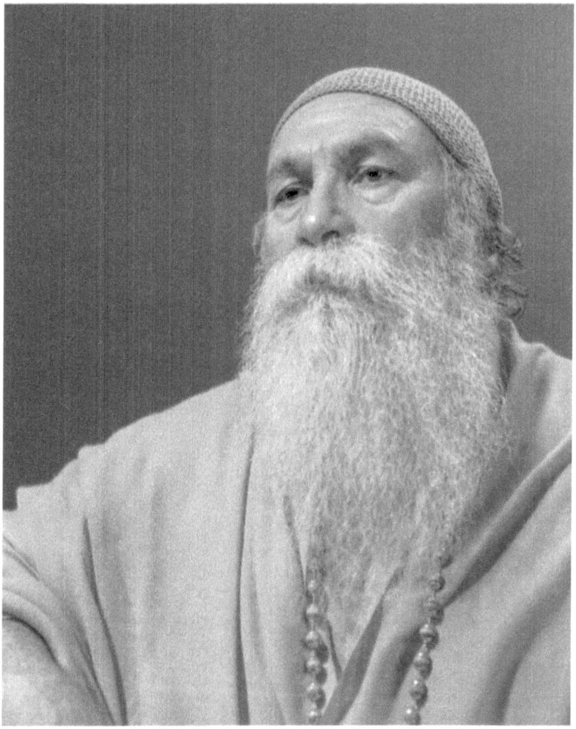

ĪŚĀVĀSYA UPANIṢAD

www.ingramcontent.com/pod-product-compliance
Lightning Source LLC
Chambersburg PA
CBHW031215290426
43673CB00091B/1
9781945894404